B. BANDELOW E. RÜTHER (Hrsg.)
Therapie mit klassischen und neuen Neuroleptika

Springer
*Berlin
Heidelberg
New York
Barcelona
Budapest
Hongkong
London
Mailand
Paris
Santa Clara
Singapur
Tokio*

B. Bandelow   E. Rüther (Hrsg.)

Therapie mit klassischen und neuen Neuroleptika

Mit Beiträgen von
J. M. Aigner · M. Albus · B. Bandelow · A. Batra · B. Bogerts
P. Falkai · R. Feldmann · W. Gaebel · H.-J. Gaertner
R. Grohmann · A. Halaris · J. Höffler · W. P. Hornung
M. Jänner · H. E. Klein · W. Maier · H.-J. Möller · W. E. Müller
D. Naber · A. Pietzcker · M. Rietschel · E. Rüther · M. Schmauß
J.-M. Graf von der Schulenburg · R. Steinberg · I. Stevens
U. Trenckmann · A. Uber · K. Vogeley

Mit 26 Abbildungen und 64 Tabellen

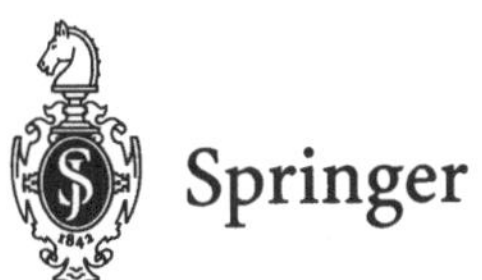

Springer

Priv.-Doz. Dr. Borwin Bandelow
Prof. Dr. Eckart Rüther

Psychiatrische Klinik, Georg-August-Universität
von-Siebold-Straße 5, 37075 Göttingen

ISBN-13: 978-3-540-64095-0   e-ISBN-13: 978-3-642-72152-6
DOI: 10.1007/978-3-642-72152-6

Springer-Verlag Berlin Heidelberg New York

Die deutsche Bibliothek – CIP-Einheitsaufnahme
Therapie mit klassischen und neuen Neuroleptika/Hrsg.: Borwin Bandelow;
Eckart Rüther. – Berlin; Heidelberg; New York; Barcelona; Budapest; Hong-
kong; London; Mailand; Paris; Santa Clara; Singapur; Tokio: Springer, 1998

Satz: Elsner & Behrens, Oftersheim

SPIN: 10634631   25/3135-5 4 3 2 1 0 – Gedruckt auf säurefreiem Papier.

Vorwort

Nachdem seit der Einführung des Clozapins im Jahre 1972 viele Jahre lang keine deutlichen Fortschritte mehr in der neuroleptischen Therapie der Schizophrenie gemacht worden sind, stellt sich Ende der 90er Jahre durch die Einführung neuer Neuroleptika die Situation anders dar. Die neuen Substanzen Risperidon, Olanzapin, Sertindol, Quetiapin und Ziprasidon, die jüngst eingeführt worden sind bzw. in der nächsten Zeit auf den Markt kommen werden, unterscheiden sich teilweise wesentlich von herkömmlichen, „typischen" Neuroleptika. Diese neuen Neuroleptika, die wie Clozapin das Prädikat „atypisch" für sich beanspruchen, können in unterschiedlichem Maße die drei wesentlichen Probleme der heutigen Schizophreniebehandlung lösen helfen: das Auftreten extrapyramidaler Nebenwirkungen, das Nichtansprechen mancher Patienten auf typische Neuroleptika sowie die unzureichende Besserung der Negativsymptomatik. Auch wenn noch darüber gestritten wird, wie ausgeprägt die Verbesserungen für den Patienten letztendlich sind, wird doch deutlich, daß sich die medikamentöse Behandlung der Schizophrenie in einem Umbruch befindet.

Die neuen Neuroleptika haben ihre Indikation bei allen Psychosen ohne starke Erregung, bei Negativsymptomatik, bei depressiven Syndromen im Rahmen einer Schizophrenie sowie bei Patienten, die auf typische Neuroleptika mit starken extrapyramidalen Nebenwirkungen reagieren oder nur unzureichende Besserung zeigten.

Was bedeutet dies für die klassischen (typischen) Neuroleptika? Werden sie in den nächsten Jahren komplett ersetzt oder könnte es zu einer Koexistenz der alten und neuen Substanzen kommen? Manches spricht dafür, daß die typischen Neuroleptika nicht sofort durch die neuen Substanzen verdrängt werden. Die neuen Antipsychotika werden in absehbarer Zeit noch nicht in Depotformen vorliegen. Im Hinblick auf die Dosisverminderung, die Complianceverbesserung und die Kostenreduktion haben Depotpräparate unbestreitbare

Vorzüge. Akut psychotische oder erregte Patienten müssen nach wie vor zu Beginn mit klassischen Neuroleptika behandelt werden. Die neuen Substanzen müssen zum Teil langsam auftitriert werden, um unerwünschte Wirkungen zu vermeiden. Parenterale Anwendungsformen sind noch nicht für alle neuen Substanzen verfügbar.

Die meisten der neuen Neuroleptika haben außerdem ein breitgestreutes Rezeptorbindungsprofil – d. h. sie sind nicht nur reine Dopamin-D_2-Antagonisten, sondern wirken in unterschiedlichem Maße auch auf Serotonin ($5HT_2$)-, Adreno (α_1)-, Histamin (H_1)-, und Azetylcholin (M_1)-Rezeptoren. Diese Rezeptorwirkungen mögen zum Teil für die spezifische Wirkung dieser Medikamente verantwortlich sein, haben aber auch zur Folge, daß die therapeutische Breite durch Begleitwirkungen eingeengt wird. Das heißt zum einen, daß bei Patienten, die wegen sehr schwerer Psychosen hohe Neuroleptikadosen benötigen oder nach langjähriger Therapie Neuroleptikatoleranzphänomene zeigen, eher eine Therapie mit klassischen Neuroleptika angezeigt ist. Neuroleptika mit einem breitgestreuten Rezeptorprofil können außerdem bei älteren Personen oder bei Patienten mit Begleiterkrankungen nur eingeschränkt eingesetzt werden.

Letztendlich müssen auch die teilweise um ein Vielfaches höheren Kosten der neueren Substanzen in die Betrachtung miteinbezogen werden. Ein isolierter Vergleich der Medikamentenpreise allein reicht jedoch zur vollständigen Beurteilung der Behandlungskosten nicht aus, da durch eine nebenwirkungsärmere Behandlung im Endeffekt auch Kosten gespart werden: Wenn durch eine bessere Einnahmecompliance Rehospitalisierungen vermeidbar oder Rehabilitationsmaßnahmen erleichtert werden können, treten die Ausgaben für Neuroleptika in den Hintergrund.

Die klinische Praxis wird zeigen, inwieweit durch die neuen Neuroleptika ein Verdrängungsprozeß ausgelöst wird. Eines wird jedoch klar: Wir müssen in der Zukunft mehr über differentielle Indikationen nachdenken. In den letzten Jahren standen uns zahlreiche Präparate zur Verfügung, die teilweise untereinander austauschbar waren und nur ihrer unterschiedlichen Potenz entsprechend angewendet wurden. Mit den neuen Substanzen stehen uns jetzt breitere Auswahlmöglichkeiten zur Verfügung. Stereotypes Verordnungsverhalten wird in Zukunft durch individuelle, auf die Bedürfnisse und Probleme der einzelnen Patienten abgestimmte Pharmakotherapie ersetzt werden.

Auf jeden Fall werden die „alten" Neuroleptika noch einen wichtigen Platz im Arzneischatz unserer täglichen Praxis beibehalten. Dies ist das Resümee einer Tagung in Kenmare (Irland), die sich zum Ziel gesetzt hatte, die Bedeutung der klassischen Neuroleptika für die Behandlung psychiatrischer Patienten herauszustellen. Im vorliegenden Band werden die Vorträge und Diskussionen zu diesem Thema vorgelegt. Wir danken der Firma Promonta-Lundbeck dafür, daß sie dieses fruchtbare Treffen möglich gemacht hat.

Göttingen, den 13. 11. 1997   Borwin Bandelow
Eckart Rüther

Inhaltsverzeichnis

Mitarbeiterverzeichnis

AIGNER, JOSEF MARTIN, Dr. med.
Psychiatrische Klinik und Poliklinik
Bezirksklinikum, Universität Regensburg
Universitätsstraße 84, 93042 Regensburg

ALBUS, MARGOT, Prof. Dr. med.
Bezirkskrankenhaus
Vockestraße 72, 85540 Haar

BATRA, ANIL, Dr. med.
Psychiatrische Klinik, Universität Tübingen
Osianderstraße 22, 72076 Tübingen

BOGERTS, BERNHARD, Prof. Dr. med.
Psychiatrische Klinik, Otto-von-Guericke-Universität
Leipziger Straße 44, 39120 Magdeburg

FALKAI, PETER, Prof. Dr. med.
Abteilung für Medizinische Psychologie
Zentrum für Nervenheilkunde
Rheinische Friedrich-Wilhelms-Universität
Sigmund-Freud-Straße 25, 53105 Bonn

FELDMANN, REINHOLD, Dipl.-Psych.
Albert-Schweitzer-Straße 11, 48149 Münster

GAEBEL, WOLFGANG, Prof. Dr. med.
Psychiatrische Klinik, Heinrich-Heine-Universität
Bergische Landstraße 2, 40629 Düsseldorf

GAERTNER, HANS-JÖRG, Prof. Dr. med.
Psychiatrische Klinik, Universität Tübingen
Osianderstraße 22, 72076 Tübingen

GROHMANN, RENATE, Dr. med.
Psychiatrische Klinik, Ludwig-Maximilians-Universität
Nußbaumstraße 7, 80336 München

HALARIS, ANGELOS, M.D.
Professor of Psychiatry and Pharmacology
Department of Psychiatry and Human Behaviour
Medical Center, University of Mississippi
2500 North State Street, Jackson, MS 39216-4505, USA

HÖFFLER, JÜRGEN, Dr.
Hans-Prinzhorn-Klinik
Westfälisches Fachkrankenhaus für Psychiatrie
Froensberger Straße 71, 58675 Hemer

HORNUNG, W. PETER, Priv.-Doz. Dr. med.
Klinik für Psychiatrie, Westfälische Wilhelms-Universität
Albert-Schweitzer-Straße 11, 48149 Münster

JÄNNER, MICHAELA, Dr. rer. pol.
Psychiatrische Klinik, Heinrich-Heine-Universität
Rheinische Kliniken Düsseldorf
Bergische Landstraße 2, 40629 Düsseldorf

KLEIN, HELMFRIED E., Prof. Dr.
Psychiatrische Klinik und Poliklinik
Bezirksklinikum, Universität Regensburg
Universitätsstraße 84, 93042 Regensburg

MAIER, WOLFGANG, Prof. Dr. med.
Klinik und Poliklinik für Psychiatrie und Psychotherapie
Rheinische Friedrich-Wilhelms-Universität
Sigmund-Freud-Straße 25, 53105 Bonn

MÖLLER, HANS-JÜRGEN, Prof. Dr. med.
Psychiatrische Klinik, Klinikum Innenstadt
Ludwig-Maximilians-Universität
Nußbaumstraße 7, 80336 München

MÜLLER, WALTER E., Prof. Dr. med.
Pharmakologisches Institut für Naturwissenschaftler
Biozentrum Oberursel, Johann-Wolfgang-Goethe-Universität
Marie-Curie-Straße 9, 60439 Frankfurt

NABER, DIETER, Prof. Dr.
Psychiatrische und Nervenklinik
Universitätskrankenhaus Eppendorf
Universität Hamburg
Martinistraße 53, 20246 Hamburg

PIETZCKER, ADOLF, Prof. Dr. med.
Abteilung für Sozialpsychiatrie
Psychiatrische Klinik und Poliklinik, Freie Universität Berlin
Platanenallee 19, 14050 Berlin

RIETSCHEL, MARCELLA, Dr. med.
Klinik für Psychiatrie und Psychotherapie, Universität Bonn
Sigmund-Freud-Straße 25, 53105 Bonn

SCHMAUSS, M., Prof. Dr. med.
Klinik für Psychiatrie und Psychotherapie
Bezirkskrankenhaus
Dr.-Mack-Straße 1, 86156 Augsburg

GRAF VON DER SCHULENBURG, J.-MATTHIAS, Prof. Dr.
Forschungsstelle für Gesundheitsökonomie
und Gesundheitssystemforschung, Universität Hannover
Königsworther Platz 1, 30167 Hannover

STEINBERG, REINHARD, Prof. Dr. med.
Pfalzklinik Landeck
Weinstraße 100, 76889 Klingenmünster

STEVENS, INES, Dr. med.
Psychiatrische Klinik, Universität Tübingen
Osianderstraße 22, 72076 Tübingen

TRENCKMANN, ULLRICH, Prof. Dr. med.
Hans-Prinzhorn-Klinik
Westfälisches Fachkrankenhaus für Psychiatrie
Froensberger Straße 71, 58675 Hemer

UBER, ANDREA, Dipl.-Oek.
Forschungsstelle für Gesundheitsökonomie
und Gesundheitssystemforschung, Universität Hannover
Königsworther Platz 1, 30167 Hannover

VOGELEY, KAI, Dr. med. phil.
Psychiatrische Klinik, Friedrich-Wilhelms-Universität
Sigmund-Freud-Straße 25, 53105 Bonn

Teil I Pharmakologie

Rezeptorprofile erklären therapeutische und unerwünschte Wirkungen typischer und atypischer Neuroleptika

W. E. MÜLLER

Dopamin-D$_2$-Rezeptorantagonismus als Grundlage der neuroleptischen Wirkung

Ausgehend von den pharmakologischen Eigenschaften des Phenothiazinderivates Chlorpromazin und des Butyrophenonderivates Haloperidol ist in den letzten Jahrzehnten eine große Anzahl unterschiedlicher Neuroleptika entwickelt und für die Therapie zur Verfügung gestellt worden. Ihre Klassifikationen nach chemischer Grundstruktur hat nie überzeugt, so daß sie auf der Basis klinischer Eigenschaften in hoch-, mittel- und niederpotente Substanzen unterteilt werden, was sich in etwa auch in den Chlorpromazin-Äquivalenten widerspiegelt, der Menge Chlorpromazin in mg, die einem mg des jeweiligen Neuroleptikums wirkungsäquivalent ist. Beide klinische Klassifikationen implizieren, daß es im Prinzip nie gelungen ist, unterschiedliche antipsychotische Wirksamkeit für die vielen heute zur Verfügung stehenden klassischen Neuroleptika zu belegen, sondern daß eine gleichwertige antipsychotische Wirkung mit allen diesen Substanzen erreicht werden kann, allerdings bei sehr unterschiedlichen Milligramm-Dosen. Diese Gleichwertigkeit der klassischen Neuroleptika im Hinblick auf ihre therapeutische Wirkung kann auf pharmakologischer Seite dadurch erklärt werden, daß alle Neuroleptika über eine Blockade von Dopamin-D$_2$-Rezeptoren ihre antipsychotische Wirksamkeit entfalten (Richelson 1984). Dies geht aus sehr guten Korrelationen zwischen antipsychotischer Tagesdosis und D$_2$-Rezeptoraffinität hervor, aus aktuellen PET-Untersuchungen, die zeigen, daß mit allen klassischen Neuroleptika unter antipsychotischer Therapie eine D$_2$-Rezeptorbesetzung im Striatum von 70 bis 80% erreicht werden kann, und aus der Tatsache, daß verschiedene relativ spezifische D$_2$-Antagonisten aus der Benzamid-Reihe (Sulpirid, Remoxiprid, Amisulprid) bei ausreichender Dosierung vollwertige antipsychotische Wirkung zeigen (Müller 1990, 1992; Seeman 1987).

Dopamin-D$_2$-Rezeptoren spielen nun im zentralen Nervensystem nicht nur in dem dopaminergen System eine wichtige Rolle, das für die antipsychotische Wirkung der Neuroleptika wahrscheinlich von besonderer Bedeutung ist, sondern sie sind auch in die Signalübertragung zweier weiterer dopaminerger Systeme eingebunden, die für die Steuerung der extrapyramidalmotorischen Bewegungen und Regulation der Prolaktinfreisetzung verantwortlich sind (Tabelle 1). Alle klassischen Neuroleptika führen daher zwangsläufig über eine Blockade von Dopamin-D$_2$-Rezeptoren in den beiden anderen dopaminergen Systemen

Tabelle 1. Die wesentlichen dopaminergen Projektionsbahnen im ZNS von Mensch und Tier. (Nach Müller 1990)

Name	Kerngebiet	Projektionsareale	Physiologische Bedeutung
Tuberoinfundibuläres System	Nucleus arcuatus des Hypothalamus	Eminentia medialis	Regulation der Prolaktinfreisetzung
Nigrostriatales System	Zona compacta der Substantia nigra (A9-Region)	Striatum (Nucleus caudatus putamen) Globus pallidus	Regulation der unwillkürlichen und der willkürlichen Motorik
Mesolimbisches (mesokortikales) System	Area ventralis tegmentalis (A10-Region)	Nucleus accumbens, Mandelkern, Hippocampus, Septum, kortikale Areale (frontalis, cingularis, entorhinalis)	Regulation von Affekt und Emotion

des ZNS zu extrapyramidalmotorischen Störungen und zu einem Prolaktinanstieg. Über viele Jahre galt, daß eine gute antipsychotische Wirkung zwangsläufig mit beiden unerwünschten Arzneimittelwirkungen verknüpft sein muß (Haase 1988). Das einzige Neuroleptikum, dessen Wirkprofil sich nicht mit dieser Annahme vereinbaren ließ, war das bei uns schon seit über 20 Jahren eingesetzte Clopazin. Clopazin induziert kaum extrapyramidal-motorische Nebenwirkungen und keinen oder nur einen geringen Anstieg des Prolaktinplasmaspiegels. Dennoch verfügt es über eine gute antipsychotische Wirksamkeit, die pharmakologisch ebenfalls hauptsächlich in einer Blockade von D_2-Rezeptoren begründet ist (Seeman 1987; Markstein 1994). Erst in den letzten Jahren ist es gelungen, ausgehend von den pharmakologischen Eigenschaften des Clopazins, eine ganze Reihe von neueren Substanzen zu entwickeln, die sich von den klassischen Neuroleptika dahingehend unterscheiden, daß bei ausreichender antipsychotischer Wirksamkeit die mit der D_2-Blockade verbundenen Wirkungsqualitäten wie extrapyramidalmotorische Störungen und Prolaktinanstieg weniger stark ausgeprägt sind. Hat man Clozapin über viele Jahre als einen isolierten Sonderfall betrachtet, so sieht man es heute auf der Basis der Entwicklung neuerer ähnlicher, allerdings nicht gleichwertiger Substanzen als Ausgangsbasis und auch als Goldstandard einer neuen Klasse von sogenannten „atypischen Neuroleptika" (Lieberman 1993; Meltzer 1989; Müller 1992, 1995).

Atypische Neuroleptika unterscheiden sich auf verschiedenen Ebenen von den klassischen Substanzen

Der Begriff „atypisches Neuroleptikum" wurde zunächst auf den therapeutischen Eigenschaften von Clozapin und einigen anderen neueren Substanzen ge-

Tabelle 2. Therapeutische Qualitäten, die atypische Neuroleptika von den klassischen Neuroleptika unterscheiden

- Weniger extrapyramidal-motorische Symptome

Amisulprid	Risperidon
Clozapin	Sertindol
Olanzapin	Sulpirid
Quetiapin	Zotepin

- Bessere Wirkung bei Minus-Symptomatik

Amisulprid	Sertindol
Clozapin	Risperidon
Olanzapin	Zotepin
Quetiapin	

- Bessere Wirkung bei Non-Respondern

Clozapin

prägt. Er beinhaltet, daß sich diese Substanzen im Hinblick auf Wirkungen oder unerwünschte Arzneimittelwirkungen von den typischen traditionellen Neuroleptika unterscheiden, bei denen ja immer antipsychotische Wirksamkeit sehr eng mit einem bestimmten Komplex von unerwünschten Arzneimittelwirkungen verbunden war. Darüber hinaus zeigen aber zumindestens einige atypische Neuroleptika auch einige therapeutische Wirkqualitäten, mit denen sie von den klassischen Verbindungen abgesetzt werden können (Tabelle 2).

Atypische Neuroleptika zeigen weniger EPS

Die Eigenschaft, mit der Clozapin sich am deutlichsten von den anderen Neuroleptika hervorhebt, ist das weitgehende Fehlen von extrapyramidalmotorischer Symptomatik (EPS). Auch alle neueren Substanzen, die wir heute als atypische Neuroleptika bezeichnen, zeigen im Vergleich zu den klassischen Neuroleptika eine reduzierte Inzidenz und einen verminderten Schweregrad für EPS bei ausreichender antipsychotischer Dosierung (Tabelle 2). So weitgehend frei von EPS wie Clozapin ist bis jetzt noch keine andere Substanz. Trotzdem kann man sich heute darauf einigen, daß eine reduzierte Inzidenz und Schweregrad von EPS so etwas wie eine Minimalanforderung darstellt, damit sich eine Substanz als atypisches Neuroleptikum qualifizieren kann.

Ein wichtiges Korrelat dieser klinischen Eigenschaft im Tierexperiment ist der Befund, daß man mit atypischen Substanzen praktisch keine Katalepsie auslösen kann (Clozapin) oder daß zur Auslösung einer Katalepsie wesentlich höhere Dosen (im Vergleich zu anderen antidopaminergen Effekten) benötigt werden (Abb. 1). Bei den klassischen Neuroleptika liegt die Dosis-Wirkungs-Kurve zur Auslösung der Katalepsie fast neben der Dosiswirkungskurve dieser Substanzen für die Unterdrückung durch Dopaminrezeptoragonisten-ausgelöster Verhal-

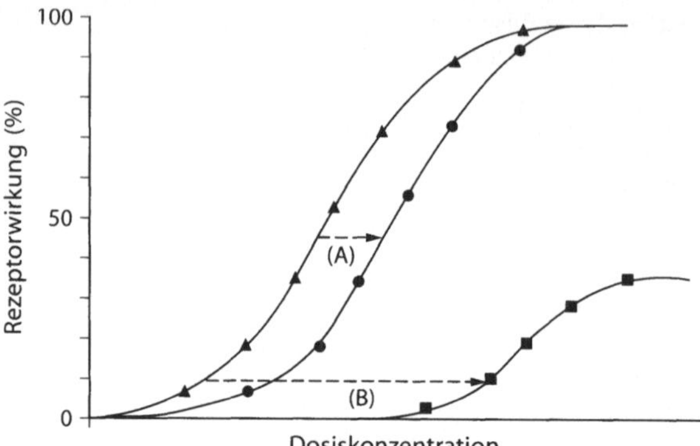

Abb. 1. Pharmakologie typischer Antipsychotika im Vergleich zu der atypischer Antipsychotika auf der Basis von Studien an Primaten und Nagern. Bei Dosiskonzentrationen, die vergleichbar mit den zur Auslösung einer Katalepsie erforderlichen Konzentrationen sind, wirken typische Neuroleptika antagonistisch auf Amphetamin-induzierte Erregung (*A*). Atypische Substanzen erzielen ihre Wirkung bei Dosierungen, die signifikant unter ihrem schwachen Potential zur Auslösung einer Katalepsie liegen (*B*). ▲ Antagonismus von Amphetamin-induzierter Erregung (im Verhältnis zum therapeutischen Nutzen), Neuroleptika und atypische Antipsychotika; ● typische Neuroleptika-induzierte Katalepsie (in Verbindung mit EPS); ■ atypische Antipsychotika-induzierte Katalepsie (in Verbindung mit EPS). (Nach Ereshefsky 1995)

tensveränderungen (z. B. Stereotypien). Bei atypischen Substanzen werden zur Katalepsieauslösung sehr viel höhere Dosen benötigt (die Dosiswirkungskurve ist nach rechts verschoben, Abb. 1), und bei vielen Substanzen ist auch das maximale Ausmaß der Katalepsie reduziert. Ob Clozapin tatsächlich frei von kataleptogenen Eigenschaften im Tierexperiment ist, kann nicht abschließend beurteilt werden, da möglicherweise die dazu benötigten hohen Dosen aufgrund der toxischen Eigenschaften nicht eingesetzt werden können.

Elektrophysiologisches Korrelat der verminderten EPS an Patienten bzw. der reduzierten kataleptogenen Aktivität im Tierexperiment scheint ein unterschiedlicher Einfluß von klassischen bzw. atypischen Neuroleptika auf die Spontanaktivität der beiden wichtigsten dopaminergen Kerngebiete im mesolimbischen Bereich (A10-Areal) bzw. im nigrostriatalen Bereich (A9-Region) zu sein (Tabelle 1). Unter klassischen Neuroleptika entwickeln beide Systeme nach mehreren Tagen der Therapie einen sogenannten Depolarisationsblock, d. h. die spontane Entladungsfrequenz der dopaminergen Neurone läßt deutlich nach, so daß reduzierte Dopaminfreisetzung und postsynaptischer D_2-Rezeptorblock sich synergistisch ergänzen. Praktisch alle bis jetzt untersuchten atypischen Neuroleptika zeigen bei subchronischer Applikation im Tierexperiment einen Depolarisationsblock im mesolimbischen dopaminergen System, während das nigrostriatale weniger stark betroffen ist (Goldstein 1995), so daß man hier mit einer weniger starken antidopaminergen Gesamtwirkung rechnen kann (s. Beispiel von Sertindol, Abb. 2). Die biochemische Basis dieses differentiellen Effekts auf die beiden

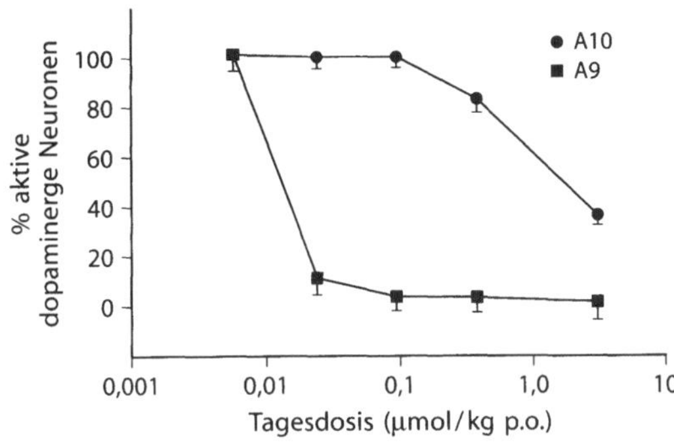

Abb. 2. Effekte einer chronischen Behandlung mit Sertindol (3 Wochen, oral) auf die Spontanaktivität dopaminerger A10- bzw. A9-Neurone der Ratte. (Nach Skarsfeldt u. Perregaard 1990; Skarsfeld 1992)

wichtigen dopaminergen Kerngebiete kann unterschiedlicher Natur sein, diskutiert wird neben einer präferentiellen Bindung an mesolimbische D_2-Rezeptoren vor allen Dingen auch die zusätzliche Blockade (neben der D_2-Blockade) von muskarinergen Rezeptoren, α_1-Rezeptoren und vor allem von 5-HT_2-Rezeptoren (s. Tabelle 3).

Bessere Wirkung bei Minussymptomatik

Allen klassischen Neuroleptika gemeinsam ist die relativ schlechte Wirksamkeit auf die schizophrene Minussymptomatik. Durch die atypischen Neuroleptika ist hier die therapeutische Situation zwar nicht dramatisch, aber doch immerhin etwas gebessert worden, da die meisten dieser Substanzen hier etwas deutlichere therapeutische Erfolge erzielen. Bessere Wirksamkeit bei Minussymptomatik ist möglicherweise damit auch eine gemeinsame Eigenschaft der Atypika. Die neurobiologische Basis dieser zusätzlichen therapeutischen Komponente ist nicht bekannt. Frühere Spekulationen, die besonders auf den pharmakologischen Eigenschaften von Clozapin begründet waren, haben hier antagonistische Eigenschaften an Dopamin-D_1-Rezeptoren besonders im Vordergrund gesehen. Nachdem aber auch atypische Neuroleptika ohne eine besondere Affinität zu den D_1-Rezeptoren in der klinischen Prüfung hier Vorteile gegenüber den klassischen Neuroleptika gezeigt haben, muß die Frage nach dem neurobiologischen Mechanismus weiterhin offen bleiben.

Bessere Wirkung bei Non-Respondern

Über viele Jahre war die Hauptindikation von Clozapin bei uns der Einsatz bei schizophrenen Patienten, deren psychotische Symptomatik mit klassischen Neuroleptika nicht ausreichend behandelt werden konnte. Diese aus der klinischen Erfahrung hervorgehende Indikation konnte in der Zwischenzeit auch durch klinische Untersuchung belegt werden, in der gezeigt werden konnte, daß eindeutige Non-Responder auf klassische Neuroleptika unter der Therapie mit Clozapin z. T. noch profitieren (Kane et al. 1988). Allerdings muß man auch hier anmerken, daß bei weitem nicht alle Non-Responder auf klassische Neuroleptika mit Clozapin ausreichend therapiert werden können. Diese zusätzliche antipsychotische Komponente, wie sie für das Clozapin aus der klinischen Erfahrung und auch aus wissenschaftlichen Untersuchungen klar belegt ist, ist in diesem Maß bis jetzt für kein anderes atypisches Neuroleptikum gezeigt worden.

Auch im Falle der zusätzlichen antipsychotischen Eigenschaften ist der neurobiologische Wirkungsmechanismus nicht bekannt. Spekulativ könnte aber der relativ starke D_4-Rezeptorantagonismus (im Vergleich zum D_2-Rezeptorantagonismus) bei Clozapin eine der Ursachen für diese zusätzliche therapeutische Qualität darstellen (s. S. 11).

Klassische Neuroleptika mit atypischen Eigenschaften

Bei den bisherigen Betrachtungen sind wir davon ausgegangen, daß man den traditionellen klassischen Neuroleptika mit dem Stigma von unausweichlichen EPS und Prolaktinerhöhungen bei ausreichender antipsychotischer Dosierung streng getrennt die atypischen Neuroleptika gegenüberstellen kann, bei denen bei gleicher therapeutischer Wirkqualität die Nebenwirkungskomponenten reduziert sind. Tatsächlich ist diese strenge Trennung nicht mit der Realität in Einklang zu bringen, und bei kritischer Durchsicht der Datenlage muß man davon ausgehen, daß auch einige früher eher zu den traditionellen Neuroleptika gerechnete Substanzen mehr oder weniger deutlich atypische Eigenschaften zeigen. Dies muß eigentlich auch so sein, da, wie wir später bei den pharmakologischen Wirkprofilen sehen werden, die Übergänge von den klassischen Neuroleptika zu den atypischen Substanzen eher fließend sind. Zu erwähnen wären hier die schon lange bei uns eingesetzten Substanzen Thioridazin, Chlorprothixen und Perazin, die der klinischen Erfahrung nach als gut wirksame Neuroleptika mit relativ geringer Inzidenz von EPS gelten. Neurobiologisch könnte man das Thioridazin am besten als D_2-Antagonisten mit ausgeprägter Muskarinrezeptorantagonistischer Eigenschaft (Snyder et al. 1974) (s. S. 13) charakterisieren, das Chlorprothixen als D_2- und $5\text{-}HT_2$-Antagonist (Leysen et al. 1993), während von der Neurobiologie das Perazin am ehesten als D_2-Antagonist mit deutlicher α_1-antagonistischer Komponente (Gaebel 1993) und $5\text{-}HT_2$-antagonistischer Wirkung (s. Abb. 3) charakterisiert werden kann (s. S. 12). Das ebenfalls hier noch zu erwähnende Melperon gilt auch als ein Neuroleptikum mit geringer EPS-Neigung. Neurobiologisch kann das Melperon als D_2-Antagonist mit deutlicher $5\text{-}HT_2$-antagonistischer Komponente angesehen werden und wird deshalb von manchen Autoren auch schon unter die atypischen Neuroleptika gezählt (Leysen et al. 1993; Meltzer et al. 1989).

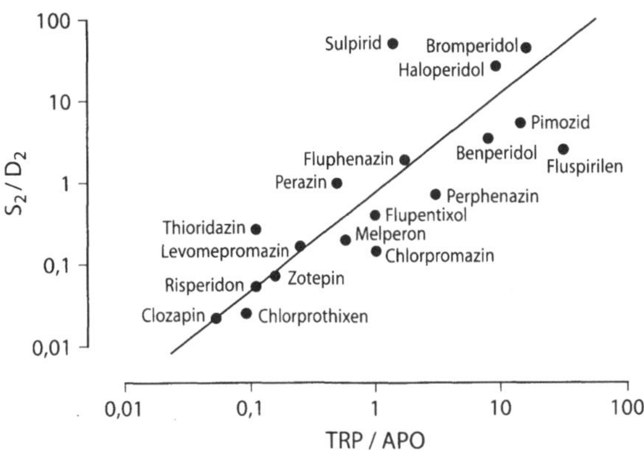

Abb. 3. Die Beziehung zwischen in-vitro- und in-vivo-Serotonin/Dopamin-Rezeptorquotienten. Dargestellt ist für viele Neuroleptika der Quotient zwischen In-vitro-Affinität für den 5-HT$_2$- und den D$_2$-Rezeptor (S_2/D_2) auf der *Ordinate* gegen den in-vivo-Serotonin/Dopamin-Quotienten auf der *Abszisse*. Letzterer wird ermittelt als Quotient der pharmakologischen ED$_{50}$-Werte der Neuroleptika als Antagonisten in einem Tryptophan- bzw. Apomorphin-Stimulationstest (*TRY/APO*). (Nach Janssen u. Awouters 1994) Substanzen mit höherer Aktivität für 5-HT$_2$-Rezeptoren als für D$_2$-Rezeptoren in vitro und in vivo haben in beiden Modellen niedrige Quotienten (z. B. Clozapin, Risperidon, Zotepin), während klassische Neuroleptika wie Haloperidol oder Benperidol nur schwache 5-HT$_2$-Antagonisten sind und daher in beiden Systemen hohe Quotienten aufweisen. (Nach Müller et al. 1995)

Der Übergang von typisch nach atypisch ist fließend

Wenn auch mit den heute zur Verfügung stehenden sogenannten atypischen Neuroleptika noch nicht alle therapeutischen Probleme gelöst sind, so stellen diese Substanzen doch sicher einen echten therapeutischen Fortschritt dar, da es hier doch in der Regel deutlicher als mit einigen älteren Substanzen gelungen ist, erwünschte antipsychotische Eigenschaften von unerwünschten Wirkungskomponenten wie EPS und Prolaktinerhöhung zu trennen. Der Begriff atypische Neuroleptika, so wie er heute gebraucht wird, charakterisiert letztlich eine Gruppe von Substanzen, die am Ende eines Kontinuums stehen, das möglicherweise bei den hochpotenten Butyrophenonen beginnt und auf der anderen Seite mit Substanzen von der Wirkqualität des Clozapins aufhört.

Der Begriff „atypische Neuroleptika" ist in der letzten Zeit auch kritisiert worden, und verschiedene Kollegen vertreten die Meinung, nur Clozapin sei das wahre atypische Neuroleptikum. Dies ist sicher so nicht haltbar. Clozapin ist in seinen therapeutischen und pharmakologischen Eigenschaften eine Substanz, die durch eine Vielzahl unterschiedlicher pharmakologischer Eigenschaften letztlich z. Z. am Ende eines Kontinuums steht. Dies muß nicht implizieren, daß es nicht andere Substanzen geben wird, die das Kontinuum in Richtung atypischer Eigenschaften erweitern werden.

Rezeptorprofile als Basis atypischer Eigenschaften

Wie schon eingangs erwähnt, spielt für alle Neuroleptika (typische und atypische) eine Blockade von Dopamin-D_2-Rezeptoren im zentralen Nervensystem die wesentliche Rolle für ihre antipsychotische Wirkung (Müller 1992, 1995). Dies wird auch durch moderne PET-Untersuchungen an schizophrenen Patienten bestätigt, wo die meisten atypischen Neuroleptika ähnliche D_2-Rezeptor-Okkupationen im Striatum zeigen wie die klassischen Substanzen (Farde 1995). Eine sichere Ausnahme bildet hier nur das Clozapin. Diese Befunde legen nahe, daß die atypischen Eigenschaften nicht durch eine geringere D_2-antagonistische Wirkung ausgelöst werden, sondern nur durch zusätzliche pharmakologische Komponenten erklärt werden können, die die D_2-Blockade als Grundlage der antipsychotischen Wirksamkeit nicht beeinträchtigen, aber die EPS-Effekte und den Prolaktinanstieg als Ausdruck einer D_2-Blockade im nigrostriatalen bzw. tuberoinfundibulären dopaminergen System gegensteuern. Wiederum ausgehend von der Pharmakologie des Clozapins, ist man hier der Hypothese nachgegangen, daß die zusätzliche Blockade (zur D_2-Rezeptorblockade) bestimmter Rezeptorsysteme einen wesentlichen Grund darstellt, daß bestimmte Substanzen atypische neuroleptische Eigenschaften zeigen. Daher sind die meisten Hypothesen, mit denen wir heute atypische Eigenschaften bestimmter Neuroleptika erklären können, sog. Dopamin-D_2-Rezeptor-Plushypothesen, d. h. neben der Dopamin-D_2-antagonistischen Eigenschaft blockieren diese Substanzen noch weitere Neurorezeptorsysteme als Basis ihrer atypischen Eigenschaften. Die neurobiologische Grundlage dieser Hypothesen ist die Tatsache, daß verschiedene atypische Substanzen an bestimmte Rezeptorsysteme z. T. mit deutlich höheren Affinitätskonstanten binden als an den Dopamin-D_2-Rezeptor. Da, wie schon erwähnt, die Humandosis in der Regel so gewählt ist, daß eine D_2-Rezeptorokkupation von 70–80% erreicht wird, bedeutet dies, daß unter therapeutischen Bedingungen diese anderen Rezeptorsysteme zumindest in gleichem Maße, wahrscheinlich sogar stärker, antagonisiert sind. Die wichtigsten Hypothesen zum Wirkungsmechanismus der atypischen Neuroleptika werden in Tabelle 3 dargestellt.

Aktuelle Hypothesen zur Erklärung atypischer Eigenschaften

D_1- und D_2-Antagonismus

Ausgehend von dem Befund, daß Clozapin in etwa gleich stark an den D_1-Rezeptor wie an den D_2-Rezeptor bindet, hat man vermutet, daß aufgrund der parallelen Blockade der beiden dopaminergen Rezeptoren durch Clozapin weniger D_2-Rezeptoren für eine ausreichende antipsychotische Wirksamkeit besetzt werden müssen (Gerlach u. Hansen 1992). Diese Hypothese ist allerdings nicht unumstritten, da das eher klassische Neuroleptikum Flupentixol auch gleichstark

Tabelle 3. Die wichtigsten Hypothesen zum Wirkungsmechanismus der atypischen Neuroleptika

1. D_2- und D_1-Blockade Clozapin Olanzapin Quetiapin Zotepin	4. D_2- und M-Rezeptor-Blockade Clozapin Olanzapin
2. D_3- bzw. D_4-Blockade zusätzlich zu D_2-Blockade Amisulprid (D_2) Sulpirid (D_3) Clozapin (D_4)	5. Präferentielle Bindung an mesolimbische bzw. mesokortikale D_2-Rezeptoren Clozapin Quetiapin Sulpirid
3. D_2- und 5-HT_2-Blockade Clozapin Olanzapin Risperidon Quetiapin Sertindol Zotepin	

an den D_1-Rezeptor wie an den D_2-Rezeptor bindet (Müller 1990). Von den anderen atypischen Substanzen zeigen nur noch das Olanzapin eine deutliche (Broich 1997; Meltzer u. Fibiger 1996), das Quetiapin und das Zotepin eine gewisse Affinität zum D_1-Rezeptor (Müller 1995; Saller u. Salama 1993). Damit kann auch weiterhin nicht ausgeschlossen werden, daß der D_1-Antagonismus im Falle des Clozapins zum atypischen Wirkungsspektrum beiträgt, ein dominierender Mechanismus ist er aber eher nicht.

D_3- bzw. D_4- zusätzlich zum D_2-Antagonismus

Die erst vor einigen Jahren mit Hilfe molekularbiologischer Methoden identifizierten, zur D_2-Familie gehörenden D_3- und D_4-Rezeptoren sind besonders mit der Pharmakologie atypischer Neuroleptika in Verbindung gebracht worden. Grund dafür war die relativ hohe Affinität von Sulpirid und anderen Benzamiden zum D_3-Rezeptor und die sehr hohe Affinität von Clozapin zum D_4-Rezeptor (Sunahara et al. 1993). Da beide Rezeptoren auch besonders stark in limbischen bzw. kortikalen Arealen lokalisiert sind, hat man ihnen sehr schnell eine wichtige Rolle für die atypischen Eigenschaften des Sulpirids auf der einen Seite bzw. des Clozapins auf der anderen Seite zugesprochen. Weiterführende Bindungsstudien wie z. B. die In-vivo-Daten in Tabelle 4 sprechen aber eher gegen eine besonders spezifische Bindung von Sulpirid an den D_2-Rezeptor (s. den Vergleich zu den typischen Neuroleptika Haloperidol und Racloprid).

Die hohe Selektivität von Clozapin für den D_4-Rezeptor bleibt auch bei In-vivo-Bindungsdaten bestehen und wird von keinem anderen eingeführten Neuro-

Tabelle 4. Relative in-vivo-Bindung verschiedener typischer und atypischer Neuroleptika an D_2-, D_3- und D_4-Rezeptoren im menschlichen Gehirn. (Nach Schwartz et al. 1993)

	Dopamin-Rezeptor-Subtyp Okkupation		
	D_2	D_3	D_4
Haloperidol (3 mg)	87	53	44
Pimozid (4 mg)	77	75	43
Chlorpromazin (100 mg)	80	61	20
Sulpirid (400 mg)	74	59	27
Racloprid (4 mg)	72	57	2
Clozapin (300 mg)	65	21	93

leptikum erreicht (van Tol et al. 1991). Da aber eine ähnliche D_4-Spezifität von einigen Entwicklungssubstanzen erreicht wird, die sich zumindest im Hinblick auf die extrapyramidal-motorischen Störungen wie typische Neuroleptika verhalten, muß die dominierende Bedeutung des D_4-Rezeptors für die atypischen Eigenschaften des Clozapins zunächst in Frage gestellt werden (Reynolds 1996). Am wahrscheinlichsten hat der D_4-Rezeptor eine Bedeutung für die überlegene antipsychotische Wirkung von Clozapin bei sonstigen Non-Respondern, da diese atypische Eigenschaft bisher nur für das Clozapin gilt (Reynolds 1996). Ersten Befunden nach scheinen reine D_4-Antagonisten keine ausreichenden antipsychotischen Eigenschaften zu besitzen.

$5\text{-}HT_2$- und D_2-Antagonismus

Schon lange vermutet man (Waldmeier u. Delini-Stula 1979), daß eine sehr starke Blockade von $5\text{-}HT_2$-Rezeptoren bei gleichzeitiger D_2-Rezeptorblockade eine wichtige Rolle spielt, für die relativ geringe Inzidenz von EPS bei den Atypika, aber ggf. auch für die möglicherweise bessere Wirksamkeit bei der Minussymptomatik (Leysen et al. 1993; Meltzer 1992). Der hier im wesentlichen in Betracht gezogene Rezeptor ist nach moderner Serotonin-Rezeptor-Unterklassifikation der $5\text{-}HT_{2A}$-Rezeptor. Viele atypische Neuroleptika binden nun deutlich stärker an den $5\text{-}HT_{2A}$-Rezeptor als an den D_2-Rezeptor, was sich in $5\text{-}HT_2$-Rezeptor/D_2-Quotienten von < als 1 niederschlägt. Die präferentielle Interaktion mit dem HT_2-Rezeptorsystem kann man aber auch in funktionellen Experimenten ermitteln, zum Beispiel im Hinblick auf die ED-50-Werte von Neuroleptika in dopaminergen bzw. serotonergen Stimulationstests. In Abb. 3 sind solche $5\text{-}HT_2$- vs. D_2-Quotienten, zum einen ermittelt in funktionellen Experimenten, denen aus Rezeptorbindungsexperimenten gegenüber gestellt. Wie den Daten entnommen werden kann, korrelieren beide Datensätze sehr gut miteinander. Von wesentlicher Bedeutung ist aber vor allen Dingen auch die dieser Abbildung entnehmbare Aussage, daß niedrige $5\text{-}HT_2$-Rezeptor/D_2-Quotienten keine Eigenschaft darstellen, die die atypischen Substanzen ganz ein-

deutig von den klassischen Neuroleptika trennt, sondern daß wir auch hier flie-
ßende Übergänge sehen und daß Substanzen wie das Perazin und das Melperon sich im Bereich des Übergangs von den typischen zu den atypischen Substanzen finden lassen.

Muskarinrezeptor und D_2-Rezeptorantagonismus

Starke anticholinerge (atropinartige Eigenschaften) waren die erste Eigenschaft
des Clozapins, mit der man die atypischen Eigenschaften, d. h. die praktisch
fehlenden EPS erklären wollte (Snyder et al. 1974). Biochemisch ist diese Hypothese zunächst plausibel, da Clozapin sehr viel stärker an den Muskarin- als an
den D_2-Rezeptor bindet und man praktisch von einem in das Molekül einge-
bauten Biperiden sprechen kann. So attraktiv diese Hypothese zunächst erscheint, kann sie sicher nur einen kleineren Teil der atypischen Eigenschaften
im Bereich der EPS-Symptomatik erklären, da man aus der klinischen Praxis
weiß, daß die Zugabe von Anticholinergika vor allen Dingen nicht die gefürch-
teten Spätdyskinesien verhindern kann (Barnes u. McPhillips 1996), eine Eigenschaft, die das Clozapin sicher aber aus der Gruppe der klassischen Neuroleptika hervorhebt.

Darüber hinaus zeigen außer Olanzapin die meisten weiteren atypischen Neuroleptika diese starken anticholinergen Eigenschaften nicht, so daß man dem
heutigen Wissenstand nach zwar eine Beteiligung im Falle des Clozapins nicht
ausschließen kann, aber in starker anticholinerger Wirksamkeit sicher keinen
wesentlichen Mechanismus sieht, atypische neuroleptische Eigenschaften zu erklären.

α_1- und D_2-Antagonismus

Ausgehend von elektrophysiologischen Befunden, daß der durch klassische Neuroleptika ausgelöste Depolarisationsblock des nigrostriatalen dopaminergen Systems durch gleichzeitige Gabe des α_1-Blockers Prazosin aufgehoben werden
kann (Bunney 1988), hat man spekuliert, daß die starken α_1-antagonistischen
Eigenschaften einiger atypischer Neuroleptika (Clozapin, Olanzapin, Quetiapin,
Risperdal, Zotepin) (Müller 1995) möglicherweise auch einen Mechanismus darstellen, der die reduzierte Inzidenz von EPS bei diesen Substanzen erklären
könnte (Baldessarini et al. 1992). Weitergehende pharmakologische Untersuchungen zu dieser Problematik liegen nicht vor. Erwähnt werden sollte an dieser Stelle, daß es darüber hinaus auch Spekulationen gibt, daß im Falle des Clozapins die sehr stark ausgeprägte α_2-antagonistische Komponente für die atypischen Eigenschaften von Bedeutung sein könnte (Nutt 1994). Auch hier fehlen
zu dieser Problematik weitergehende Untersuchungen.

Tabelle 5. Halbmaximale Hemmdosen (Ratte, oral) von Sertindol für die Bindung an einige Rezeptorsysteme in verschiedenen Hirnarealen. Für D_2-Bindung im Striatum werden 3fach höhere Dosen als für D_2-Bindung im limbischen System benötigt. (Hyttel et al. 1992)

Rezeptor	Hirnareal	ED_{50} (μmol/kg)
5-HT_2	Kortex	0,22
α_1	Großhirn	3
D_2	Limbisches System	7
D_2	Striatum	22

Präferentielle Bindung an mesolimbische D_2-Rezeptoren

Eine weitere Hypothese, atypische neuroleptische Eigenschaften erklären zu können, fußt auf Beobachtungen für Clozapin, aber auch für Sulpirid und andere Benzamide (Müller 1992) und für die neue Verbindung Sertindol (Hyttel et al. 1992), die darauf hinweisen, daß diese Substanzen D_2-Rezeptoren in mesolimbischen Arealen möglicherweise schon in einem Dosisbereich blockieren, der nur zu einer geringen Blockade von D_2-Rezeptoren in nigrostriatalen Arealen führt. Diese in der Regel tierexperimentellen Befunde werden im Falle des Clozapins auch durch PET-Untersuchungen an schizophrenen Patienten bestätigt (Farde 1995), die darauf hinweisen, daß unter wirksamer neuroleptischer Dosierung die D_2-Rezeptorokkupation im Striatum geringer ist als bei klassischen Neuroleptika; hier könnte man auf der Basis der gleich guten antipsychotischen Wirksamkeit spekulieren, daß aber auch unter Clozapin die D_2-Okkupation in den für die antipsychotische Wirksamkeit relevanten mesolimbischen Arealen möglicherweise höher und damit ausreichend ist.

Tierexperimentell läßt sich diese präferentielle Bindung an D_2-Rezeptoren in mesolimbische Areale im Vergleich zu dem Striatum durch entsprechende Ex-vivo-Techniken sehr schön darstellen (Tabelle 5).

Die pharmakologische Basis dieser Befunde ist allerdings unklar, da man von einem D_2-Antagonisten eigentlich erwarten würde, daß er mit gleicher Affinität an alle D_2-Rezeptoren im ZNS bindet, ungeachtet ihrer anatomischen Lokalisation. Bis heute hat man noch keine eindeutigen D_2-Rezeptor-Unterklassen ausfindig machen können, die diesen Befund erklären könnten, da darüber hinaus Gewebe beider Strukturen in vitro keine selektive Bindung für verschiedene Neuroleptika zeigt. Neueren Untersuchungen nach scheint sich aber der Unterschied in den Bindungseigenschaften einiger atypischer Neuroleptika an mesolimbische bzw. nigrostriatale D_2-Rezeptoren weiter verfestigen zu lassen (Ögren et al. 1994).

Wahrscheinlich sind mehrere Mechanismen relevant

Ob es letztlich verschiedene Mechanismen sind, die bei den einzelnen Substanzen die atypischen Eigenschaften erklären können, oder ob es dann doch nur ein Mechanismus ist, der eher allen Substanzen gemeinsam ist, kann auf der Basis der heutigen Datenlage nicht eindeutig entschieden werden. Wahrscheinlicher scheint es jedoch, daß sehr unterschiedliche Mechanismen letztlich dazu führen können, daß bestimmte neuroleptische Substanzen vom alten Dogma abweichen und bei ausreichender antipsychotischer Dosierung zumindestens weniger EPS zeigen und vielleicht auch etwas wirksamer bei Negativsymptomatik sind. Diese Vorstellung kann zumindestens auch erklären, daß die Gruppe der atypischen Neuroleptika unter sich nicht homogen ist, sondern daß es auch innerhalb der Gruppe klinisch relevante Unterschiede gibt.

Rezeptorprofile können auch zusätzliche therapeutische, aber auch unerwünschte Wirkungen erklären

Die Entwicklung atypischer Neuroleptika als Substanzen, die neben dem D_2-Rezeptor auch häufig noch sehr viele andere Rezeptorsysteme antagonistisch beeinflussen, stellt von der Entwicklung her eigentlich einen Rückschritt dar. Geht man vom ersten Neuroleptikum, dem Chlorpromazin aus, so hatte man auch im Falle des Chlorpromazins eine Substanz mit breitem Rezeptorprofil in der Hand. Nachdem man die D_2-antagonistische Wirkung als den Kern der neuroleptischen Komponente erkannt hatte, sind dann Substanzen entwickelt worden, die hochpotent und relativ selektiv nur noch D_2-antagonistische Eigenschaften zeigen (z. B. hochpotente Butyrophenonderivate). Die dann noch vorhandenen Probleme mit unerwünschten Arzneimittelwirkungen waren durch die gemeinsame Blockade von D_2-Rezeptoren in allen 3 dopaminergen Arealen bedingt. Dies ist am Anfang sehr ausführlich dargestellt worden. Ausgehend von der Erkenntnis, daß für die atypischen Eigenschaften des Clozapins wahrscheinlich seine zusätzlichen Rezeptor-antagonistischen Eigenschaften verantwortlich sind, sind erst in der jüngsten Zeit die Atypika in die Therapie eingeführt worden, die zwar nicht identisch sind, aber doch mit einer gewissen Ähnlichkeit zu Chlorpromazin sehr viele andere Rezeptorsysteme antagonistisch beeinflussen. Dies hat auch dazu geführt, daß man heute wieder vermehrt Substanzen einsetzt, bei denen bestimmte, durch die rezeptorantagonistischen Eigenschaften bedingte unerwünschte Arzneimittelwirkungen wieder stärker im Vordergrund stehen (Tabelle 6). Diese Eigenschaften auch der modernen Substanzen an nicht-dopaminergen Rezeptoren sind nun individuell sehr unterschiedlich und können daher für eine differentielle Betrachtung der einzelnen atypischen, aber natürlich auch der klassischen Neuroleptika wichtig sein. Sie führen im Einzelfall zu zusätzlich positiven oder auch negativen Eigenschaften bestimmter Präparate und können daher bei der Wahl eines Neuroleptikums für den individuellen Patienten von großer Bedeutung sein.

Tabelle 6. Mögliche therapeutische Konsequenzen der Blockade von Neurorezeptoren durch typische und atypische Neuroleptika

M	– Trockener Mund – Verschwommenes Sehen, Akkomodationsstörungen – Sinustachykardie – Verstopfung – Harnretention Miktionsstörungen – Gedächtnisstörungen	D_2	– Extrapyramidal-motorische Störungen – Prolactin-Erhöhung – Sexuelle Funktionsstörungen
H_1	– Sedierung, Müdigkeit Schläfrigkeit – Verstärkung anderer zentral dämpfender Substanzen – Gewichtszunahme (?)	$5\text{-}HT_2$	– Appetitzunahme Gewichtszunahme – Blutdrucksenkung
α_1	– Orthostase, Blutdrucksenkung – Schwindel, Benommenheit – Sedation – Reflextachykardie – Verstärkung der Wirkung anderer α_1-Blocker	$5\text{-}HT_3$	– Antiemetische Wirkung – Anxiolyse (?)

Anticholinerge Eigenschaften

Verschiedene der Neuroleptika aus der Phenothiazin-Gruppe, aber auch neuere atypische Substanzen sind starke Antagonisten an muskarinergen Acetylcholinrezeptoren, was ähnlich wie bei vielen Antidepressiva für das typische anticholinerge Nebenwirkungsspektrum dieser Substanzen verantwortlich ist (s. Tabelle 3 und 6). Über die mögliche Bedeutung ausgeprägter anticholinerger Eigenschaften für das atypische Wirkungsprofil von Clozapin bzw. die etwas atypischen Eigenschaften von Thioridazin ist auf S. 13 eingegangen worden. Clozapin zeigt im Hinblick auf seine anticholinergen Eigenschaften noch das Paradoxon, daß unter dieser Substanz sehr häufig ein stark vermehrter Speichelfluß gesehen wird, absolut nicht die typische Mundtrockenheit sonstiger anticholinerger Substanzen. Dieses Phänomen, das lange nicht erklärt werden konnte, hat seine Ursache möglicherweise darin, daß Clozapin an einer bestimmten Unterklasse der muskarinergen Acetylcholinrezeptoren (M_4) sich eher wie ein Agonist verhält (Zorn et al. 1994; Zeng u. Richelson 1997).

Anti-α_1-adrenerge Eigenschaften

Verschiedene Neuroleptika (Phenothiazine, Risperidon, Clozapin, Olanzapin, Sertindol, Zotepin) sind auch sehr deutliche α_1-Blocker, was sich u. a. in unerwünschten Arzneimittelwirkungen wie Blutdruckabfall bei akuter hoher Gabe und damit verbundener Reflextachykardie, in orthostatischen Problemen und einer Interaktion (additiv) mit Antihypertensiva aus der Reihe der α_1-Blocker äußert. Antiadrenerge Eigenschaften der Neuroleptika sind wahrscheinlich auch ähnlich wie bei den trizyklischen Antidepressiva mit den sedierenden Eigenschaften dieser Substanzen in Verbindung zu bringen (Cohen u. Lipinski 1996; Müller 1995). Sedierende Eigenschaften scheinen bei Neuroleptika immer dann aufzutreten, wenn die antagonistischen Eigenschaften an α_1-Rezeptoren und/oder Histamin-H_1-Rezeptoren stärker oder zumindest gleich stark zum Dopamin-Rezeptor-Antagonismus ausgeprägt sind (Müller 1995). Neben den α_1-antagonistischen Eigenschaften hat man auch für das Clozapin seine starken α_2-antagonistischen Eigenschaften als Erklärungsmöglichkeit für das atypische Profil herangezogen (Nutt 1994).

Antihistaminerge H_1-Eigenschaften

Viele Neuroleptika sind auch starke Antihistaminika vom H_1-Typ (Antagonisten an Histamin-H_1-Rezeptoren). H_1-antagonistische Eigenschaften sind für die sedierenden und schlafanstoßenden Wirkungen verschiedener Neuroleptika zusammen mit den α_1-antagonistischen Eigenschaften verantwortlich (Tabelle 6).

H_1-antagonistische Eigenschaften spielen wahrscheinlich auch eine wichtige Rolle im klinischen Einsatz einiger Neuroleptika in niedrigen Dosierungen als Antiemetika. Dafür spricht, daß hier auch das Promethazin gut zu wirken scheint, das, wenn überhaupt, nur sehr schwache Dopamin-antagonistische Eigenschaften hat. Warum Neuroleptika trotz auch vorhandener starker anticholinerger Komponente als eher schlecht wirksam bei Kinetosen gelten, ist nicht bekannt, zumal ja Anticholinergika wie Scopolamin hier die Mittel der ersten Wahl darstellen.

Antiserotoninerge Eigenschaften

Daß verschiedene Neuroleptika aus der Gruppe der Phenotiazinderivate, aber gerade auch neuere atypische Substanzen ausgeprägte antiserotoninerge Eigenschaften haben, wurde auf S. 12 ausführlich besprochen. Hier wurde auch gezeigt, daß antagonistische Effekte an D_2- und an 5-HT_2-Rezeptoren eine wesentliche Komponente atypischer neuroleptischer Eigenschaften darzustellen scheinen. Serotoninantagonistische Eigenschaften (5-HT_2) spielen aber wahrscheinlich auch eine Rolle in der Gewichtszunahme, die man häufig unter neuroleptischer Therapie sehen kann und die bei den atypischen antiserotoninergen Substanzen ein besonderes Problem darzustellen scheint. Inwieweit antagonistische Eigenschaften an anderen Serotonin-Rezeptoren wie dem 5-HT_{1A}-Rezeptor und dem 5-HT$_{1C}$-Rezeptor (anxiolytische Effekte) und am 5-HT$_3$-Rezeptor (zusätzliche antipsychotische Eigenschaften) von Bedeutung sind, kann heute noch nicht sicher abgeschätzt werden (Tabelle 6).

Literatur

Baldessarini RJ, Huston-Lyons D, Campbell A et al. (1992) Do central antiadrenergic actions contribute to the atypical properties of clozapine. Br J Psychiatry 160 (Suppl 17):12–16

Barnes TRE, McPhillips MA (1996) Antipsychotic-induced extrapyramidal symptoms. Role of anticholinergic drugs in treatment. CNS Drugs 6:315–330

Broich K (1997) Olanzapin. Ein neues Neuroleptikum mit „atypischem" Wirkungsprofil. Arzneimitteltherapie 15:33–36

Broich K, Ehrt U (1997) Sertindol – ein neues „atypisches" Neuroleptikum. Psychopharmakotherapie 4 (im Druck)

Cohen BM, Lipinski JF (1986) In vivo potencies of antipsychotic drugs in blocking alpha 1 noradrenergic and dopamine D2 receptors: implications for drug mechanisms of action. Life Sci 39:2571–2580

Coukell AJ, Spencer CM, Benfield P (1996) Amisulpride. A review of its pharmacodynamic and pharmacokinetic properties and therapeutic efficacy in the management of schizophrenia. CNS Drugs 6:237–256

Dunn CJ, Fitton A (1996) Sertindole. CNS Drugs 5:224–230

Ereshefsky L (1995) Ein pharmakodynamisches und pathophysiologisches Modell der medikamentösen antipsychotischen Therapie der Schizophrenie. In: Gerlach J (Hrsg) Schizophrenie: Dopaminrezeptoren und Neuroleptika. Springer, Berlin Heidelberg New York Tokyo, S 149–184

Farde L (1995) PET-Studien zur Dopaminrezeptorbindung bei neuroleptisch behandelten Patienten. In: Gerlach J (Hrsg) Schizophrenie: Dopaminrezeptoren und Neuroleptika. Springer, Berlin Heidelberg New York Tokyo, S 70–78

Gaebel W (1993) Perazin – ein klassisches Neuroleptikum aus der Gruppe der piperazinsubstituierten Phenothiazine. Fundamenta Psychiatrica 7:48–57

Gerlach J, Hansen L (1992) Clozapine and D$_1$/D$_2$ antagonism in extrapyramidal functions. Br J Psychiatry 160 (Suppl 17):34–37

Goldstein JM (1995) Preclinical tests that predict clozapine-like atypical antipsychotic actions. In: Brunello N, Racagni G, Langer SZ, Mendlewicz J (eds) Critical issues in the treatment of schizophrenia. Karger, Basel, pp 95–101 (Int. Acad. Biomed. Drug Res.)

Haase HJ (1988) Neuroleptika: Fakten und Erlebnisse. In: Linde OK (Hrsg) Pharmakopsychiatrie im Wandel der Zeit. Tilia-Verlag Mensch und Medizin, Klingenmünster, S 137–154

Hyttel J, Nielsen JB, Nowak G (1992) The acute effect of sertindole on brain 5-HT$_2$, D$_2$ and a$_1$ receptors (ex vivo radioceptor binding studies). J Neural Transm (GenSect) 89:61–69

Janssen PAJ, Awouters FHL (1994) Is it possible to predict the clinical effects of neuroleptics from animal data? Part V: From haloperidol and pipamperone to risperidone. Arzneim Forsch Drug Res 44:269–277

Kane JM, Honigfeld G, Singer J, Meltzer H (1988) Clozapine for the treatment-resistant schizophrenic: A double-blind comparison with chlorpromazine. Arch Gen Psychiatry 45:789–796

Leysen JE, Janssen PAJ, Schotte A et al. (1993) Interaction of antipsychotic drugs with neurotransmitter receptor sites in vitro and in vivo in relation to pharmacological and clinical effects: role of 5-HT$_2$ receptors. Psychopharmacology 112:40–54

Lieberman JA (1993) Understanding the mechanism of action of atypical antipsychotic drugs. A review of compounds in use and development. Br J Psychiatry 163:7–18

Markstein R (1994) Bedeutung neuer Dopaminrezeptoren für die Wirkung von Clozapin. In: Naber D, Müller-Spahn F (Hrsg) Clozapin. Pharmakologie und Klinik eines atypischen Neuroleptikums: Neuere Aspekte der klinischen Praxis. Springer, Berlin Heidelberg New York Tokyo, S 5–15

Meltzer HY (1992) The importance of serotonin-dopamin interactions in the action of clozapine. Br J Psychiatry 160 (Suppl 17):22–29

Meltzer HY, Fibiger HC (1996) Olanzapine: a new atypical antipsychotic drug. Neuropsychopharmacol 14:83–85

Meltzer HY, Matsubara S, Lee JC (1989) Classification of typical and atypical antipsychotic drugs on the basis of dopamine D-1, D-2 and serotonin$_2$pK$_i$ values. J Pharm Exp Ther 251:238–251

Müller WE (1990) Pharmakologische Aspekte der Neuroleptikawirkung. In: Heinrich K (Hrsg) Leitlinien neuroleptischer Therapie. Springer, Heidelberg Berlin New York Tokyo, S 3–23

Müller WE (1992) Pharmakologie der Neuroleptika unter besonderer Berücksichtigung des Remoxiprids. Krankenhauspsychiatrie 3 (Sonderheft 1):14–22

Müller WE (1995) Wie wirken Schlafmittel? 2. Sedierende Antidepressiva und Neuroleptika. ZNS im Dialog 2(1):8–9

Müller WE, Tuschl R, Gietzen K (1995) Therapeutische und unerwünschte Wirkungen von Neuroleptika – die Bedeutung von Rezeptorprofilen. Psychopharmakotherapie 2:148–153

Nutt DJ (1994) Putting the "A" in atypical: does a$_2$-adrenoceptor antagonism account for the therapeutic advantage of new antipsychotics? J Psychopharmacol 8:193–195

Ögren SO, Rosén L, Fuxe K (1994) The dopamine D$_2$ antagonist remoxipride acts in vivo on a subpopulation of dopamine D$_2$ receptors. Neuroscience 61:269–283

Reynolds PG (1996) The importance of dopamine D$_4$ receptors in the action and development of antipsychotic agents. Drugs 51:7–11

Richelson E (1984) Neuroleptic affinities for human brain receptors and their use in predicting adverse effects. J Clin Psychiatry 43:331–336

Saller CF, Salama AI (1993) Seroquel: biochemical profile of a potential atypical antipsychotic. Psychopharmacology 112:285–292

Schwartz JC, Levesque D, Martres MP, Sokoloff P (1993) Dopamine D$_3$-receptor: Basic and clinical aspects. Clin Neuropharmacol 16:295–314

Seeman P (1987) Dopamine receptors and the dopamine hypothesis of schizophrenia. Synapse 1:133–152

Skarsfeldt T (1992) Electrophysiological profile of the new atypical neuroleptic, sertindole, on midbrain dopamine neurones in rats: Acute and repeated treatment. Synapse 10:25–33

Skarsfeldt T, Perregaard J (1990) Sertindole, a new neuroleptic with extreme selectivity on A10 versus A9 dopamine neurones in the rat. Eur J Pharmacol 182:613–614

Snyder SH, Greenberg D, Yamamura HI (1974) Antischizophrenic drugs and brain cholinergic receptors. Arch Gen Psychiatry 31:58–61

Sunahara RK, Seeman P, Tol HHM, van Niznik HB (1993) Dopamine receptors and antipsychotic drug response. Br J Psychiatry 163 (Suppl 22):31–38

VanTol HHM, Bunzow JR, Guan HC, Sunahara RK et al. (1991) Cloning of the gene for a human dopamine D$_4$ receptor with high affinity for the antipsychotic clozapine. Nature 350:610–614

Waldmeier PC, Delini-Stula A (1979) Serotonin-dopamine interactions in the nigrostriatal system. Eur J Pharmacol 55:363–373

Zeng XP, Le F, Richelson E (1997) Muscarinic m$_4$ receptor activation by some atypical antipsychotic drugs. Eur J Pharmacol 321:349–354

Zorn SH, Jones SB, Ward KM, Liston DR (1994) Clozapine is a potent and selective muscarinic M$_4$ receptor agonist. Eur J Pharmacol Mol Pharmacol Sect 269:R1–2

Diskussion

Frage: Wie erklärt man sich, daß atypische Substanzen, wie z. B. Clozapin (Leponex) oder Sertindol (Serdolect) die mesolimbischen Bahnen (A_{10}), die mit der antipsychotischen Wirkung in Verbindung gebracht werden, stärker blockieren als die nigrostriatalen Bahnen (A_9), die mit den extrapyramidalmotorischen Nebenwirkungen assoziiert sind (Bunney u. Grace 1978; Chiodo u. Bunney 1985; Hand et al. 1987; Skarsfeldt 1988; Todorova u. Dimpfel 1994; White u. Wang 1983)? In beiden Fällen handelt es sich doch um D_2-Rezeptoren – wie können diese selektiv blockiert werden?

Ergebnis der Diskussion: Es gibt drei Möglichkeiten. Das nigrostriatale System hat die höchste Neuronendichte; dort wird am meisten Dopamin freigesetzt. Die Interaktion zwischen Antagonisten und Agonisten ist dort am ausgeprägtesten. Eine Erklärung wäre, daß relativ schwache Antagonisten, wie z. B. Clozapin und Remoxiprid, im nigrostriatalen System wieder vom Rezeptor verdrängt werden, während sie im mesolimbischen System weiter antagonistisch wirken. Eine weitere Erklärung wäre, daß der D_3-Rezeptor eine Rolle bei der Arealspezifität spielt. Eine dritte Möglichkeit wäre, daß in den A_{10}- und A_9-Regionen Subtypen des D_2-Rezeptors existieren, die wir noch nicht kennen.

Literatur

Bunney BS, Grace AA (1978) Acute and chronic haloperidol treatment: comparison of effects on nigral dopaminergic cell activity. Life Sci 23(16):1715–1727

Chiodo LA, Bunney BS (1985) Possible mechanisms by which repeated clozapine administration differentially affects the activity of two subpopulations of midbrain dopamine neurons. J Neurosci 5(9):2539–2544

Hand TH, Hu XT, Wang RY (1987) Differential effects of acute clozapine and haloperidol on the activity of ventral tegmental (A10) and nigrostriatal (A9) dopamine neurons. Brain Res 415(2):257–269

Skarsfeldt T (1988) Differential effects after repeated treatment with haloperidol, clozapine, thioridazine and tefludazine on SNC and VTA dopamine neurones in rats. Life Sci 42(10):1037–1044

Todorova A, Dimpfel W (1994) Multiunit activity from the A9 and A10 areas in rats following chronic treatment with different neuroleptic drugs. Eur Neuropsychopharmacol 4(4):491–501

White FJ, Wang RY (1983) Differential effects of classical and atypical antipsychotic drugs on A9 and A10 dopamine neurons. Science 221(4615):1054–1057

Rezeptorbindungen beim Menschen und deren Relevanz für die Pathomorphologie der Schizophrenien

P. Falkai, K. Vogeley und B. Bogerts*

Einleitung

Die Wirksamkeit der Neuroleptika beim Menschen wird nach unserem heutigen Kenntnisstand auf eine Interaktion mit verschiedenen Rezeptoren zurückgeführt. Hierbei scheint die D_2-Rezeptorfamilie die größte Bedeutung zu haben, auch wenn unklar ist, welchen Anteil die Blockade des dopaminergen Systems an der Wirkung von Neuroleptika hat. Positronen-Emissions-tomographische Befunde beim Menschen und tierexperimentelle Daten zeigen, daß die Dopaminrezeptoren im Bereich limbischer Strukturen für die antipsychotische Wirksamkeit von Neuroleptika verantwortlich sind. Rezeptoren im Bereich des nigrostriatalen Systems hingegen sind eher als Mediatoren der extrapyramidal-motorischen Nebenwirkungen anzusehen. Weitgehend ungeklärt ist, warum atypische Neuroleptika, wie z. B. Clozapin, anscheinend selektiv auf Dopaminrezeptoren limbischer Strukturen wirken und weniger mit dem nigrostriatalen System in Interaktion treten. Abgewichen wurde in den letzten Jahren von der Theorie, daß nur ein Transmittersystem, wie z. B. das dopaminerge System, entscheidend für die Pathophysiologie schizophrener Psychosen ist und somit die entscheidende Grundlage für die Wirksamkeit der Neuroleptika darstellt. Vielmehr geht man davon aus, daß die Interaktion zwischen verschiedenen Transmittersystemen, so z. B. zwischen dopaminergem und serotonergem System, gestört ist und wiederhergestellt werden muß. Aufgrund dessen wirken die neueren atypischen Substanzen nicht mehr selektiv auf ein Transmittersystem, sondern auf verschiedene Systeme, wie z. B. das serotonerge, dopaminerge oder muskarinerge System. Eine gute Übersicht über die Verteilung des dopaminergen bzw. serotonergen Systems beim Menschen und die Relevanz dieser Transmittersysteme für die Pathophysiologie schizophrener Psychosen sind bei Sedvall u. Farde (1995) hervorragend zusammengefaßt. Aus dieser Übersichtsarbeit wird deutlich, daß besonders atypische Neuroleptika nicht nur an subkortikalen Strukturen angreifen, sondern diffus auch kortikale Regionen mit einbeziehen. Nachdem sich in den letzten Jahren morphometrische Post-mortem-Studien aus methodischen Gründen vor allen Dingen tiefen Hirnstrukturen wie der Hippocampusformation zugewandt haben, gibt es aktuell eine Reihe interessanter Befunde im Bereich des Kortex, auf die im folgenden detailliert eingegangen werden soll.

* Unterstützt durch die Theodor and Vada Stanley Foundation.

Pathomorphologische Veränderungen bei schizophrenen Psychosen: Stand des Wissens

Seit Ende der 70er Jahre bis heute wurden ca. 70 morphometrische Post-mortem-Studien publiziert, die eine Reihe pathomorphologischer Veränderungen in unterschiedlichsten Hirnregionen beschreiben. Im wesentlichen können solche pathomorphologischen Abnormalitäten in folgende Gruppen unterteilt werden (Falkai u. Bogerts 1995):

- Verminderung des Gesamthirnvolumens und der Gesamthirnlänge
- Diskrete Erweiterung des Ventrikelsystems, hier insbesondere der Seitenventrikel und der Unterhörner
- Neuronenverluste und diskrete Hirnentwicklungsstörungen, schwerpunktmäßig im Temporallappen sowie Thalamus
- Verminderte zerebrale Asymmetrie insbesondere im Bereich des frontalen und okzipitalen Kortex

Die Veränderungen sind in aller Regel subtil, und die quantitativen Unterschiede zwischen schizophrenen Patienten und Kontrollpersonen liegen zwischen 15 und 20%. Solche geringen Differenzen gehen häufig in der normalen Variabilität der menschlichen Neuroanatomie verloren, weswegen eine hohe Meßgenauigkeit und ausreichend große Fallzahlen notwendig sind, um Unterschiede reliabel zu erfassen. Diese Probleme sowie die Schwierigkeit, einzelne Brodmann-Areale reliabel gegeneinander abzugrenzen, führten in den vergangenen Jahren dazu, daß kortikale Regionen quantitativ nicht untersucht wurden. Erst der Einsatz neuester Quantifikationsmethoden wie der Stereologie, führte in letzter Zeit zu reliablen Ergebnissen. So beschrieben Selemon et al. (1995) eine Erhöhung der Zelldichte bei unverändertem Cortexvolumen im Bereich der Brodmann-Area 9. Dies wurde interpretiert als Folge von Veränderungen im Interzellularraum, möglicherweise als Konsequenz einer Aktivitätshypotrophie temporofrontaler Verbindungen. Im folgenden werden einige Daten zur Brodmann-Area 10 dargestellt, die die größte zytoarchitektonisch abgrenzbare Einheit des dorsolateralen präfrontalen Kortex beim Menschen ausmacht. In Abb. 1 ist die Ausdehnung des gesamten dorsolateralen präfrontalen Kortex mit Brodmann-Area 9, 10 und 46 dargestellt.

Untersuchung des Volumens, der Zytoarchitektonik und Synapsendichte in Brodmann-Area 10 bei Schizophrenen und Kontrollpersonen

Bei 25 schizophrenen Patienten und 23 alters- und geschlechtsangepaßten neuropsychiatrisch unauffälligen Kontrollen wurde post mortem im präfrontalen Kortex die Brodmann-Area 10 untersucht. Die demographischen Daten der Stichprobe sind aus Tabelle 1 zu entnehmen.

In der vorliegenden Arbeit werden erstmalig volumetrische, zytoarchitektonische Daten zur Synapsendichte für das gleiche Areal dargestellt. Dieser Zu-

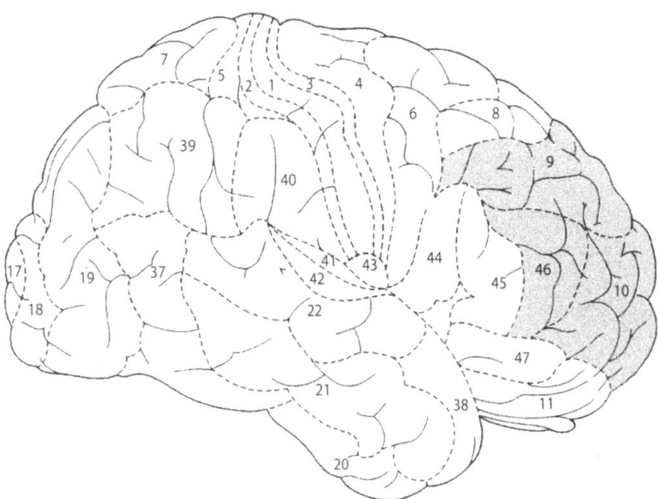

Abb. 1. Ausdehnung des dorsolateralen präfrontalen Kortex, die *Zahlen* entsprechen den Brodmann-Arealen. (Mod. nach Nieuwenhuys et al. 1988)

Tabelle 1. Demographische Daten der untersuchten Gehirne
(*n* Fallzahl; *M* Mittelwert; *S* Standardabweichung)

	Kontrollen			Schizophrene		
	n	M	S	n	M	S
Männlich						
Alter	11	54,2	9,1	11	51,3	5,4
Krankheitsdauer				11	18,6	13,2
Hirngewicht	11	1389	114	11	1406	97
Weiblich						
Alter	12	51,5	13,1	14	55,7	8,2
Krankheitsdauer				14	11,6	12,8
Hirngewicht	12	1252	111	14	1246	114

gang soll exaktere Aussagen über die pathophysiologische Bedeutung neuroanatomischer Veränderungen bei schizophrenen Patienten erlauben. Bisher wurden in den gängigen Untersuchungen nur einzelne Parameter erhoben, so daß eine Korrelation, z. B. zwischen Zytoarchitektonik und Synapsendichte, nicht möglich war.

Tabelle 2. Volumendaten der untersuchten Gehirne. Während sich bei männlichen Schizophrenen eine statistisch signifikante Abnahme des Volumens des Frontallappens zeigt, zeigt sich bei weiblich Schizophrenen dagegen eine statistisch nicht signifikante Tendenz zur Volumenzunahme des Frontallappens. (*n* Fallzahl; *M* Mittelwert; *S* Standardabweichung; *Differenz* Volumen Schizophrene – Volumen Kontrolle; *p* p-Wert in t-Test für unverbundene Stichproben)

	Kontrollen			Schizophrene			Differenz	p
	n	M	S	n	M	S		
Männlich								
Grau links	11	30,3	9,1	11	19,3	10,5	−36%	0,010
Grau rechts	11	28,7	8,3	11	20,0	11,2	−30%	0,042
Weiß links	11	19,6	7,6	11	10,1	8,9	−48%	0,006
Weiß rechts	11	18,6	7,5	11	10,6	8,6	−43%	0,016
Gesamt links	11	50,0	16,4	11	29,4	19,3	−41%	0,007
Gesamt rechts	11	47,3	15,3	11	30,6	19,7	−35%	0,026
Weiblich								
Grau links	12	18,4	7,1	14	20,2	11,1	10%	0,64
Grau rechts	12	19,3	8,8	14	19,8	10,5	3%	0,90
Weiß links	12	9,2	4,9	14	11,7	8,7	27%	0,42
Weiß rechts	12	9,9	6,1	14	11,1	7,5	12%	0,69
Gesamt links	12	27,5	11,8	14	31,8	19,5	16%	0,53
Gesamt rechts	12	29,1	14,7	14	30,8	16,6	6%	0,80

Volumina

Mit Hilfe morphometrischer Methodik (s. Falkai et al. 1995) wurde das Volumen des gesamten präfrontalen Kortex von seiner frontopolaren Ausdehnung bis zum Beginn des Corpus callosum bestimmt. Neben dem Gesamtvolumen wurden auch die Teilvolumina für graue bzw. weiße Substanz gemessen. Es ergab sich eine statistisch signifikante Volumenreduktion des präfrontalen Kortex zwischen 30 und 48% bei männlichen Schizophrenen, wogegen weibliche Patienten eine statistisch nicht signifikante Volumenzunahme aufwiesen. Aufgrund der entgegengesetzten Trends für Männer und Frauen ergab sich keine Differenz in der Multivarianzanalyse für den Faktor Diagnose. Die Volumenreduktion bei männlichen Patienten fand sich gleichgerichtet für die graue und weiße Substanz (s. Tabelle 2).

Die Volumenreduktion (p-Werte zwischen 0,007 und 0,042) war interessanterweise Folge einer signifikanten Längenreduktion bei unveränderter mittlerer Fläche. Bemerkenswert erscheint dieser Befund im Hinblick auf Daten, die eine solche Längenreduktion im Bereich des Planum temporale (Falkai et al. 1995) und für die Gesamthirnlänge (Crow et al. 1989) bestätigen. Losgelöst von diesem Effekt scheinen Gyrifizierungsstörungen aufzutreten, wie sie für das gleiche Kollektiv isoliert bei männlichen schizophrenen Patienten rechts frontal gezeigt werden können (Vogeley et al. 1998, in Vorbereitung).

Zytoarchitektonik

Das für die vorliegende Untersuchung zur Verfügung stehende Hirnmaterial erlaubt keine Anwendung stereologischer Quantifizierungsmethodik. Aufgrund dessen wurde eine von Schleicher u. Zilles (1990) eingefügte Quantifizierungsmethode angewandt. Mit Hilfe einer speziellen Silberfärbung wird bildanalytisch die Dichte neuronaler Strukturen bestimmt und in Form einer arealspezifischen Kurve dargestellt. Dieses Vorgehen beseitigt das Problem der mangelnden Reliabilität zytoarchitektonischer Grenzen der Brodmann-Areale. Sie erlaubt nicht die Angabe absoluter Zellzahlen, wie es stereologische Meßmethoden ermöglichen.

In einem vorläufigen Untersuchungsansatz bei 4 schizophrenen Patienten und 4 Kontrollpersonen fand sich eine signifikant verminderte Zelldichte in der rechten Brodmann-Area 10 (p = 0,04). Auch auf der linken Seite ergab sich eine Reduzierung der Zelldichte bei Schizophrenen, die aber statistisch nicht signifikant war. Die physiologische Asymmetrie einer erhöhten Zelldichte rechts zu links frontal war bei schizophrenen Patienten nicht signifikant vermindert. Diese potentiell interessanten Befunde sind aufgrund der kleinen Fallzahl bisher nur als vorläufig anzusehen.

Synapsendichte

Die immunhistochemische Darstellung von synapsenassoziierten Antigenen erlaubt Aussagen über die Konnektivität der Neurone und somit unter Beachtung der Post-mortem-Artefakte Aussagen über die Funktionsfähigkeit des vorliegenden neuronalen Netzwerks. In einer vorläufigen Studie wurde bei schizophrenen Patienten und Kontrollpersonen, nach Quantifizierung der Zytoarchitektonik in angrenzenden Serienschnitten, das präsynaptische Protein SNAP 25 immunhistochemisch dargestellt. Mit Hilfe einer automatisierten Bildanalyse wurde in bereits zytoarchitektonisch definierten Bereichen (s. Abb. 2) durch Grauwertanalyse die Dichte der immunhistochemisch positiven Granulae in Brodmann-Area 10 dargestellt. Es ergab sich eine diskrete Erhöhung der Synapsendichte bei schizophrenen Patienten im Vergleich zu gesunden Kontrollen (Abb. 3).

Diskussion

Unter den 3 oben dargestellten methodischen Ansätzen sind bisher nur die Volumendaten als statistisch reliabel anzusehen. Selbstverständlich wäre eine größere Fallzahl auch bei den volumetrischen Daten wünschenswert, aber für die in der Literatur publizierten Post-mortem-Studien weist die vorliegende Untersuchung eine ausreichende Stichprobe auf. Die Daten zur Zytoarchitektonik und Synapsendichte sind als vorläufig anzusehen, weswegen auf eine genaue Inter-

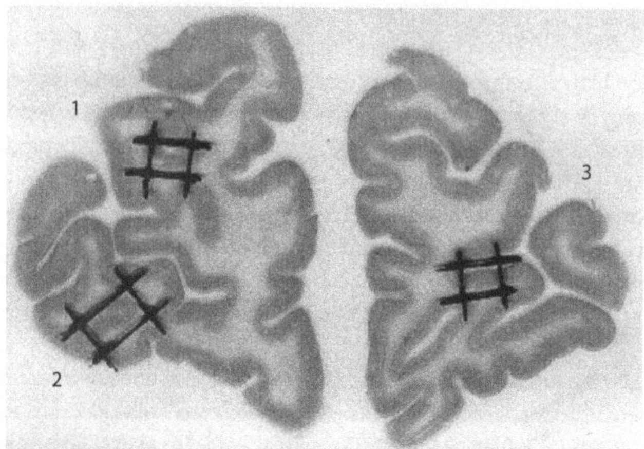

Abb. 2. Frontalhirnschnitt eines schizophrenen Gehirns mit immunhistochemischer Markierung des präsynaptischen Proteins SNAP25. Markiert sind Regions of Interest (ROIs), die nach zytoarchitektonischen Kriterien an benachbarten Serienschnitten definierbar sind. Mit automatisierten Bildanalyseverfahren kann die optische Dichte bestimmt werden, die einen Rückschluß auf den Gehalt des Antigens zuläßt

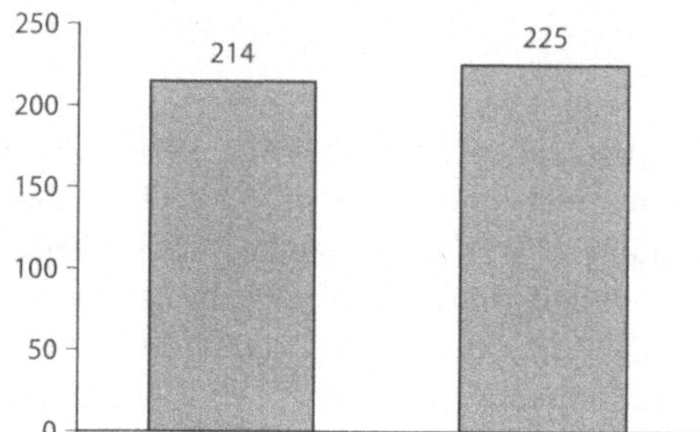

Abb. 3. Vorläufige Daten zur Synapsendichte an Kontrollgehirnen und Schizophreniegehirnen. Die relative Dichte ist auf der Hochwertachse in Grauwerten angegeben (256 Grauwertstufen von 0–255, *0* entspricht Dunkelfeld, *255* entspricht Hellfeld). Es zeigt sich eine Zunahme der optischen Dichte, d. h. des synaptischen Antigens bei Schizophrenen mit einem relativen Grauwert von 214 (*links*, n = 5) gegenüber Kontrollen mit einem relativen Grauwert von 225 (*rechts*, n = 2)

korrelation zwischen den einzelnen Datensätzen bisher verzichtet werden muß. Faßt man orientierend die vorläufigen Daten zusammen, so ergibt sich für schizophrene Patienten bei fehlender Volumenreduktion in der Gesamtgruppe Schizophrener eine verminderte Zelldichte rechts frontal bei einer Erhöhung der Synapsendichte. Auffällig an den Volumendaten ist der gegensätzliche Trend für männliche und weibliche Patienten. Die Bedeutung der Volumenreduktion bei den männlichen Schizophrenen, die eine Folge der verminderten Länge des

Frontallappens ist, ist noch unklar. Sie ist ätiopathogenetisch am ehesten als Folge einer Hirnentwicklungsstörung zu werten, da das Längenwachstum mit der Geburt weitgehend abgeschlossen ist. Die Verminderung der Zelldichte ist wahrscheinlich auf eine gestörte Zellmigration im Rahmen der normalen Hirnentwicklung zurückzuführen. Die Zellmigration im menschlichen Neokortex findet schwerpunktmäßig im 2. Trimenon statt und ist mit der Geburt weitgehend abgeschlossen. Das heißt, eine reduzierte Zelldichte in verschiedenen Schichten des Neokortex zeigt ätiopathogenetisch ebenfalls eine gestörte Hirnentwicklung an. Für die Brodmann-Area 10 liegen z. Z. noch keine Gliazellzahlen vor, wobei in anderen Hirnregionen extensive Messungen diesbezüglich erfolgten und keine Erhöhung der Gliazellzahlen, d. h. keine Gliose, gefunden werden konnte. Damit wird die Hypothese einer frühen, neuroembryologischen Störung weiter gestützt. Eine Erhöhung der Synapsendichte bei verringerter Zelldichte des zentralen Nervensystems kann als gegenläufige Kompensation interpretiert werden, die einer Aufrechterhaltung der gestörten Konnektivität dienen könnte. Die vorliegende kleine Fallzahl sollte aber hier nicht zu weiteren Spekulationen anregen.

Im folgenden soll die funktionelle Bedeutung des präfrontalen Kortex für die Schizophrenie skizziert werden. Klinisch kann die schizophrene Symptomatologie nach Liddle (1987) in 3 Syndrome unterteilt werden: veränderte Realität (Halluzinationen, Wahnwahrnehmungen), psychomotorische Armut (verarmte Sprache, flacher Affekt, Antriebsarmut) und Desorganisation (inkohärente Sprache, Inkongruenz des Affekts). Funktionell kann schizophrene Symptomatologie als die Folge eines gestörten „Self-monitoring" (Frith 1993, 1995) interpretiert werden. So beinhaltet „Self-monitoring" etwa die Fähigkeit zur genauen Unterscheidung zwischen der Integrität der eigenen Person und der nicht personengebundenen Umgebung. Personengebundene Wahrnehmungen, wie Gedanken, können als fremd und nicht personengebunden wahrgenommen werden, falls dieser Prozeß des „Self-monitoring" gestört ist. Anatomische, elektrophysiologische und neuropsychologisch-bildgebende Daten legen nahe, daß dieses Konstrukt des Selbsterlebens durch die Funktionsfähigkeit des präfrontalen Kortex ermöglicht wird. Der präfrontale Kortex umfaßt die Brodmann-Areale 9, 10 und 46 und gehört zu den heteromodalen Assoziationskortizes, die Informationen von unimodalen sensorischen Assoziationskortizes integrieren. Nach einer funktionellen Trennung des Informationsflusses erfolgt eine Reintegration der Informationsströme im präfrontalen Kortex, z. B. der „Was"- und „Wo"-Ströme im Rahmen der visuellen Informationsverarbeitung (Rao et al. 1997). Der präfrontale Kortex erhält Afferenzen von allen unimodalen Assoziationskortizes, ohne selbst primäre Projektionsgebiete zu enthalten. Weiterhin ist zu betonen, daß der präfrontale Kortex ein wichtiger Bestandteil des limbischen Systems ist. Eine Integration von Raum und Zeit ist am ehesten möglich in einem dynamischen, breit angelegten neuronalen Netzwerk, welches sich der Oszillationsphänomene bedient, um benachbarte Prozesse in verschiedenen kortikalen Arealen zusammenzuführen. Bekannte neuropsychologische Testansätze verwenden sog. „Delayed-Response-Tasks", in welchen eine Reaktion auf einen Stimulus nach einer Verzögerung erwartet wird (Fuster 1991). Läsionen im präfrontalen Kortex korrelieren mit schlechten Ergebnissen bei solchen Aufgabenstellungen bei Primaten (Goldman-Rakic 1987) und bei Menschen (Verin et al. 1994). Diese Verfügbarkeit einer integrativen Datenbasis „on-line" bezeichnet man auch als Arbeitsgedächtnis oder Working memory (Goldman-Rakic 1987, 1994). Es ist verantwortlich für die vorübergehende Speicherung relevanter Informationen zu einem Objekt oder Ereignis, das nicht Teil des aktuellen Geschehens ist. Aus diesem Grunde erscheint der präfrontale Kortex als höchstrangiges Assoziationsareal, in dem sensorische und motorische Informationen integriert werden, die zentral sind für die Organisation von Verhalten. Diese Überlegungen münden in ein Konzept einer einheitlichen Repräsentationsmatrix für ein supramodales Weltmodell und die Metarepräsentation des Menschen.

Zusammenfassung

Die vorliegenden Befunde deuten auf eine hirnentwicklungsbedingte Störung der Morphologie des Frontallappens bei schizophrenen Patienten hin. Auffällig ist eine bilateral verminderte Länge des Frontallappens bei männlichen Patienten sowie geschlechtsunabhängig eine verminderte Zelldichte bei erhöhter Synapsendichte. Der präfrontale Kortex ist ein wichtiges neokortikales Teilgebiet des sog. limbischen Systems und stellt wahrscheinlich einen wichtigen Integrator eines neuronalen Netzwerkes dar, welches funktionell das Selbst eines Menschen ausmacht. Störungen des Selbstkonzeptes können schizophrene Symptome erzeugen.

Literatur

Crow TJ, Ball J, Bloom SR et al. (1989) Schizophrenia as an anomaly of development of cerebral asymmetry. Arch Gen Psychiatry 46:1145–1150

Falkai P, Bogerts B (1995) The neuropathology of schizophrenia. In: Hirsch SR, Weinberger DR (eds) Schizophrenia, chapt 15. Blackwell Sciences, Oxford, pp 275–292

Falkai P, Bogerts B, Schneider Th et al. (1995) Disturbed planum temporale asymmetry in schizophrenia. A quantitative post-mortem-study. Schizophrenia Res 14:161–176

Frith CD (1993) The cognitive neuropsychology of schizophrenia. Lea & Febiger, Baltimore

Frith CD (1995) The cognitive abnormalities underlying the symptomatology and the disability of patients with schizophrenia. Int J Psychopharmacol 10 (Suppl 3):87–98

Fuster JM (1991) The prefrontal cortex and its relation to behavior. Prog Brain Res 87:201–211

Goldman-Rakic PS (1987) Circuitry of primate prefrontal cortex and regulation of behavior by representational momory. In: Plum F, Mountcastle U (eds) Handbook of physiology, vol 5. American Physiological Society, Washington, pp 373–417

Goldman-Rakic PS (1994) Working memory dyfunction in schizophrenia. J Neuropsychiatry Clin Neurosci 6(4):348–357

Liddle PF (1987) The symptoms of chronic schizophrenia: a re-examination of the positive-negative dichotomy. Br J Psychiatry 151:145–151

Nieuwenhuys R, Voogd J, van Huijzen C (1988) The human central nervous system. A synopsis and atlas. Springer, Berlin Heidelberg New York Tokyo

Rao SC, Rainer G, Miller EK (1997) Integration of what and where in the primate prefrontal cortex. Science 276:821–824

Schleicher A, Zilles K (1990) A quantitative approach to cytoarchitectonics: analysis of structural inhomogeneities in nervous tissue using an image analyser. J Microsc 157:367–381

Sedvall G, Farde L (1995) Chemical brain anatomy in schizophrenia. Lancet 346:743–749

Selemon LD, Rajkowska G, Goldman-Rakic PS (1995) Abnormally high neuronal density in the schizophrenic cortex. Arch Gen Psychiatry 52:805–818

Verin M, Partiot A, Pillion B, Malapani C, Agid Y, Dubois B (1994) Delayed response tasks and prefrontal lesions in man – evidence for self generated patterns of behaviour with poor environmental modulation. Neuropsychologia 31(12):1379–1396

Vogeley K, Schneider-Axmann T, Tepest R, Pfeiffer U, Bogerts B, Falkai P (to be published) Volumetry and gyrification of the frontal lobe in schizophrenics. A morphometric post-mortem study

Pharmakogenetische Determination
der therapeutischen Wirkungen von Clozapin

W. Maier und M. Rietschel

Trotz der sicher belegten Wirksamkeit der Neuroleptika zeigt keine der spezifischen Substanzen den erwünschten therapeutischen Erfolg in dem gewünschten Umfang: Es respondiert jeweils nur ein Teil der psychotisch Kranken, der therapeutische Effekt führt häufig nicht zur Remission, und oft treten unerwünschte Nebenwirkungen auf, die sogar zum Absetzen der Medikation zwingen können. In einer solchen Situation wären substanzspezifische Prädiktoren der therapeutischen Wirkung zum Zwecke der Optimierung der antipsychotischen Behandlung sehr hilfreich. Die bisherigen Untersuchungen zur Prädiktion des Therapieeffekts konnten aber keine sicheren Indikatoren extrahieren.

Mit der in den letzten Jahren entwickelten Möglichkeit, Varianten von Genen zu identifizieren, die für die Pathophysiologie der Schizophrenie relevant oder jedenfalls von hypothetischer Relevanz sind, ist ein neues Feld potentieller Prädiktoren zugänglich geworden, die nun Gegenstand von Evaluationsstudien werden können. Die mögliche prädiktive Valenz von genetischen Faktoren für das Ansprechen auf antipsychotische Therapie wird durch zwei Beobachtungen nahegelegt:

1. Die breite interindividuelle Variation der therapeutischen Effekte bei gleichzeitiger relativ geringer intraindividueller Variation könnte auf überdauernde, konstitutionell begründete Determinanten hinweisen.
2. In Familien mit mehrfachen Erkrankungsfällen liegen einige Hinweise auf Ähnlichkeiten im Ansprechen auf Neuroleptika vor (z. B. Cole et al. 1966); allerdings blieben solche Befunde nicht unwidersprochen (z. B. Nimgaonkar et al. 1988).

Die Suche nach genetischen Determinanten orientiert sich an sog. Kandidatengenen, also Genen, die Proteine exprimieren, die für die Erkrankung von pathophysiologischer Relevanz und folglich auch für das Therapieansprechen von besonderer Bedeutung sein können. Insbesondere sind dabei solche Rezeptoren von Interesse, an denen die Wirksubstanzen binden. Eine weitere Voraussetzung zur Bestimmung des Einflusses genetischer Determinanten ist, daß das entsprechende Gen in verschiedenen Varianten vorliegt, wobei insbesondere solche genetischen Varianten von Belang sind, bei denen der genetischen Variation eine funktionelle Variation entspricht. Es sind derzeit insbesondere zwei Möglichkeiten bekannt:

1. Eine Variation in der Nukleinsäuresequenz drückt sich in einer veränderten Aminosäurensequenz des exprimierten Proteins bzw. Rezeptors aus, wodurch u. U. ein unterschiedliches Bindungsverhalten von Liganden resultieren kann;
2. Sequenzänderungen in regulatorischen Einheiten (z. B. Promotoren), die eine unterschiedliche Genexpression zur Folge haben.

Aber auch Assoziationen mit genetischen Polymorphismen, die nicht exprimiert werden, die stumm bleiben (Variation der Nukleinsäuresequenz entspricht keiner Variation der Aminosäurensequenz) oder die keine erkennbare funktionelle Konsequenz haben, können prädiktiv sein; sie können nämlich mit benachbarten Polymorphismen, die funktionelle Konsequenzen haben, in Kopplungsungleichgewicht stehen.

Es werden also Responder mit Non-Respondern auf ein bestimmtes Neuroleptikum nach der Häufigkeit von genetischen Varianten verglichen: Dabei sind entweder Allelhäufigkeiten zwischen den beiden Gruppen oder Genotyphäufigkeiten zu vergleichen.

Diese Forschungsstrategie wurde bislang insbesondere auf Clozapin angewandt. Ein Grund hierfür ist, daß mehrere Patientenstichproben zur Verfügung standen, die über längere Zeit mit Clozapin behandelt und bezüglich des therapeutischen Ansprechens klassifiziert wurden. Die neu entstandene Möglichkeit zur Identifikation genetischer Varianten von Kandidatengenen wurde dann in diesen Stichproben zur Suche nach Prädiktoren für das Therapieansprechen angewandt.

Im Hinblick auf das spezielle Rezeptorbindungsprofil des Clozapins, welches neben einer hohen Affinität zum Dopamin-D_4-Rezeptor auch stark an serotonerge Rezeptoren bindet, wurde diese Strategie zunächst bei den folgenden drei Kandidatengenen angewandt, die sämtlich G-Protein-gebundene Proteine exprimieren. Alle diese Rezeptoren zeigen 7 Transmembranbereiche, ein N-terminales und ein C-terminales zytoplastisches Ende (Abb. 1).

Dopaminrezeptorgene (insbesondere D_4-Rezeptorgen)

Begründung für die Relevanz von D_4-Rezeptorgen für die Schizophrenie und die Clozapinwirkung:

1. Im Striatum findet sich aufgrund von Post-mortem-Untersuchungen bei Schizophrenen eine erhöhte Rezeptordichte (Seeman et al. 1993); dieser Befund konnte aber nicht von allen Untersuchungsgruppen repliziert werden (Reynolds u. Mason 1994).
2. Der Dopaminrezeptor D_4 zeigt insbesondere in solchen Hirnarealen eine hohe Dichte, die für die Pathophysiologie der Schizophrenie von besonderer Bedeutung sind (frontaler Kortex und Amygdala) (Van Tol et al. 1991).
3. Neuroleptika, die insbesondere die Negativsymptomatik günstig beeinflussen (v. a. Clozapin), zeigen eine stärkere Bindung zum D_4-Rezeptor als andere, typische Neuroleptika, die einen weniger deutlichen Effekt auf die Negativsymptomatik haben.

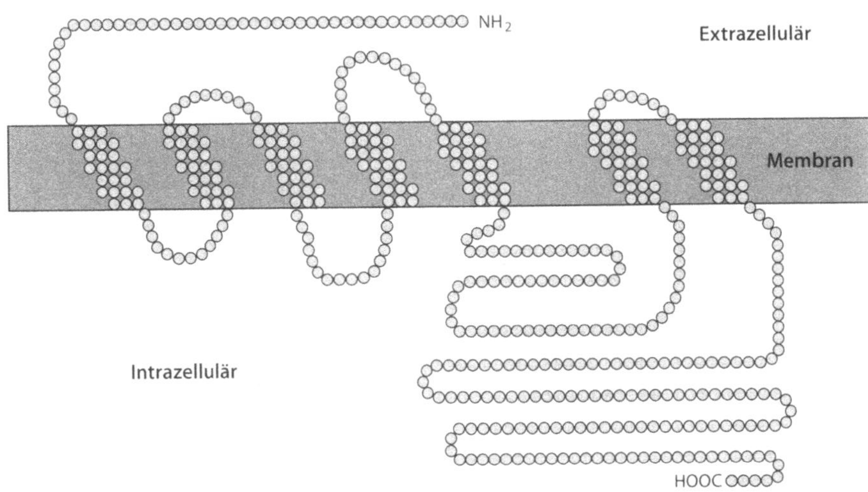

Abb. 1. Struktur G-Protein-gekoppelter Rezeptoren

Serotoninrezeptor 5-HT$_{2A}$

Folgende Befunde sprechen für eine besondere Bedeutung dieses Rezeptors für die Schizophrenie und die Clozapinwirkung:

1. In Post-mortem-Untersuchungen bei schizophrenen Patienten konnte eine Reduktion der Rezeptordichte zusammen mit einer Reduktion der Messenger-RNA für das Rezeptorgen im frontalen Kortex gefunden werden (Burnet u. Harrison 1995).
2. Dieser Rezeptor zeigt in solchen Hirnregionen eine hohe Dichte, die für die Schizophrenie von pathophysiologischer Bedeutung sind (frontaler Kortex).
3. 5-HT$_{2A}$-Agonisten (wie z. B. Ecstasy) können Pseudohalluzinationen und andere psychotische Symptome induzieren (McDowell u. Kleber 1994).
4. Clozapin und andere Neuroleptika, die bevorzugt Negativsymptomatik günstig beeinflussen, binden an den 5-HT$_{2A}$-Rezeptor stärker als andere Neuroleptika; ebenso bindet Clozapin an diesen Rezeptor stärker als an anderen Rezeptoren, die ebenfalls für die therapeutische Wirkung relevant sein können (z. B. D$_2$-, D$_4$-, 5-HT$_{2C}$-Rezeptoren) (Meltzer 1994).
5. In einigen Stichproben unverwandter schizophrener Patienten wurde im Vergleich zu Kollektiven unabhängiger Kontrollen eine höhere Häufigkeit für eine allelische Variante des 5-HT$_{2A}$-Rezeptorgens gefunden (Williams et al. 1996); diese Assoziation ist allerdings nur schwach ausgeprägt, so daß sie nicht regelmäßig nachvollzogen werden konnte (z. B. Verga et al. 1997).

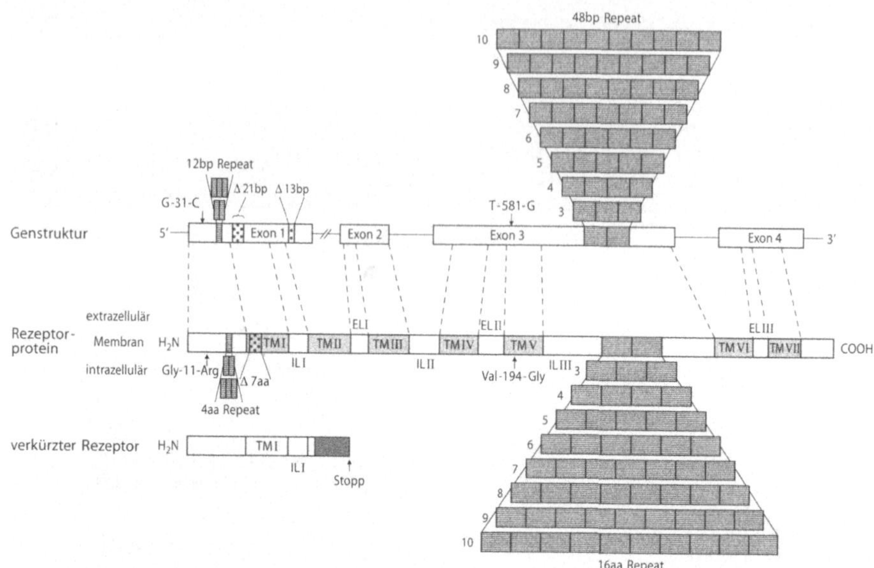

Abb. 2. Genetische Varianten des Dopamin-D₄-Rezeptors. (Aus Propping u. Nöthen 1995)

Serotoninrezeptor 5-HT$_{2C}$

Dieser Rezeptor ist aus folgenden Gründen für die Schizophrenie bzw. die Clozapinwirkung von möglicher Relevanz:

1. Der Rezeptor zeigt in solchen Hirnarealen eine besonders hohe Dichte, die für die Pathophysiologie der Schizophrenie wahrscheinlich von Bedeutung sind: frontaler Kortex, limbisches System und Mittelhirn.
2. Clozapin und andere Neuroleptika, die die Negativsymptomatik günstig beeinflussen, binden stärker an diesen Rezeptor als typische Neuroleptika.

Die Gene, die *diese drei Rezeptoren* exprimieren, weisen sämtlich mindestens einen genetischen Polymorphismus auf. Weitere Kandidatengene, die Rezeptoren exprimieren, die für die Wirkung von Clozapin von möglicher Relevanz sind (z. B. D₃-Rezeptorgene), sind bislang in geringerem Umfang bzw. nicht untersucht worden und bleiben deshalb im weiteren unbeachtet.

Unter den genetischen Polymorphismen für den D₄-Rezeptor (Abb. 2) ist insbesondere der im dritten Exon lokalisierte 48-Basenpaar-Repeat von Interesse; ein Repeat stellt dabei eine variable Anzahl von Wiederholungen der Basenpaarsequenz dar (hier zwischen 1 und 9 variierend); der 48-Basenpaar-Repeat hat eine analoge Zahl von Wiederholungen der 16-Aminosäurensequenz im Genprodukt (Rezeptor) zur Folge. Eine mögliche pathophysiologische bzw. therapeutische Relevanz dieses in der dritten zytoplasmatischen Schleife gelegenen Aminosäuren-Repeats des Rezeptors wird durch ein differenzielles Bindungsverhalten von Clozapin nahegelegt: Liegt die 16-Aminosäurensequenz in 7 Wiederholungen vor, so ist in vitro die Bindungsstärke von Clozapin unter bestimmten Bedingungen teilweise um den Faktor 10 stärker als bei anderen Wiederholungsanzahlen (Van Tol et al. 1991).

Beim 5-HT$_{2A}$-Rezeptorgen werden zwei der genetischen Polymorphismen exprimiert und haben einen Aminosäurenaustausch im Rezeptor zur Folge: In der Position 25 am N-terminalen extrazellulären Ende der Aminosäurensequenz wird die Aminosäure Threosin (Thr) durch die Aminosäure Asparagin (Asn) ersetzt; in der Position 452 im zytoplasmatischen Ende der Aminosäurensequenz wird die Aminosäure Histidin (His) gegen die Aminosäure Tyrosin (Tyr) vertauscht. Daneben ist in der Position 102 eine stumme Mutation T (Thymin) nach C (Cytosin), die keine Veränderung der Aminosäurensequenz zur Folge hat. Diese stumme Mutation ist in Assoziationsstudien mit dem Auftreten der Schizophrenie assoziiert (Williams et al. 1996); diese Mutation steht in Kopplungsungleichgewicht mit einer funktionell wirksamen Variante im Promotorbereich des 5-HT$_{2A}$-Gens.

Im 5-HT$_{2C}$-Rezeptorgen, welches auf dem langen Arm des Chromosoms X (Xq24) lokalisiert ist, wird eine Mutation beschrieben: Im N-terminalen extrazellulären Ende der Sequenz in der Position 23 trägt die Mutante Serin an Stelle von Cystin (Cys23Ser); diese Mutation ist funktionell relevant: Der Serotoninagonist M-CPP bindet an den mutierten Rezeptor stärker als an den Wildtyp (Goldman et al. 1995).

In den Tabellen 1–3 werden für diese drei Rezeptorpolymorphismen die vorliegenden Arbeiten tabellarisch dargestellt.

Für das D$_4$-Rezeptorgen wird in Tabelle 1 von keiner einzigen positiven Assoziation zwischen einer der Mutationen und der therapeutischen Wirksamkeit von Clozapin berichtet. Gleichwohl wurden alle Studien durch einen Bericht stimuliert, der zunächst ein stärkeres Ansprechen von Clozapin bei den Trägern bestimmter Haplotypen der Variante mit 7facher Wiederholung der 16-Aminosäurensequenz (48-Basenpaar-Repeat) berichtet (Kennedy et al. 1994); diese Variante weist in vitro eine unter bestimmten Bedingungen stärkere Affinität von Clozapin an den D$_4$-Rezeptor auf (Van Tol et al. 1991); dieser Befund wurde allerdings nur als Abstrakt publiziert und hat sich offenbar nicht replizieren lassen.

Für die anderen beiden Serotoninrezeptoren wurden die positiven Befunde jeweils von einer Londoner Arbeitsgruppe, von anderen Arbeitsgruppen nicht bzw. bestenfalls grenzwertig nachvollzogen. Wegen der starken Variation des klinischen Settings zwischen den Studien ist nicht auszuschließen, daß Nicht-Replikationen auf methodische Unterschiede zurückzuführen sind.

So kann insgesamt der Schluß gezogen werden, daß aufgrund der bisherigen Befundlage keine genetischen Prädiktoren für das therapeutische Ansprechen auf Clozapin sicher extrahierbar waren. Dieses enttäuschende Ergebnis sollte aber die Suche nach genetischen Determinanten des therapeutischen Anspre-

Tabelle 1. Dopaminrezeptor-D_4-Polymorphismen als Prädiktoren der Clozapin-Response

Autoren	Geprüfte Polymorphismen	Anzahl Patienten	Behandlungsdauer	Erfolgskriterium	Resultate
Shaikh et al. 1993	Exon 3 (48 bp repeat)	41 Responder 23 Non-Responder	>2 Monate	GAS >20 Punkte Besserung	Keine Assoziation
Rao et al. 1994	Exon 3 (48 bp repeat)	19 Responder 10 Non-Responder (im Vergleich zu vorgeschalteter Placebobedingung)	≥15 Wochen nach Vorbehandlung	BPRS >20% Besserung im Vergleich zu Placebo	Keine Assoziation
Shaikh et al. 1995	Exon 3 (48 bp repeat)	147 Europäer, 42 Chinesen; davon 70 Responder (insgesamt)	≥3 Monate	GAS >20 Punkte Besserung oder GAS-Differenzscore (prä minus post)	Keine Assoziation
Rietschel et al. 1996	Exon 1 (12 bp repeat) Exon 1 (13 bp deletion) Exon 1 (Gly11Arg substitution) Exon 3 (48 bp repeat)	77 Responder 72 Non-Responder	>4, 8, 12 Wochen	Globale Responseskala (4 Stufen) – retrospektiv	Keine Assoziation mit Response oder Nebenwirkungen
Kohn et al. 1997	Exon 1 (12 bp repeat) Exon 3 (48 bp repeat)	46 Responder 27 Non-Responder	?	Globale Responseskala (3 Stufen) – retrospektiv	Keine Assoziation (auch nicht zu ethnisch definierten Subgruppen)

Tabelle 2. 5-HT$_{2A}$-Polymorphismen als Prädiktoren der Clozapin-Response

Autoren	Geprüfte Polymorphismen	Anzahl Patienten	Behandlungsdauer	Erfolgskriterium	Resultate
Arranz et al. 1995	102-T/C	92 Responder 57 Non-Responder	>3 Monate	GAS >20 Punkte Besserung	C-102-Allelfrequenz häufiger (p = 0,0016) bei Non-Respondern
Masellis et al. 1995	102-T/C	72 Responder 54 Non-Responder	>6 Monate	BPRS >20% Reduktion	C-102-Allelfrequenz grenzwertig (p = 0,06) signifikant
Nöthen et al. 1995	102-T/C His452Tyr 25-Thr/Asn	73 Responder 73 Non-Responder	>4 Wochen	Globale Besserungsskala (4 Stufen)	Keine Assoziation
Arranz et al. 1996	His452Tyr	99 Responder 54 Non-Responder	>3 Monate	GAS >20 Punkte Besserung	452Tyr-Allelfrequenz häufiger (p = 0,02) bei Non-Respondern
Malhotra et al. 1996a	102-T/C 452-His/Try 447-Ab/Val	21 Responder 49 Non-Responder	>4 Wochen	BPRS >20% Reduktion	Keine Assoziation

Tabelle 3. 5-HT$_{2C}$-Polymorphismen als Prädiktoren der Clozapin-Response

Autoren	Geprüfte Polymorphismen	Anzahl Patienten	Behandlungsdauer	Erfolgskriterium	Resultate
Sodhi et al. 1995	23-Cys/Ser	92 Responder 57 Non-Responder	>3 Monate	GAS >20 Punkte Besserung	Ser-Allel häufiger (p = 0,005) bei Respondern
Malhotra et al. 1996b	23-Cys/Ser	21 Responder 49 Non-Responder	>4 Wochen	BPRS >20% Reduktion im Vergleich zu Placebo	Keine Assoziation
Rietschel et al. 1997	23-Cys/Ser	78 Responder 74 Non-Responder	>4, 8, 12 Wochen	Globale Beurteilung (4 Stufen)	Keine Assoziation

chens auf spezifische Psychopharmaka nicht demotivieren. Die Anzahl der geprüften Kandidatengene ist im Vergleich zu der Anzahl der möglichen Kandidatengene gering. Allerdings sollte die zukünftige Forschung in diesem Bereich einige methodische Schwierigkeiten beachten, die sich in den in Tabelle 1–3 dargestellten Arbeiten in besonderem Maße gezeigt haben:

1. Beurteilung des Therapieeffektes. Die verschiedenen Studien variieren erheblich bezüglich der Feststellung des Therapieeffektes: Die Response wurde in einigen Studien durch Anwendung von globalen Veränderungsscores, die nicht über spezifische Symptomscores ermittelt werden, beurteilt, in anderen Studien durch Differenzbildung zwischen Anfangs- und Endmessungen auf spezifischen Symptomskalen; die Dauer der Studien variiert erheblich zwischen wenigen Wochen und vielen Monaten, wobei es noch eine erhebliche Variation der individuellen Therapiedauer innerhalb der einzelnen Stichproben gibt. Einige Stichproben sind zudem retrospektiv aufgrund von früheren Behandlungen von Clozapin zusammengestellt, wobei der Therapieeffekt retrospektiv aufgrund der Krankenakten ohne Zuhilfenahme standardisierter Beurteilungsinstrumente zum Zeitpunkt der Anwendung von Clozapin ermittelt wurde.
2. Die Dosierung variierte erheblich, und in vielen Studien ist nicht garantiert, daß die optimale Dosis der Substanz angewandt wurde.
3. Die Anwendung von Clozapin erfolgte in der Regel nach Nichtansprechen auf die antipsychotische Therapie mit typischen Neuroleptika; die Non-Response auf andere Medikation wird in den verschiedenen Studien nicht einheitlich gehandhabt und dürfte auch erheblich zwischen den Studien variieren. Folglich ist die Vergleichbarkeit der Stichproben fraglich.

Aufgrund einer solchen methodischen Variation innerhalb und zwischen den Studien sind inkonsistente Ergebnisse, wie sie z. B. bezüglich der prädiktiven Valenz der Serotoninrezeptorgene beobachtet wurden, keine Überraschung. Wünschenswert ist also für zukünftige Prädiktionsstudien eine bessere Definition der Stichproben und des Erfolgskriteriums sowie eine Optimierung der Therapie bezüglich Dosis und Begleitmedikation. Bei der Prädiktion von Therapieeffekten mit genetischen Faktoren ist es dabei naheliegend, v. a. die therapeutischen Langzeitwirkungen – und weniger die kurzzeitigen Therapieeffekte – als Erfolgskriterium zu wählen; Kurzzeiteffekte variieren nämlich intraindividuell deutlich, während Langzeiteffekte dagegen eine hohe bzw. vollständige intraindividuelle Konstanz aufweisen, was eine genetische Determination a priori wahrscheinlich macht.

Literatur

Arranz M, Collier D, Sodhi M et al. (1995) Association between clozapine response and allelic variation in 5-HT2A receptor gene. Lancet 346:281–282

Arranz MJ, Collier DA, Munro J et al. (1996) Analysis of a structural polymorphism in the 5-HT2A receptor and clinical response to clozapine. Neurosci Lett 217:177–178

Burnet PWJ, Harrison PJ (1995) Genetic variation of the 5-HT$_{2a}$ receptor and response to clozapine. Lancet 346:909

Cole JO, Goldberg SC, David JM (1966) Drugs in the treatment of psychosis: controlled studies. In: Solomon P (ed) Psychiatric drugs. Grune & Stratton, New York, pp 153–180

Goldman D, Lappalainen J, Ozaki N et al. (1995) Natural structural variants of human serotonin receptors. Psychiatr Genet 5 (Suppl 1):S22

Kennedy JL, Petronis A, Macciardi FM, Van Tol HHM, Cola P, Meltzer Y (1994) The D$_4$ dopamine receptor gene, clozapine response, and schizophrenia. Neuropsychopharmacology 10:897S (Abstract)

Kohn Y, Ebstein RP, Heresco-Levy U et al. (1997) Dopamine D4 receptor gene polymorphisms: relation to ethnicity, no association with schizophrenia and response to clozapine in Israeli subjects. Eur Neuropsychopharmacol 7:39–43

Malhotra AK, Goldman D, Ozaki N, Breier A, Buchanan R, Pickar D (1996a) Lack of association between polymorphisms in the 5-HT$_{2A}$ receptor gene and the antipsychotic response to clozapine. Am J Psychiatry 153:1092–1094

Malhotra AK, Goldman D, Ozaki N et al. (1996b) Clozapine response and the 5HT$_{2C}$ Cys$_{23}$Ser polymorphism. Neuroreport 7:2100–2102

Masellis M, Paterson AD, Badri F, Lieberman JA, Meltzer HY, Cavazzoni P, Kennedy JL (1995) Genetic variation of 5-HT2A receptor and response to clozapine. Lancet 346:1108

McDowell DM, Kleber HD (1994) MDMA: Its history and pharmacology. Psychiatr Ann 24:127–130

Meltzer HY (1994) An overview of the mechanism of action of clozapine. J Clin Psychiatry 55 (Suppl B):47–52

Nimgaonkar VL, Wessely S, Tune LE, Murray RM (1988) Response to drugs in schizophrenia: the influence of family history, obstetric complications and ventricular enlargement. Psychol Med 18:583–592

Nöthen MM, Rietschel M, Erdmann J, Oberlander H, Möller H-J, Naber D, Propping P (1995) Genetic variation of the 5-HT2A receptor and response to clozapine. Lancet 346:908–909

Propping P, Nöthen MM (1995) Genetic variation of CNS receptors – a new perspective for pharmacogenetics. Pharmacogenetics 5:318–325

Rao PA, Pickar D, Gejman PV, Ram A, Gershon ES, Gelernter J (1994) Allelic variation in the D4 dopamine receptor (DRD4) gene does not predict response to clozapine. Arch Gen Psychiatry 51:912–917

Reynolds GP, Mason SL (1994) Are striatal dopamine D4 receptors increased in schizophrenia? J Neurochem 63:1576–1577

Rietschel M, Naber D, Oberländer H et al. (1996) Efficacy and side-effects of clozapine: testing for association with allelic variation in the dopamine D$_4$ receptor gene. Neuropsychopharmacology 15:491–496

Rietschel M, Naber D, Fimmers R, Möller H-J, Propping P, Nöthen MM (1997) Efficacy and side-effects of clozapine not associated with variation in the 5-HT2C receptor. Neuroreport 8:1999–2003

Seeman P, Guan H-C, Van Tol HHM (1993) Dopamine D4 receptors elevated in schizophrenia. Nature 365:441–445

Shaikh S, Collier D, Kerwin RW, Pilowsky LS, Gill M, Xu WM, Thornton A (1993) Dopamine D4 receptor subtypes and response to clozapine. Lancet 341:116

Shaikh S, Collier DA, Sham P et al. (1995) Analysis of clozapine response and polymorphisms of the dopamine D4 receptor gene (DRD4) in schizophrenic patients. Am J Med Genet 60:541–545

Sodhi MS, Arranz MJ, Curtis D et al. (1995) Association between clozapine response and allelic variation in the 5-HT2C receptor gene. Neuroreport 7:169–172

Van Tol HHM, Bunzow JR, Guan H-C, Sunahara RK, Seeman P, Niznik HB, Civelli O (1991) Cloning of the gene for a human dopamine D_4 receptor with high affinity for the antipsychotic clozapine. Nature 350:610–614

Verga M, Macciardi F, Cohen S, Pedrini S, Smeraldi E (1997) No association between schizophrenia and the serotonin receptor 5-HTR2a in an Italian population. Am J Med Genet 74:21–25

Williams J, Spurlock G, McGuffin P et al. (for the European Multicentre Association Study of Schizophrenia (EMASS) Group) (1996) Association between schizophrenia and T102C polymorphism of the 5-hydroxytryptamine type 2a-receptor gene. Lancet 347:1294–1296

Diskussion

Frage: Warum sucht der Genetiker nach den funktionellen Relevanzen einer „stillen" Mutation, die sich auf der Proteinebene nicht abzeichnet, d. h. daß das Rezeptorprotein nicht anders aussieht?

Ergebnis der Diskussion: Gene sind nicht voneinander unabhängig. Zwischen Genvarianten, die an benachbarten Genorten liegen, besteht ein Kopplungsungleichgewicht. In der Regel besteht über 1 cM hinweg ein Kopplungsungleichgewicht (das gesamte Genom umfaßt ca. 3000 cM). Zwischen Genvarianten an Genorten in Kopplungsungleichgewicht besteht Assoziation. Da exprimierte Sequenzen (Exone) und nicht-exprimierte Sequenzen (Introne) auf dem Genom häufig alternieren, können auch nicht-exprimierte Gene informativ für die Lage des exprimierten Gens sein. Weiterhin können auch nicht-exprimierte Sequenzen funktionell wirksam sein, da diese auch regulatorische Einheiten wie Promoteren beinhalten, die die Expression von Genen steuern. Dabei können unterschiedliche Varianten von Promotoren unterschiedliche Expressionsmuster zur Folge haben. Man kann, wenn man den Genotyp hat, aufgrund der Assoziiertheit der nahe beieinanderliegenden Gene mit einer gewissen Wahrscheinlichkeit vorhersagen, wie die Ausprägung an einem anderen Genort sein wird. Insofern ist ein nicht-exprimierter Genort informativ für andere, in der Nähe liegende Genorte, die exprimiert werden.

Teil II Klinik

Stellenwert und Grenzen klassischer Neuroleptika in der Akuttherapie schizophrener Erkrankungen

A. Pietzcker

Einleitung

Im Grunde führe ich mit meinem Thema ein Rückzugsgefecht, lieber würde ich über neuere Entwicklungen sprechen. Ich hoffe aber doch, zeigen zu können, daß die klassischen Neuroleptika nicht nur aus traditionellen und ökonomischen Gründen noch immer einen festen Platz in der Akuttherapie schizophrener Erkrankungen haben und dies, obwohl immer mehr namhafte Psychiater (wie z. B. Lieberman 1996) die Auffassung vertreten, die atypischen Neuroleptika müßten die Therapie der 1. Wahl schon bei schizophrenen Ersterkrankungen sein und dies im weiteren Verlauf der Erkrankung auch bleiben. Obwohl dies schon ausgeführt wurde und mit Sicherheit noch öfter besprochen werden wird, kann ich nicht umhin, auf die Abgrenzung der neuen atypischen Neuroleptika von den klassischen typischen Neuroleptika kurz einzugehen. Das Hauptkriterium für die Definition eines atypischen Neuroleptikums ist das Fehlen oder das weit geringere Auftreten von extrapyramidalen Nebenwirkungen als bei den klassischen Neuroleptika. Mit Dosisanstieg nimmt bei den klassischen Neuroleptika die antipsychotische Wirkung zu, gleichzeitig jedoch, fast parallel, die extrapyramidalen Nebenwirkungen. Bei den atypischen Neuroleptika nehmen die extrapyramidalen Nebenwirkungen erst bei weit höheren Dosen zu als die antipsychotische Wirkung.

Schon bei dieser Abbildung will ich darauf hinweisen, worauf ich später noch ausführlicher eingehen werde, daß ein Ceiling-Effekt zumindest bei der antipsychotischen Wirkung eintritt: Oberhalb einer bestimmten Dosis tritt keine Steigerung der antipsychotischen Wirkung mehr ein.

Casey (1996, Abb. 1) konnte in Affenversuchen zeigen, die ein recht gutes Modell für die Verhältnisse beim Menschen bilden, daß Haloperidol und Risperidon bei relativ geringen Dosen ausgeprägte Dystonien hervorrufen, während dies bei Sertindol erst bei wesentlich höheren Dosen und längst nicht so ausgeprägt der Fall ist, während es unter Clozapin überhaupt nicht zu dystonen Reaktionen kommt.

Bei der Definition atypischer Neuroleptika werden als Kriterien neben dem Fehlen extrapyramidaler Nebenwirkungen vor allem ihre Wirkung auf die Minus- oder Negativsymptomatik angeführt sowie ihre Wirkung bei therapieresistenten schizophrenen Erkrankungen.

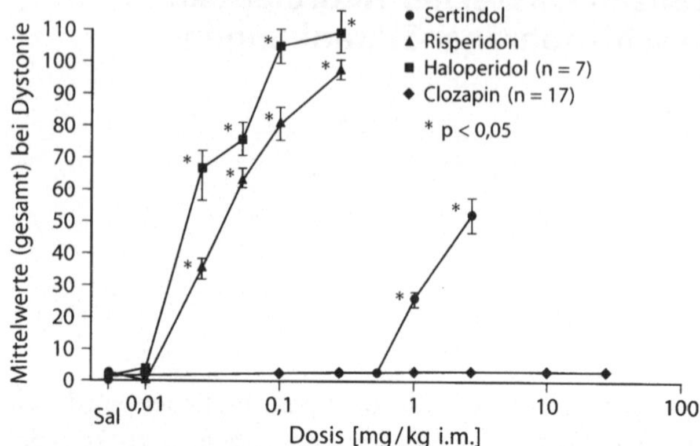

Abb. 1. Dystonie bei Cebusaffen unter Sertindol, Risperidon, Haloperidol und Clozapin. Die mittleren Gesamtwerte stellen den Durchschnitt der Gesamtwerte aller Gruppenmitglieder bei 6stündiger Beobachtung dar. p < 0,05: Vergleich zu isotonischer Kochsalzlösung (Placebo). (Aus Casey et al. 1996)

Übersicht über verfügbare Neuroleptika

Tabelle 1 (Kane 1996) zeigt die in den USA 1996 verfügbaren Neuroleptika, ihre Chlorpromazin-Äquivalenz und die üblichen Dosen in Akut- und Langzeittherapie. Für die therapeutische Praxis erscheint mir außerordentlich wichtig, daß, wie seit langen Zeiten bekannt, die Dosis bei der Langzeittherapie deutlich unter der Dosis bei der Akuttherapie liegt, was leider vielerorts nicht berücksichtigt wird. Nicht nur aus kasuistischen Erfahrungen, sondern auch aus systematischen Erhebungen wissen wir, daß viele Patienten mit der Entlassungsdosis aus der Klinik über Jahre ambulant weiterbehandelt werden und somit überdosiert werden und unter völlig vermeidbaren Nebenwirkungen leiden.

In der Liste fehlt das Perazin, was in den USA nicht verfügbar ist; als äquivalente CPZ-Dosis wird in verschiedenen Untersuchungen zwischen 50 und 100 angegeben.

Bei den atypischen Neuroleptika fehlt das bei uns inzwischen eingeführte Olanzapin.

In Tabelle 2 (Hinterhuber 1997) werden die zur parenteralen Akuttherapie verfügbaren Neuroleptika aufgeführt. Hierbei fehlt das auch in Österreich nicht verfügbare Perazin; die Handelsnamen sind uns in Deutschland nicht immer geläufig. Wichtig an dieser Zusammenstellung erscheint mir die Tatsache, daß es mit Ausnahme von Clozapin nur von einer Vielzahl typischer, klassischer Neuroleptika parenterale Darreichungsformen für die Akuttherapie gibt. Dies ist bisher ein klarer Nachteil der neuen atypischen Neuroleptika, die schon aus diesem Grund bei sehr akuten schizophrenen Erkrankungen nicht eingesetzt werden können.

Tabelle 1. Übliche Dosierung und geschätzte relative Potenz von in den USA verfügbaren Neuroleptika. (Kane 1996)

Medikament	Äquivalent-dosis[a] [mg]	Übliche Tagesgesamtdosis	
		Kurzzeittherapie [mg/Tag]	Erhaltungstherapie [mg/Tag]
Phenothiazine			
Chlorpromazin	100	200–1000	50–400
Thioridazin	100	200–800	50–400
Mesoridazin	50	100–400	25–200
Acetophenazin	20	60–150	40–80
Prochlorperazin	15	60–200	20–60
Perphenazin	10	12–64	8–24
Trifluoperazin	5	10–60	4–30
Triflupromazin	25	30–150	20–100
Fluphenazin	2	5–50	1–15
Thioxanthene			
Thiothixen	5	10–60	6–30
Chlorprothixen	100	50–600	50–400
Butyrophenone			
Haloperidol	2	5–50	1–15
Dibenzoxazepine			
Loxapin	10	20–160	10–60
Dihydroindolone			
Molindon	10	40–225	15–100
Dibenzodiazepine			
Clozapin	50	300–900	200–400
Benzisoxazole			
Rispcridon	1	1 8	Unbekannt
Langwirkende Injektionspräparate			
Fluphenazin decanoate	–	–	6–100 alle 2–4 Wochen
Haloperidol decanoate	–	–	50–200 alle 4 Wochen

[a] Die mg-Angaben sind diejenigen, die als Äquivalent für die anderen Medikamente in der Tabelle erforderlich sind (z. B. 100 mg Chlorpromazin sind äquivalent zu 2 mg Haloperidol). Die relative Wirksamkeit kann bei höheren Dosen anders sein als bei niedrigen

Pharmakologie

Neuroleptika unterscheiden sich in der Klinik weit mehr durch ihre Potenz (primär antipsychotische Potenz, im Falle der typischen Neuroleptika eng verbunden mit der Potenz zur Hervorrufung extrapyramidaler Nebenwirkungen) als durch ihre chemische Struktur. Dabei besteht ein linearer Zusammenhang zwischen der Affinität eines Neuroleptikums zu den D_2-Rezeptoren und seiner antipsychotischen Potenz (s. Abb. 2, Seeman 1978), wobei z. B. Benperidol als in der Akuttherapie eingesetztes Neuroleptikum die höchste Affinität zum D_2-Rezeptor

Tabelle 2. Antipsychotika zur parenteralen Anwendung. (Aus Hinterhuber et al. 1997)

Substanzklasse	Generic name	Handelsname (Auswahl)	Therapeutischer Dosisbereich (Tagesdosis in mg zur Behandlung psychischer Störungen)
Phenothiazine	Chlorpromazin	Largactil	25–50–200 (800)
	Dixyrazin	Esucos	20–40
	Fluphenazin	Dapotum acutum	20–40
	Levomepromazin	Nozinan	75–250
	Triflupromazin	Psyquil	60–150
Thioxanthene	Chlorprothixen	Truxal	50–300
	Zuclopenthixol	Cisordinol	bis zu 40
Andere trizyklische Antipsychotika	Prothipendyl	Dominal	40–80
Butyrophenone	Haloperidol	Haldol	5–20
	Melperon	Buronil	50–200
		Neuril	50–200
Dibenzodiazepine	Clozapin	Leponex	200–450

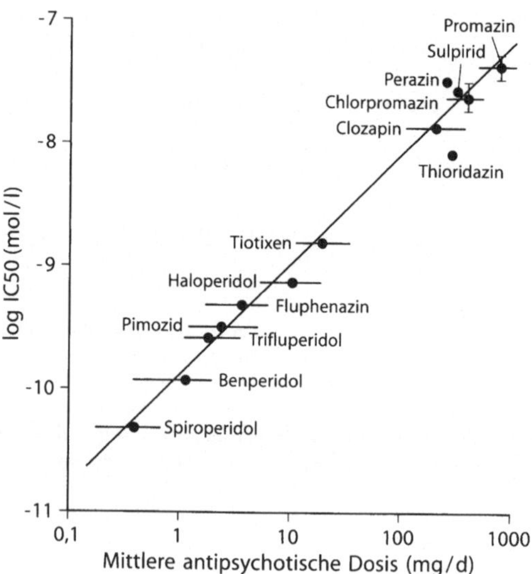

Abb. 2. Neuroleptika hemmen die Bindung von 3H-Haloperidol an D_2-Dopaminrezeptoren mit direkter Beziehung zur mittleren klinisch-antipsychotischen Dosis (Seeman et al. 1978). (Aus Fritze 1992)

hat und mit der niedrigsten Dosis antipsychotisch wirksam ist, während beispielsweise Chlorpromazin oder Promazin eine weit geringere Affinität zum D_2-Rezeptor hat und wesentlich höhere Dosen zur antipsychotischen Wirkung eingesetzt werden müssen. Einen recht guten Anhalt für die antipsychotische Wirksamkeit von Neuroleptika geben auch In-vivo-Bindungsstudien an den D_2-Rezeptor in PET- oder SPECT-Untersuchungen bei Einmalgabe oder Kurz-

Tabelle 3. Dopamin-D_2-Besetzung der Neuroleptika, geschätzt aufgrund von PET- und SPET-Studien. *PET* Positronenemissionstomographie; *SPET* single positron emission tomography; *NV* Daten nicht verfügbar. (Kerwin 1996)

Neuroleptikum	Besetzung (%)[a]
Clozapin	30–60
Haloperidol	80–90
Olanzapin	40–60
Quetiapin	NV
Risperidon	80–95
Sertindol	80–90
Ziprasidon	85

[a] Die Ergebnisse stellen einen approximativen Prozentsatz dar. Sie wurden aufgrund des Verhältnisses des radioaktiven Signals aus einem Gebiet der vollständigen Bindung, z. B. dem Corpus striatum, zu einem Gebiet der unspezifischen Bindung, das keine Dopaminrezeptoren enthält, z. B. dem Kleinhirn, geschätzt.

therapie, die eine sehr hohe Rezeptorbindung beispielsweise von Haloperidol oder auch Risperidon und Sertindol zeigen, deutlich niedriger jedoch von Clozapin (s. Tabelle 3, Kerwin 1996).

Ich komme jetzt zu Untersuchungen, die man als hinweisend auf ein „therapeutisches Fenster" bezeichnen könnte. Sie sind außerordentlich wichtig für die praktische therapeutische Arbeit, denn sie geben Anhaltspunkte dafür, welche Dosis ich mindestens geben muß, um einen therapeutischen Effekt zu erreichen bzw. welchen Serumspiegel ich für diesen Zweck erzielen muß und fast noch wichtiger, welche Dosis und welchen Serumspiegel ich nicht überschreiten sollte, weil darüber kein positiver therapeutischer Effekt zu erwarten ist. In aller Regel sind über diesen Grenzen nur vermehrte Nebenwirkungen zu erwarten.

In Tabelle 4 (Heininger et al. 1992) sind Dosen und Neuroleptikaspiegel für verschiedene Neuroleptika angegeben. Beispielsweise für Fluphenazin wurden Dosen zwischen 5 und 20 mg/die eingesetzt, der optimale therapeutische Bereich der Neuroleptikaspiegel betrug 0,2 bis 2,8 ng/ml. Von Haloperidol wurden Dosen zwischen 5 und 25 mg/die eingesetzt, der optimale therapeutische Bereich betrug 2,4 bis 26 ng/ml.

Die nächste Tabelle 5 (Rao 1993) gibt eine Übersicht über mehrere Neuroleptika; neu gegenüber der vorigen Tabelle ist die Angabe zu Perazin, wo eine Dosis von 200 bis 800 mg/die empfohlen wird mit einem optimalen Serumspiegel zwischen 100 und 230 ng/ml. Die zahlreichsten Untersuchungen zu dieser Frage wurden mit Haloperidol durchgeführt. Abb. 3 (Breyer-Pfaff 1987) zeigt, daß der therapeutisch optimale Bereich der Haloperidolkonzentration im Plasma zwischen etwa 3 und 22 ng/ml liegt.

Tabelle 6 (Kane 1987) faßt die Untersuchungen zum „therapeutischen Fenster" zusammen. Nicht in allen Fällen konnte ein solches „therapeutisches Fenster" gefunden werden, wohl jedoch u. a. bei Fluphenazin zwischen 0,1 und 0,7 ng/ml, Haloperidol zwischen 4,2 und 26 ng/ml.

Tabelle 4. Klinische Studien, die eine U-förmige Neuroleptikaplasmaspiegel-Wirkungs-Korrelation beschreiben. (Aus Heininger et al. 1992)

Literatur	Wirkstoff	Dosis mg/Tag	Neuroleptikaspiegel nmol/ml (ng/ml)		Anteil der Patienten im therapeutischen Bereich (%)
			Gesamter Bereich	Optimaler therapeutischer Bereich	
Casper et al. (1980)	Butaperazin	10–80	0–298 (0–122)	76–151 (31–62)	12/34 (35)
Dysken et al. (1981)	Fluphenazin	5–20	0–10 (0–4,4)	0,5–6 (0,2–2,8)	17/23 (74)
Hansen et al. (1982)	Perphenazin	24–48	0–11 (0–4,4)	2–5 (0,8–2,0)	10/26 (38)
Smith et al. (1982, 1985)	Haloperidol	10–25	0–29 (0–11)	6,4–14 (2,4–5,4)	13/26 (50)
Mavroidis et al. (1983)	Haloperidol	6–24	5–49 (2–18,5)	11–29 (4,2–11,0)	5/14 (36)
Mavroidis et al. (1984b)	Thiothixen	16–60	1–42 (0,45–18,8)	4–34 (2,0–15,0)	5/19 (26)
Mavroidis et al. (1984a)	Fluphenazin	5–20	0,3–5 (0,13–2,3)	0,3–1,6 (0,13–0,7)	9/19 (47)
Potkin et al. (1985)	Haloperidol	10–25	3–197 (1–74)	11–69 (4–26)	25/43 (58)
Van Putten et al. (1985)	Haloperidol	5–20	0–62 (0,2–3,5)	13–43 (5–16)	24/40 (60)

Tabelle 5. Dosis und vorgeschlagene optimale Serumspiegelbereiche von Neuroleptika. (Aus Rao 1993)

Neuroleptikum	Dosis	Serumspiegel
Butaperazin	15–40 mg/Tag oral 15–30 mg/Tag i.m.	5–280 ng/ml
Chlorpromazin	150–500 mg/Tag oral 50–200 mg/Tag i.m.	30–350 ng/ml
Fluphenazin	1–10 mg/Tag oral	
Fluphenazindecanoat	1 mg/Tag i.m.	0,2–2,8 ng/ml
Haloperidol	3–20 mg/Tag oral	
Haloperidoldecanoat	3–15 mg/Tag i.m.	5–20 ng/ml
Perazin	200–800 mg/Tag oral	100–230 ng/ml
Perphenazin	6–32 mg oral	min. 0,5 ng/ml
Thioridazin	150–450 mg/Tag	min. 100 ng/ml (Thioridazin + Mesoridazin)

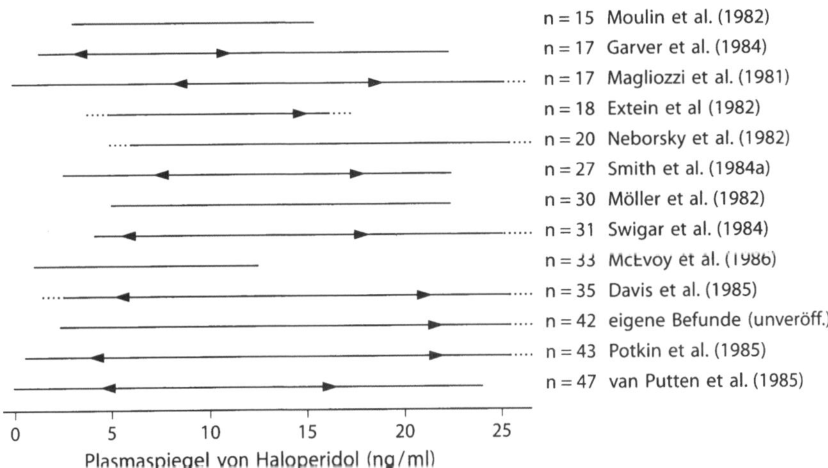

Abb. 3. Übersicht über die Ergebnisse von Studien zur Frage eines therapeutisch optimalen Bereichs der Haloperidolkonzentration im Plasma psychotischer Patienten. (Aus Möller 1993a) —— gesamter Plasmaspiegelbereich bei der Patientengruppe; ···—··· nicht der gesamte Bereich ist abgebildet; ◄— und —► untere und obere Grenze des therapeutisch günstigen Bereichs. (Nach Breyer-Pfaff 1987)

Klinische Wirkungen und Nebenwirkungen der typischen (klassischen) Neuroleptika

Es ist unbestritten, daß die klassischen Neuroleptika eine revolutionäre Wende in der Psychiatrie herbeigeführt haben. Durch die NL-Therapie zusammen mit

Tabelle 6. Blutserumspiegel und klinische Wirksamkeit von Neuroleptika. (Aus Kane 1987)

Autor	n	Dosis	Dauer [Tage]	Methode	Serumspiegel	Ergebnisse	„Fenster"
Smith et al. (1984)	26	Thioridazin, fest – randomisiert	24	GLC	195–1685 ng/ml (Thioridazin und Mesoridazin)	Keine signifikante Korrelation	Nein
Wode-Helgodt et al. (1978)	38	Chlorpromazin, fest – randomisiert	28	GC/MS	0–150 ng/ml	Signifikante Korrelation bei 2, aber nicht bei 4 Wochen	Nein
Dysken et al. (1981)	29	Fluphenazin, fest	15	GLC	0,1–4,4 ng/ml	Signifikante Korrelation	Ja 0,2–2,28 ng/ml
Cohen et al. (1980b)	11	Thioridazin, fest	14	RRA	1100–6200	Signifikante Korrelation	Nein
Bergling et al. (1975)	40	Thioridazin oder Thiothixen	56	Fluorometrisch	Thioridazin 1000–6000 ng/ml; Thiothixen 0–160 ng/ml	Keine signifikante Korrelation	Nein
Neborsky et al. (1984)	20	Haloperidol, fest – randomisiert	7	RIA	niedrig $\bar{X} = 8{,}2$ hoch $\bar{X} = 34{,}0$	Plasma: RBC Korrelation mit Response	Nein
Garver et al. (1977)	10	Butaperazin, flexibel – fest	12	Fluorometrisch	2,3 = 321 ng/ml	Kurvilineare Beziehung von Plasma und RBC	30–80 ng/ml RBC
Garver et al. (1984)	14	Haloperidol, fest – randomisiert	17	GLC	0,7–87 ng/ml	Signifikante Korrelation für Plasma, aber nicht RBC	Fenster für Plasma, aber nicht für RBC
Smith et al. (1985)	33	Haloperidol, fest – randomisiert	24	GLC	2–23 ng/ml	Signifikante Korrelation	Plasma: 6,5–16,5 ng/ml RBC: 2,2–6,8 ng/ml

Studie	n	Medikament, Design	n	Methode	Bereich	Korrelation	Bereich
Mavroidis et al. (1983)	14	Haloperidol, fest – randomisiert	14	GLC	2–19 ng/ml	Signifikante Korrelation	Plasma: 4,2–11,0 ng/ml
Mavroidis et al. (1984)	19	Fluphenazine, fest – randomisiert	14	GC	0,1–2,4 ng/ml	Signifikante Korrelation	Plasma: 0,1–0,7 ng/ml, RBC: 0,2–0,6 ng/ml
Cohen et al. (1980a)	58	verschiedene Medikamente, flexibel – teils fest	?	RRA	–	Signifikante Korrelation	Nein
Casper et al. (1980)	24	Butaperazine, randomisiert – fest	14	Fluoro-metrisch	23–250 ng/ml	Signifikante Korrelation mit RBC, aber nicht mit Plasma	Nur RBC: 30–60 ng/ml
Potkin et al. (1985)	73	Haloperidol, flexibel – fest	42	RIA	0–75 ng/ml	Trend	Kurvilinear (trend) 4–26 ng/ml
Van Putten et al. (1985)	47	Haloperidol, randomisiert – fest	28	RIA	?	Signifikant bei 1, aber nicht bei 2 oder 4 Wochen	Kurvilinear bei 1 Woche (5–16 ng), aber nicht bei 2 oder 4 Wochen
Magliozzi et al. (1981)	17	Haloperidol, flexibel – fest	21–84	GLC	0–96 ng/ml	Signifikante Korrelation	8–17,7 ng/ml
Bolvig-Hansen, Larsen u. Vestergard (1981)	14	Perphenazin, flexibel – fest	56	GC	0,6–10,1 ng/ml	Keine signifikante Korrelation	Nein
May et al. (1981)	48	Chlorpromazin, fest	28	GC/MS	?	Keine signifikante Korrelation (Plasma oder Saliva)	Nein

GLC Flüssiggaschromatographie; *GC/MS* Gaschromatographie/Massenspektroskopie; *RRA* Radiorezeptorassay; *RIA* Radioimmunoassay; *RBC* rote Blutkörperchen.

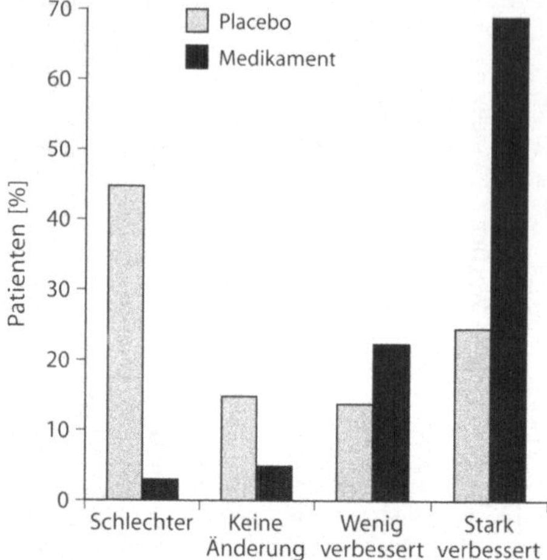

Abb. 4. Ergebnisse der Behandlung schizophrener Patienten mit Neuroleptika oder Placebo. (Aus Davis et al. 1980)

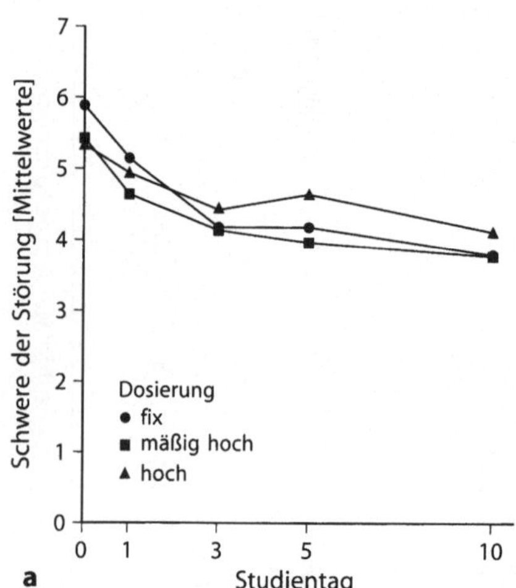

Dosierung hoch			Dosierung mäßig hoch			Dosierung fix		
n	Tag	mg/Tag	n	Tag	mg/Tag	n	Tag	mg/Tag
2	1	20	2	2	20	4	1	10
9	2	40	6	3	30	2	2	10
2	3	60	3	4	40	1	3	10
1	4	80	1	5	50	1	4	10
…	…	…	2	7	70	1	8	10
Gesamt 14			14			9		

b

Abb. 5. a Durchschnittswert des Faktors „Denkstörung" der Brief Psychiatric Rating Scale bei akut schizophrenen Patienten unter Haloperidol. **b** Dystonien: Häufigkeit, Behandlungstag und tägliche Haloperidoldosis. (Aus Donlon 1980)

Tabelle 7. Dosierung von Neuroleptika. (Aus Cole 1964)

	Behandlung			
	Chlor-promazin	Fluphen-azin	Thiorid-azin	Placebo
Tagesdosis				
Oral				
Minimum (mg)	300	2	300	2 Dosen
Maximum (mg)	1600	16	1600	16 Dosen
Parenteral				
Minimum (mg)	50	1	50	2 Injektionen
Maximum (mg)	400	6	400	16 Injektionen
Durchschnittliche tägliche orale Medikation (mg)	654,5	6,4	700	8,5 Dosen
% Patienten mit parenteraler Medikation	25	30	26	20
Durchschnittliche Anzahl der Ampullen pro Patient[a]	4	6	3	6
% Patienten, die Antiparkinson-mittel erhielten	37	44	16	6

[a] Nur solche Patienten, die eine parenterale Medikation erhielten.

sozialtherapeutischen Maßnahmen lebt heute der Großteil schizophren Erkrankter in der Gemeinde, während noch zum Beispiel in den 30er Jahren 75% aller schizophrenen Patienten in Kliniken oder ähnlichen Institutionen behandelt oder eher verwahrt werden mußten (Stroemgren 1973). Diese Entwicklung ist vor allem auf die positive Wirkung der Neuroleptika auf die produktiv psychotische Symptomatik schizophren Erkrankter zurückzuführen. Eine der ersten großen plazebokontrollierten randomisierten Studien wurde vom NIMH durchgeführt und 1964 veröffentlicht (Cole 1964).

Wie Abb. 4 zeigt, wurden von 386 akut schizophren erkrankten Patienten innerhalb von 6 Wochen 70% deutlich gebessert, unter 10% blieben unverändert oder verschlechterten sich. Unter Placebo gab es zwar auch eine Besserungsrate von etwa 25%, aber gleichzeitig eine Verschlechterungsrate von etwa 50%.

Interessant ist, wie mit relativ geringen Dosen der Neuroleptika gemessen an heutigen Gepflogenheiten diese Erfolge erzielt wurden (s. Tabelle 7, Cole 1964): Die mittlere Tagesdosis von Chlorpromazin betrug 654 mg, die von Fluphenazin 6,4 mg, die von Thioridazin 700 mg. Auf einen weiteren Aspekt dieser Studie bezüglich der Beeinflussung von Minussymptomatik werde ich später zurückkommen.

Anhand der gezeigten Studie und der vorigen Ausführungen zum „therapeutischen Fenster" habe ich auf die Notwendigkeit einer möglichst niedrigen Dosierung zur Vermeidung von Nebenwirkungen hingewiesen. Lediglich anhand einer von sehr vielen Studien will ich auf die Notwendigkeit und die Rationalität

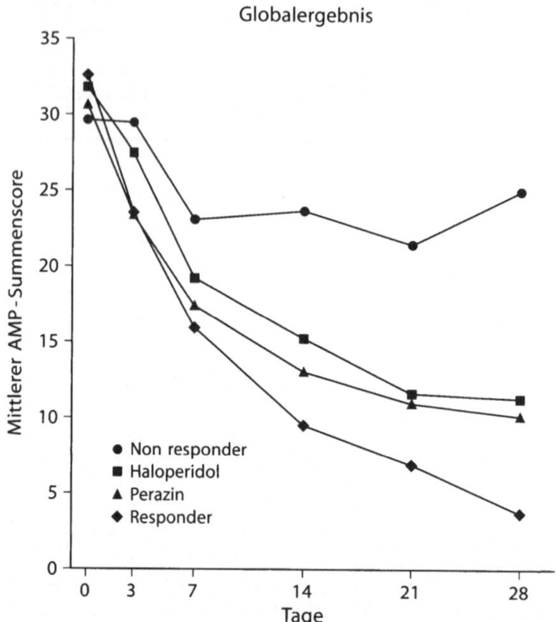

Abb. 6. Graphische Darstellung der Mittelwertsverläufe der Gruppen 1–4. (Aus Schüßler et al. 1988)

niedriger Dosierungen hinweisen. Donlon hat 1980 gezeigt (s. Abb. 5), daß mit einer fixen Dosierung von 10 mg Haldol täglich dieselben therapeutischen Erfolge erzielt werden können bei der Akutbehandlung schizophrener Erkrankungen wie mit höheren Dosierungen zwischen 20 und 100 mg steigernd und einer Hochdosierung bis 100 mg Haloperidol. Die positiven Therapieergebnisse waren bei den verschiedenen Dosierungen gleich bzw. in etlichen Parametern in der Niedrigdosierung mit 10 mg besser, die Nebenwirkungen, beispielsweise gemessen an akuten Dystonien, waren jedoch deutlich häufiger bei den höheren Dosierungen.

Neben der Dosishöhe, die so hoch wie nötig, aber so niedrig wie möglich sein sollte, ist die Art des angesetzten Neuroleptikums entscheidend. Abgesehen von perakuten Erkrankungen, auf die ich anschließend gesondert eingehen werde, sind bei akuten schizophrenen Erkrankungen nicht nur hochpotente Neuroleptika einsetzbar (wie es etwa empfohlen wird von der Konsensuskonferenz zur Behandlung akuter Schizophrenien, Gaebel et al. 1992), sondern auch mittelpotente Neuroleptika, da alle Untersuchungen aus den letzten Jahrzehnten ergeben haben, daß die antipsychotische Potenz der gängigen Neuroleptika gleich ist, wenn sie in äquivalenter Dosierung eingesetzt werden. Einen weiteren Beweis dafür erbrachte eine Untersuchung aus unserer Klinik (Schüßler et al. 1982, s. Abb. 6), die gezeigt hat, daß innerhalb von 28 Tagen eine Behandlung mit Haloperidol in

Tabelle 8. Art der UAW unter Haloperidol und Perazin (Intensive Drug monitoring). In *Klammern* Substanz allein angeschuldigt. (Aus Grohmann et al. 1994)

	Haloperidol, n = 395		Perazin, n = 340	
	Alle Stufen [%]	Therapie-relevante UAW [%]	Alle Stufen [%]	Therapie-relevante UAW [%]
EPMS	55,9 (51,5)	48,6 (45,8)	14,4 (9,1)	9,7 (6,5)
Andere psychische Störungen	20,8 (12,2)	10,9 (6,6)	21,2 (15,3)	8,5 (5,9)
Andere neurologische Störungen	16,5 (7,1)	4,1 (2,5)	12,6 (5,9)	1,5 (0,6)
Herz-Kreislauf-Störungen	8,6 (3,3)	3,8 (2,0)	12,9 (8,2)	7,1 (3,8)
Leberwerterhöhungen	7,6 (2,0)	0,5 (0)	14,1 (10,9)	2,4 (1,8)
Gastrointestinale Störungen	3,5 (1,3)	0,5 (0)	8,8 (4,4)	1,8 (1,2)
Urologische Störungen	1,5 (0,5)	1,0 (0,5)	1,2 (0,3)	0,9 (0,3)
Hautveränderungen	0,3 (0,3)	0,3 (0,3)	2,1 (1,8)	1,8 (1,5)
Blutbildveränderungen	0 (0)	0 (0)	1,5 (1,2)	0,3 (0,3)
Rest	5,3 (2,3)	0,5 (0,3)	5,3 (5,0)	1,8 (1,5)

Tabelle 9. Häufigkeit schwerwiegender Nebenwirkungen unter Clozapin, Perazin und Haloperidol. Die Angaben geben den Anteil behandelter Patienten in % an. (Mod. nach Schmidt u. Grohmann 1990; aus Hinterhuber et al. 1992)

Nebenwirkungen	Clozapin (n = 1100)	Perazin (n = 4778)	Haloperidol (n = 5229)
Pharmakogenes Delir	3,31	0,88	–
Schwere kardiorespiratorische Komplikationen	0,82	0,06	0,17
Zerebrale Krampfanfälle	0,51	0,12	0,11
Agranulozytose	0,10	0,15	–
Malignes neuroleptisches Syndrom	–	–	0,04

relativ hoher Dosierung zu derselben antipsychotischen Wirkung führte wie Perazin in mittlerer Dosierung.

Bei der Entscheidung, welches Neuroleptikum man einsetzen will, sind überwiegend die möglichen Nebenwirkungen zu berücksichtigen und das Neuroleptikum auszuwählen, das am wenigsten Risiken erwarten läßt. Tabelle 8 zeigt die Häufigkeiten der Nebenwirkungen, verglichen zwischen Perazin und Haloperidol, wobei extrapyramidale Nebenwirkungen bei Haloperidol wesentlich stärker ausgeprägt sind als bei Perazin, dagegen Perazin wesentlich mehr anticholinerge Nebenwirkungen aufweist.

Tabelle 9 (Grohmann et al. 1990) zeigt die Häufigkeit schwerwiegender Nebenwirkungen unter Perazin und Haloperidol, wobei Perazin häufiger zu einem Delir führt, Haloperidol etwas häufiger schwere kardiorespiratorische Komplikationen hervorruft, Perazin mehr Agranulozytosen. Diese Aussagen gelten mit Variationen nicht nur im Vergleich zwischen Perazin und Haloperidol, sondern

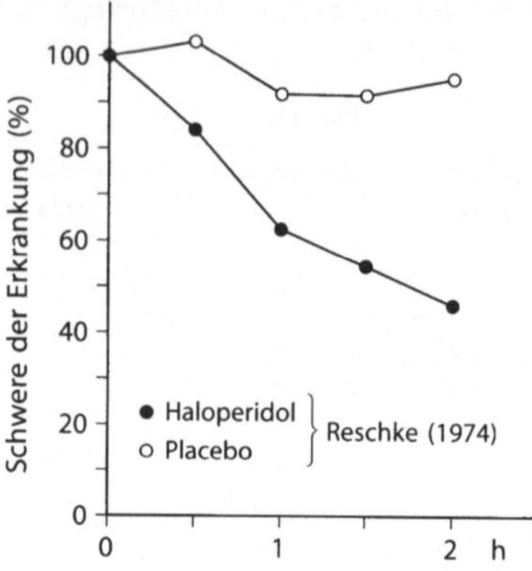

Abb. 7. Eindeutige Beruhigung der Patienten nach Injektion von Haloperidol. (Aus Möller 1993a)

zwischen allen mittel- und hochpotenten Neuroleptika. Wegen der in der Tat limitierenden extrapyramidalen Nebenwirkungen hochpotenter Neuroleptika tendieren wir in unserer Klinik zur Behandlung akuter Schizophrenien mit mittelpotenten Neuroleptika. Und wir setzen in erster Linie noch klassische NL ein. Letzteres gilt meiner Kenntnis nach für die meisten Kliniken hierzulande.

Eine Ausnahme davon bilden hochakute schizophrene Erkrankungen, Patienten, die hocherregt, gespannt sind, die Station auseinandernehmen, aggressiv gegen Mitpatienten und Personal sind, und die deshalb schnellstmöglich innerlich und psychomotorisch beruhigt werden müssen. Wenn wir hier nicht sofort effizient psychopharmakologisch eingreifen, müssen absolut unnötige Fixierungen und andere Zwangsmaßnahmen eingeleitet werden; diese können im Interesse der Patienten und des Personals vermieden werden durch eine sog. Rapid-Tranquilisation. Dies ist bis heute eine Domäne der klassischen und da v. a. der hochpotenten Neuroleptika. Abbildung 7 (Keck et al. 1989) zeigt eine Studie von Reschke 1974, der innerhalb von 2 h durch eine halbstündige Injektion von 5 mg Haloperidol eine eindeutige Beruhigung der Patienten erzielen konnte. Es gibt eine Fülle ähnlicher Studien. Dubin 1985 (Abb. 8) zeigt, daß mit verschiedenen Neuroleptika in wenigen Dosen (2–4 Dosen) eine schnelle Beruhigung schizophrener Erregung und Gespanntheit möglich ist. Menuck u. Voineskos (s. Tabelle 10) weisen nach, daß durch verschiedene Neuroleptika, insbesondere jedoch Haloperidol parenteral, gegeben im Abstand von 30–60 min, in wenigen Stunden eine Beruhigung erreichbar ist. Bei katatonen Erregungszuständen gelten sehr ähnliche Behandlungsrichtlinien, meist ist jedoch eine Kombination einer parenteralen Haloperidol-Medikation mit einer parenteralen Benzodiazepinmedikation, z. B. Diazepam 5 bis 10 mg i.v. erforderlich. Dies gilt auch bei katatonen Stuporen, wo eine derartige kombinierte Therapie alle ein bis zwei Stunden bis zur klinischen Beruhigung erfolgt (Möller 1993).

Es ist darauf hinzuweisen, daß die Durchführbarkeit einer derartigen Akutbehandlung bisher nur mit klassischen Neuroleptika nachgewiesen wurde.

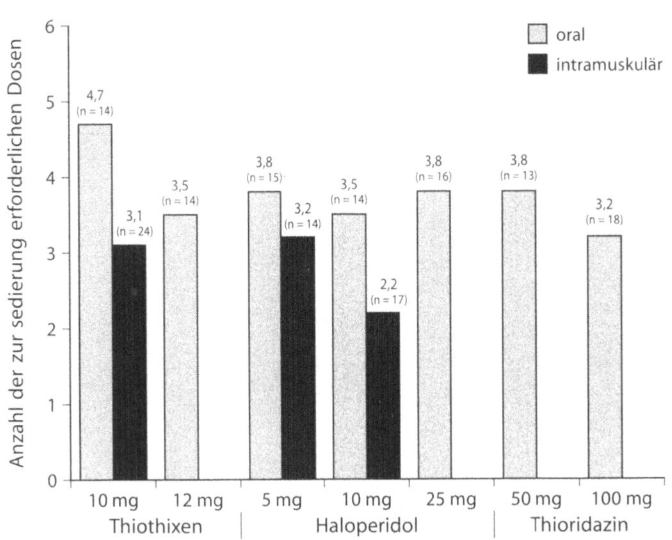

Abb. 8. Durchschnittliche zur Sedierung benötigte Dosen (n = 159). (Aus Dubin 1985)

Tabelle 10. Kontrollierte Studien zur raschen parenteralen Medikation. (Menuck et al. 1981)

Autoren	Patientenauswahl	Benutzte Medikamente	Durch-schnittliche Tagesdosis (mg)
Anderson et al.	Akute Schizophrenie oder Manic (RDC-Diagnose)	HAL 5 mg Q60 min (n = 10) HAL 10 mg Q30 min (n – 14)	13 33
Man u. Chen	Akutes Einsetzen oder Exazerbation einer Psychose	HAL 5 mg Q30 min (n = 14) CPZ 50 mg Q30 min (n = 13)	20[a] 250[a]
Palestine	Drohende oder offene Alkoholunverträglich-keitspsychose	HAL 2 mg Q60 min (n = 17) MES 25 mg Q60 min (n = 14)	6[a] 80[a]
Palestine u. Alatorre	Alkoholunverträglichkeit	HAL 5 mg Q60 min (n – 24) CDP 50 mg Q60 min (n = 25)	16 182
Reschke	Akute Schizophrenie	HAL 1 mg Q30 min (n = 8) HAL 2 mg Q30 min (n = 11) HAL 5 mg Q30 min (n = 10) CPZ 25 mg Q30 min (n = 10)	7,4[a] 14[a]
Stotsky	Akute Psychose	HAL 4–8 mg Q60 min (n = 15) THIO 4–8 mg Q60 min (n = 15)	15 10

[a] Berechnet von Daten der Autoren.

Tabelle 11. Sertindol vs. Haloperidol; behandlungsbedingte unerwünschte Ereignisse (alle Angaben in %)

	Placebo	Sertindol 20 mg	Sertindol 24 mg	Haldol 16 mg
Nasenverstopfung	13	29[a]	26[a]	17
Konstipation	10	17	20[a]	17
Trockene Ejakulation	2	18[a]	14[a]	1
Trockener Mund	3	10	12[a]	7
Hypertonie	5	7	11	19[a]
Peripheres Ödem	1	3	7	0
Posturale Hypotension	0	3	7[a]	4[a]
Akathisie	6	2	5	20[a]
Tremor	5	2	4	15[a]
Vermehrte Salivation	1	1	2	8[a]
Extrapyramidales Syndrom	1	1	1	6[a]

[a] $p < 0{,}05$ vs. Placebo

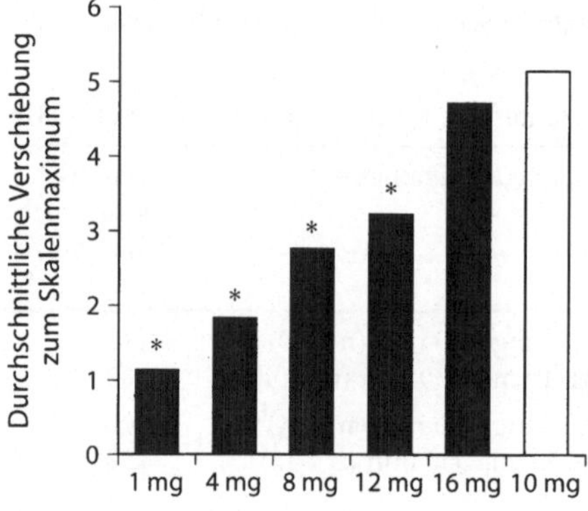

Abb. 9. Durchschnittliche Verschiebung zum Maximum in der Skala für extrapyramidale Störungen: Gesamtwert für Parkinsonoid, Dystonie und Dyskinesie. ■ Risperidon, □ Haloperidol. * $p < 0{,}05$ gegen Haloperidol. (Aus Peuskens 1995)

Nebenwirkungsvergleich typische vs. atypische Neuroleptika

Atypische Neuroleptika haben definitionsgemäß weniger extrapyramidale, jedoch selbstverständlich auch für die Patienten teilweise sehr lästige Nebenwirkungen: am Beispiel von Sertindol (Zborowski 1995, Tabelle 11) z. B. eine verstopfte Nase oder Störungen der Sexualfunktion wie Ejakulationsschwierigkeiten.

Risperidon als das am längsten in Deutschland eingeführte atypische Neuroleptikum hat zweifellos in der empfohlenen Dosis von 6 mg wenig extrapyramidale Nebenwirkungen. Im Gruppenvergleich liegt es bei 6 mg nicht über Placebo, bei höheren Dosierungen erreicht es jedoch EPMS-Raten von Haloperidol. 16 mg Risperidon verursacht so viel EPMS wie 10 mg Haloperidol (s. Abb. 9, Peuskens 1995).

Beim Vergleich anderer Nebenwirkungen (Tabelle 12, Peuskens 1995) liegt Risperidon in höheren Dosen in den Nebenwirkungen Asthenie über Haloperidol, ebenso bei Schläfrigkeit, vermehrter Schlafdauer, orthostatischem Schwindel, Tachykardie, Gewichtszunahme, Amenorrhoe und ejakulatorischer Dysfunktion.

Zusammengefaßt liegen die neueren atypischen Neuroleptika zwar eindeutig auf dem Gebiet der extrapyramidalen Nebenwirkungen besser als die typischen Neuroleptika, wobei hinzugefügt werden muß, daß die EPMS-Nebenwirkungen der typischen Neuroleptika durch richtige, d. h. niedrige Dosierung sehr reduziert werden können, aber im Gebiet anderer Nebenwirkungen liegen sie teilweise schlechter als die typischen Neuroleptika.

Ein außerordentlich wichtiger Hinweis ist in Bezug auf die seltenen Nebenwirkungen zu geben. Die Nebenwirkungen der klassischen NL kennen wir seit Jahrzehnten, wir kennen auch die sehr seltenen Nebenwirkungen. Aufgrund der noch relativ neuen Einführung der atypischen Neuroleptika, abgesehen von Clozapin, haben wir noch keine Kenntnis von eventuellen seltenen, aber schwerwiegenden Nebenwirkungen, die erst lange nach Markteinführung deutlich werden, und die, wie wir alle wissen, zur Zurückziehung einer ganzen Reihe von Psychopharmaka geführt haben.

Spezielle Wirkungen von Neuroleptika

Einführend habe ich dargelegt, daß neben dem Fehlen von extrapyramidalen Nebenwirkungen als Kriterien für atypische Neuroleptika gelten:

1. Die Wirkung gegen neuroleptikaresistente Schizophrenien
2. Die Wirkung gegen Minussymptomatik

Relativ übereinstimmend wird in der Neuroleptikaliteratur konstatiert, daß klassische, typische Neuroleptika unwirksam seien gegen neuroleptikaresistente Schizophrenien. Kane (1987, Tabelle 13) hat die Studien zusammengestellt, die eine Wirksamkeit typischer Neuroleptika gegen neuroleptikaresistente schizophrene Erkrankungen nachgewiesen haben. Danach haben Fluphenazin, Haloperidol, Chlorpromazin in fast demselben Ausmaß zur Therapieresponse bei bisher therapierefraktären Schizophrenien geführt wie atypische Neuroleptika, z. B. Clozapin. Kritisch zu bemerken ist allerdings zu dieser Tabelle, daß die Therapieergebnisse von Fluphenazin 30 mg/d mit denen von 1200 mg zusammengefaßt worden sind, wobei aus der Originalarbeit eindeutig zu entnehmen ist, daß die Standardbehandlung mit 30 mg wesentlich bessere Ergebnisse erbrachte als die Hochdosisbehandlung mit 1200 mg, die in aller Regel zu einer Verschlechterung geführt hat.

Goldberg hat 1985 aus der oben zitierten Arbeit von Cole et al. 1964 des NIMH signifikante Besserungen von Minus/Defizit-Symptomatik berichtet (s. Tabelle 14), gleichzeitig über Zunahme der Minussymptomatik unter Placebo und ähnliche Ergebnisse aus vier anderen Studien.

Tabelle 12. UKU-Skala für unerwünschte Wirkungen. Verschlechterungen, die bei $\geq$ 10% der Patienten aufgetreten waren. (Peuskens 1995)

UKU-Item % Patienten mit Verschlechterung[a]	Risperidon					Haloperidol
	1 mg (n = 226)	4 mg (n = 227)	8 mg (n = 228)	12 mg (n = 225)	16 mg (n = 224)	10 mg (n = 225)
Psychisch						
Konzentrationsschwäche	28,8	25,6	28,5	27,1	26,3	31,6
Asthenie, Mattigkeit, vermehrte Ermüdung	27,9	34,4	28,1	37,8	42,0	38,7
Schläfrigkeit, Sedierung	23,5	31,7	33,3	32,9	47,8	39,6
Gedächtnisschwäche	19,0	15,4	13,6	14,7	21,9	22,7
Schlafdauer vermehrt	20,4	24,2	27,2	28,4	33,9	28,4
Schlafdauer vermindert	27,4	19,8	15,8	19,6	18,8	21,8
Vermehrte Traumaktivität	15,0	13,2	18,0	18,7	16,5	17,3
Autonom						
Akkomodationsstörungen	8,9	8,8	14,0	13,3	17,0	17,3
Verminderte Salivation	12,8	10,1	11,0	11,1	16,5	13,8
Übelkeit/Erbrechen	15,0	10,6	12,7	14,2	15,6	18,2
Konstipation	13,7	15,4	15,4	14,2	14,7	15,6
Polyurie/Polydipsie	10,6	13,2	13,2	13,3	16,5	16,4
Orthostatischer Schwindel	15,0	20,7	18,4	29,3	30,4	23,1
Palpitationen, Tachykardie	17,7	14,6	16,7	19,6	28,1	12,0
Vermehrtes Schwitzen	11,1	7,9	8,8	11,6	13,4	15,1
Gewichtszunahme	26,1	31,3	33,8	30,2	38,8	24,9
Gewichtsabnahme	14,2	15,4	15,4	17,3	13,4	16,9
Amenorrhö	9,8	5,3	8,1	8,4	13,1	10,5
Sexualverlangen gestiegen	7,5	10,6	5,7	8,0	7,1	7,6
Sexualverlangen abgenommen	9,3	10,1	10,1	14,2	11,6	11,6
Erektile Dysfunktion	4,2	10,5	8,5	17,7	10,7	12,8
Ejakulatorische Dysfunktion	3,6	7,9	9,2	17,7	11,4	6,7
Spannungskopfschmerz	10,6	4,4	10,1	10,7	10,3	11,1

[a] Anwachsen der Schwere eines Symptoms durch wenigstens einen Score verglichen mit der Baseline. Prozentzahlen nur bei männlichen oder weiblichen Patienten berechnet.

Tabelle 13. Therapeutisches Ansprechen bei neuroleptikaresistenter Schizophrenie. (Nach Kane et al. 1987)

Autor	Medikament(e)	Dosis	Gesamte Verbesserung	
			Kombinierte Gruppen	
Itil et al. (1970)	Fluphenazin	30 mg	9/17	53%
	Fluphenazin	300 mg		
McCreadie u. McDonald (1977)	Haloperidol	100 mg	7/20	35%
	Chlorpromazin	600 mg		
Quitkin, Rifkin u. Klein (1975)	Fluphenazin	30 mg	13/31	42%
	Fluphenazin	1200 mg		
Bjorndal et al. (1980)	Haloperidol	15 mg (Mittel)	10/23	43%
	Haloperidol	103 mg (Mittel)		

Tabelle 14. Stärkere Reduktion der Negativ- und/oder Defizitsymptomatik unter Medikation im Verhältnis zu Placebo. (Aus Goldberg 1985)

	Änderungen der Standardscores nach Placebo vorher/nachher	Änderungen der Standardscores nach Medikamenten vorher/nachher	p
Gleichgültigkeit gegenüber der Umwelt (n = 214)	0,353	1,234	<0,01
Verlangsamte Sprache und Bewegungen (n = 245)	0,114	0,849	<0,01
Soziale Teilnahme vs. Ablehnung (n = 302)	0,788	1,776	<0,01
Hebephrene Symptome (n = 150)	0,247	1,437	<0,01
Konfusion (n = 276)	0,620	1,600	<0,01
Geringe Selbstbetreuung (n = 224)	0,349	1,283	<0,01

Zusammenfassung

Die Hauptkriterien atypischer Neuroleptika, nämlich wenig oder keine extrapyramidalen Nebenwirkungen, positive Wirkungen bei therapieresistenten Schizophrenien und positive Wirkung auf die Minussymptomatik schizophrener Erkrankungen, erfüllen die meisten atypischen Neuroleptika relativ gut. Wenig bis keine extrapyramidale Nebenwirkungen haben jedoch auch mittelpotente klassische Neuroleptika in adäquater, relativ niedriger Dosierung. Sie wirken auch bei sogenannten therapierefraktären schizophrenen Erkrankungen und bei Minussymptomatik. Bei niedrigerer extrapyramidaler Nebenwirkungsrate haben die neuen Neuroleptika andere, auch beeinträchtigende Nebenwirkungen. Das Potential seltener, aber schwerwiegender Nebenwirkungen ist aufgrund der bisher weniger breiten Anwendung noch nicht bekannt.

Ich will schließen mit einer Empfehlung von Gaebel 1993, der ich mich voll anschließen kann: „Bekanntermaßen sind erfahrungsbegründete, pharmakotherapeutische Voreinstellungen relativ veränderungsresistent gegenüber der Neueinführung von Substanzen, wenn diese keine wesentlichen Vorteile gegenüber bekannten und bewährten Substanzen erkennen lassen. Perazin ist eine solche bekannt bewährte Substanz." Dies gilt, wie ausgeführt, auch für andere klassische Neuroleptika, und nicht nur aus Gewohnheit und Tradition, sondern das Festhalten an den klassischen Neuroleptika ist in vielen Fällen auch empirisch wissenschaftlich zu begründen.

Literatur

Breyer-Pfaff U (1987) Klinische Pharmakokinetik der Neuroleptika: Ergebnisse und Probleme. In: Pichott P, Möller HJ (Hrsg) Neuroleptika. Rückschau 1952–1986. Künftige Entwicklung. Springer, Berlin Heidelberg New York Tokyo, S 37–46

Casey DE (1996) Behavioral effects of sertindole, risperidone, clozapine and haloperidol in cebus monkeys. Psychopharmacology (Berl) 124:134–140

Cole JO et al. (1964) The national institute of mental health, psychopharmacology service center, collaborative study group. Phenothiazine treatment in acute schizophrenia. Arch Gen Psy 10:246–261

Davis JM, Schaffer CB, Killian GA, Kinard C, Chan C (1980) Important issues in the drug treatment of schizophrenia. Schizophr Bull 6:70–87

Donlon PT, Hopkin JT, Tupin JP, Wicks JJ, Wahba M, Meadow A (1980) Haloperidol for acute schizophrenic patients. Arch Gen Psychiatry 37:691–695

Dubin WR, Xaxman HM, Weis KJ, Ramchandani D, Tavani-Petrone C (1985) Rapid tranquilization: the efficacy of oral concentrate. J Clin Psychiatry 46:475–478

Fritze J (1992) Neurobiochemie, Wirkungsmechanismen. Neuro-Psychopharmaka. In: Riederer P, Laux G, Pöldinger W (Hrsg) Neuro-Psychopharmaka, Bd 4. Springer, Wien New York, S 59–80

Gaebel W. et al. (1992) Therapie-Standards für akute Psychosen. Newsletter, Extracta Psychiatrica

Gaebel W (1993) Perazin – ein klassisches Neuroleptikum aus der Gruppe der piperazinsubstituierten Phenothiazine. Fundamenta Psychiatrica. Psychiatrie in Theorie und Praxis 1:1–11

Grohmann R, Koch R, Rüther E, Schmidt LG (1988) Nebenwirkungen von Perazin im Vergleich zu anderen Neuroleptika. In: Helmchen H, Hippius H, Tölle R (Hrsg) Therapie mit Neuroleptika – Perazin. Thieme, Stuttgart New York, S 74–83

Goldberg SC (1985) Negative and deficit symptoms in schizophrenia do respond to neuroleptics. Schizophr Bull 11:453–456

Grohmann R, Rüther E, Schmidt LG (1994) Unerwünschte Wirkungen von Neuroleptika in der Routinebehandlung. Psychopharmakotherapie 2:40–49

Heininger K, Sieberns S (1992) Pharmakokinetik. In: Riederer P, Laux G, Pöldinger W (Hrsg) Neuro-Psychopharmaka, Bd 4. Springer, Wien New York, S 43

Hinterhuber H, Fleischhacker WW (1997) Schizophrenie, schizotype und wahnhafte Störungen. In: Hinterhuber H, Fleischhacker WW (Hrsg) Lehrbuch der Psychiatrie. Thieme, Stuttgart New York, S 62–94

Kane JM (1987) Treatment of Schizophrenia. Schizophr Bull 13:133–156
Kane JM (1996) Drug therapy: schizophrenia. N Engl J Med 334:34–41
Keck PE, Cohen BM, Baldessarini RJ, McElroy SL (1989) Time course of antipsychotic effects of neuroleptic drugs. Am J Psychiat 146:1289–1292
Kerwin R, Taylor D (1996) New antipsychotics – a review of their current status and clinical potential. CNS Drugs 6:71–82
Lieberman JA (1996) Atypical antipsychotic drugs as a first-line treatment of schizophrenia: a rationale and hypothesis. J Clin Psychiatry 57:68–71
Menuck M, Voineskos G (1981) Rapid parenteral treatment of acute psychosis. Compr Psychiatry 22:351–361
Möller H-J (1993a) Neuroleptikatherapie akuter schizophrener Erkrankungen. In: Möller H-J (Hrsg) Therapie psychiatrischer Erkrankungen. Enke, Stuttgart, S 155–166
Möller H-J (1993b) Besonderheiten bei bestimmten Subtypen schizophrener Erkrankungen. In: Möller H-J (Hrsg) Therapie psychiatrischer Erkrankungen. Enke, Stuttgart, S 183–185
Peuskens J (1995) Risperidone in the treatment of patients with chronic schizophrenia: a multi-national, multi-centre, double-blind, parallel-group study versus haloperidol. Br J Psychiatry 166:712–726
Rao ML (1993) Zur Bedeutung der therapeutischen Serumspiegelüberwachung von Neuroleptika bei Nonresponse. In: Möller H-J (Hrsg) Therapieresistenz unter Neuroleptikabehandlung. Springer, Wien New York, S 85–97
Reschke RW (1974) Parenteral haloperidol for rapid control of severe, disruptive symptoms of acute schizophrenia. Dis Nerv Syst 35:112–115
Schmidt LG, Grohmann R (1990) Neuroleptikanebenwirkungen – Ein Überblick. In: Heinrich K (Hrsg) Leitlinien neuroleptischer Therapie. Springer, Berlin Heidelberg New York Tokyo, S 195–207
Schüßler G, Müller-Oerlinghausen B, Schmidt LG (1988) Vergleich einer höher dosierten Haloperidoltherapie mit einer Perazinstandardtherapie bei akut schizophrenen Patienten. In: Helmchen H, Hippius H, Tölle R (Hrsg) Therapie mit Neuroleptika – Perazin. Thieme, Stuttgart New York, S 41–50
Seemann P, Tedesco JL, Lee T et al. (1978) Dopamine receptors in the central vervous system. Fed Proc 37:130–136
Strömgren E (1973) Verlauf der Schizophrenien. In: Huber G (Hrsg) Verlauf und Ausgang schizophrener Erkrankungen. 2. Weißenauer Schizophreniesymposion, 4. und 5. Mai 1973. Schattauer, Stuttgart New York, S 121–132
Zborowski J, Schmidt P, Staser J et al. (1995) Efficacy and safety of sertindole in a trial of schizophrenic patients. Abstract

DISKUSSION

Frage: Welche Vorzüge haben die klassischen Neuroleptika gegenüber den neuen?

Ergebnis der Diskussion: Hoch erregte, gespannte Patienten kann man mit den atypischen Neuroleptika nicht optimal behandeln. Clozapin (Leponex) muß man wegen der Gefahr eines Kreislaufkollapses langsam von 12,5 mg/die hochtitrieren. Sertindol (Serdolect) und Olanzapin (Zyprexa) sollen nach den vorliegenden Anweisungen ebenfalls über mehrere Tage langsam erhöht werden, um die Erhaltungsdosis zu erreichen. Auch bei Risperidon (Risperdal) gibt es eine Anweisung, die Dosis über drei Tage langsam zu erhöhen, z. B. von 2 auf 6 mg Tagesdosis. Auch die parenteralen Formen sind noch nicht bei allen neuen Neuroleptika vorhanden (außer bei Clozapin und demnächst bei Risperidon).

Ein Problem sind außerdem die z. T. erheblichen Tagestherapiekosten der neuen Neuroleptika. Wenn man die teuren neuen Neuroleptika in einer Klinik verordnet, kann es passieren, daß sie nach der Entlassung des Patienten vom niedergelassenen Kollegen wegen des Kostendrucks wieder durch klassische ersetzt werden.

Stellenwert und Grenzen neuer Neuroleptika in der Akuttherapie schizophrener Erkrankungen

H.-J. Möller

Als „atypische Neuroleptika" werden antipsychotisch wirksame Medikamente bezeichnet, die eine im Vergleich zu den „typischen Neuroleptika" günstigere Relation von antipsychotischer Wirksamkeit und extrapyramidaler Verträglichkeit haben. Meistens wird auch noch eine im Vergleich zu den traditionellen Neuroleptika ausgeprägtere Wirksamkeit auf schizophrene Negativsymptomatik in die Definition einbezogen (Möller 1995).

Definitionsproblematik: atypische/neuere Neuroleptika

Der Begriff „atypische Neuroleptika" ist in dieser Form nicht scharf definiert und gibt zu Unklarheiten Anlaß. Von einigen Autoren wird er noch strenger definiert, indem das Risiko extrapyramidaler Nebenwirkungen ausgeschlossen wird. Dieser Definition würde annähernd nur Clozapin, der Prototyp der atypischen Neuroleptika, entsprechen. Eine solche restriktivere Definition würde zwar größere Eindeutigkeit mit sich bringen, hat aber den Nachteil, daß sie der zumindest teilweisen Sonderstellung verschiedener neuerer Neuroleptika nicht gerecht würde.

Eine kategoriale Unterteilung zwischen atypischen Neuroleptika im weiteren Sinne und „typischen" traditionellen Neuroleptika ist aufgrund der Randunschärfe der obigen Definition nicht möglich, da in der Gruppe der traditionellen Neuroleptika auch Substanzen vorhanden sind, die ein im Vergleich zu anderen traditionellen Neuroleptika günstigeres Nutzen-Risiko-Profil hinsichtlich der Relation von antipsychotischer Wirksamkeit und extrapyramidalen Nebenwirkungen haben.

Sowohl der Definitionsanspruch „bessere extrapyramidale Verträglichkeit" in Relation zur antipsychotischen Wirksamkeit wie der Indikationsanspruch „bessere Wirksamkeit auf Negativsymptomatik" – beide Kriterien beziehen sich auf den Vergleich mit traditionellen Neuroleptika – wurden bisher nur begrenzt bewiesen, da die meisten neueren Neuroleptika in den Hauptstudien mit großer Fallzahl (große Phase-III-Prüfungen) nur gegen Haloperidol verglichen wurden, während der Vergleich gegen verschiedene andere traditionelle Neuroleptika mit günstigem extrapyramidalem Verträglichkeitsprofil und/oder unterstellter Effektivität bei Negativsymptomatik kaum durchgeführt wurde. Insofern bleibt die Unsicherheit, ob die atypischen Neuroleptika wirklich gegenüber *allen* traditionellen Neuroleptika die reklamierte Überlegenheit haben.

Bemerkenswert ist, daß einige dieser atypischen Substanzen wie z. B. Risperidon, Olanzapin und Sertindol hochpotente Neuroleptika sind (also diesbezüglich dem Haloperidol vergleichbar) und trotzdem eine bessere extrapyramidale Verträglichkeit (und bessere Wirksamkeit auf Negativsymptomatik) haben. Das macht deutlich, daß die Unterscheidung keineswegs auf eine banale Differenzierung nach der alten Regel „niedrigpotente Substanzen haben bessere extrapyramidale Verträglichkeit, hochpotente Substanzen haben schlechtere extrapyramidale Verträglichkeit" zurückgeführt werden kann. Andererseits sind durchaus einige der hier zu subsumierenden Substanzen, wie z. B. das Clozapin oder Zotepin, zumindest wenn man von der Größenordnung der durchschnittlichen Tagesdosierung ausgeht, allenfalls als mittelpotente Substanzen zu klassifizieren, so daß bei diesen Substanzen schon eher der Gedanke naheliegen würde, die bessere extrapyramidale Verträglichkeit mit der Klassifizierung als niedrig- bis mittelpotente Substanz in Beziehung zu setzen.

In Parenthese sei erwähnt, daß auch die Begriffe „niedrig-, mittel- und hochpotente" Neuroleptika nicht unproblematisch und keinesfalls ausreichend definitorisch festgelegt sind. Es handelt sich bei diesen Begriffen um randunscharfe, klinische Definitionsansätze, die unter pragmatischen Aspekten einen gewissen Wert haben, sicherlich aber bisher nicht präzise genug festgelegt sind. Am ehesten wäre dieses auf der Basis von neuroleptischen Schwellenwertbestimmungen, wie sie Haase durchgeführt hat (Haase 1972), in arbiträrer Weise möglich. Ein solcher Ansatz, der die neuroleptische Schwelle auf der Basis der ersten auftretenden feinmotorischen extrapyramidalen Symptome festlegt, ist aber gerade für Substanzen, die durch Nichtkongruenz der Dosis-Wirkungs-Kurven für antipsychotische und extrapyramidale Effekte gekennzeichnet sind, also für atypische Neuroleptika (s. u.), nicht geeignet.

Wie dargelegt, ist der Begriff „atypische Neuroleptika" nicht unproblematisch. Er wird hier trotzdem in einem klinisch-pragmatischen Sinne benutzt, um der reklamierten Sonderstellung einer Reihe von Neuroleptika, die nach den traditionellen Phenothiazinen und Butyrophenonen entwickelt wurden, Rechnung zu tragen. Um dem Dschungel fragwürdiger diesbezüglicher Definitionsversuche zu entgehen, wird von einigen Autoren statt dessen der Begriff „neue Neuroleptika" vorgeschlagen. In der Tat ist die Gruppe der neuen Neuroleptika weitgehend deckungsgleich mit der Gruppe der atypischen Neuroleptika, da fast alle neueren Substanzen mit dem Anspruch eines diesbezüglich besonderen Wirkprofils auftreten und diesen größtenteils auch belegt haben. Diese sich nur auf die Zeitdimension des Entwicklungsjahres beziehende Klassifizierung ist allerdings nicht eindeutiger, wenn sie gleichzeitig implizieren soll, daß alle diese Substanzen ein besonderes klinisches Wirkprofil im obengenannten Sinne haben. Insbesondere bereitet der Begriff gewisse semantische Schwierigkeiten, wenn man z. B. Clozapin, Zotepin, Sulpirid – Neuroleptika, die schon lange auf dem Markt sind – wegen ihres besonderen klinischen Profils einbeziehen und von den traditionellen Phenothiazinen und Butyrophenonen abgrenzen will. „Neue" bzw. dann vielleicht besser „neuere" Neuroleptika wären demnach nicht

Tabelle 1. Pharmakologische Charakteristika, die hypothetisch in Zusammenhang mit dem atypischen klinischen Profil von Neuroleptika gebracht werden

- Besonderheit in der Bindung an Dopaminrezeptoren:
    - Ausgewogene Relation zwischen D_2- und D_1-Blockade
    - Bevorzugte Bindung an D_4-Rezeptoren
    - Bevorzugte Bindung an D_3-Rezeptoren
- Präferenzielle Wirkung im limbischen System
- Kombinierter Dopamin-D_2- und Serotonin-$5HT_2$-Antagonismus

nur Substanzen, die erst in den letzten Jahren auf den Markt gekommen sind, sondern Substanzen, die nach den traditionellen Phenothiazinen und Butyrophenonen eingeführt wurden. Implizit bringt auch diese Terminologie die, obwohl nicht expressis verbis formulierte, „Besonderheit" des klinischen Profils zum Ausdruck, was wieder zu den oben dargelegten Definitionsschwierigkeiten führt. Auch muß prinzipiell nicht jedes neue Neuroleptikum ein atypisches Profil haben.

Um die Definitionsproblematik noch weiter zu treiben, müßte man angesichts der Tatsache, daß die klassischen Neuroleptika größtenteils nicht entsprechend den heutigen methodischen Standards hinsichtlich der Effekte auf Negativsymptomatik geprüft worden und z. T. auch nicht so genau untersucht worden sind bezüglich feinerer Unterschiede in den extrapyramidalen Risiken, präzisieren, daß atypische Neuroleptika Substanzen sind, bei denen eine diesbezüglich genauere Untersuchung entsprechend dem heutigen methodischen Standard erfolgt ist und daß dabei die zur Definition eines atypischen Neuroleptikums gehörenden Besonderheiten des Wirk- und Nebenwirkungsprofils gefunden wurden. Diese Definition impliziert, daß auch ältere Neuroleptika potentiell als Neuroleptika mit atypischem Wirkprofil beschrieben werden könnten, wenn entsprechende Untersuchungen nach dem aktuellen methodischen Standard durchgeführt und die entsprechenden Besonderheiten im klinischen Profil gefunden werden. Dieser Gedanke macht noch einmal deutlich, daß es wahrscheinlich nicht so einfach ist, neuere Substanzen mehr oder weniger automatisch als atypische Neuroleptika einzustufen (obwohl die meisten mit dieser Zielsetzung entwickelt worden sind!!) und alte Neuroleptika automatisch mit dem in diesem Kontext pejorativ gemeinten Begriff „traditionelle Neuroleptika" zu belegen, also Neuroleptika mit ausgeprägten extrapyramidalen Nebenwirkungen und ohne deutliche Wirkung auf Negativsymptomatik. Grundsätzlich könnten auch alte Neuroleptika ein atypisches Profil bei entsprechender sorgfältiger Prüfung zeigen.

Aus pharmakologischer Sicht lassen sich bestimmte pharmakologische Besonderheiten von atypischen Neuroleptika in eine hypothetische Beziehung zu der besseren extrapyramidalmotorischen Verträglichkeit (Tabelle 1) und z. T. auch zur besseren Wirksamkeit bei Negativsymptomatik setzen. Darauf basieren verschiedene pharmakologische Erklärungsansätze. Diese sind größtenteils noch nicht ausreichend empirisch bewiesen unter dem Aspekt, daß die jeweiligen pharmakologischen Besonderheiten einen eindeutigen Bezug zur Atypizität des Neuroleptikums haben. Auch weist nicht jedes der als atypisch beschriebenen Neuroleptika alle diese pharmakologischen Besonderheiten auf. Einige Substanzen weisen nur ein Charakteristikum auf, wie z. B. das Risperidon mit seinem D_2-5-HT_2-Antagonismus, andere vereinigen mehrere dieser pharmakologischen Besonderheiten auf sich, wie z. B. das Clozapin.

Ein relativ unumstrittener Befund ist, daß sich die klinisch als atypisch beschriebenen Neuroleptika durch eine tierexperimentell darstellbare Dissoziation der Dosis-Wirkungs-Kurve der Indikatormodelle für antipsychotische Wirkungen und der Indikatormodelle für extrapyramidale Nebenwirkungen auszeichnen (s. u.). Für die spezielle Wirkung auf Negativsymptomatik hingegen gibt es kein Tiermodell.

Ein pharmakologisches Tiermodell zur Vorhersage einer antipsychotischen Wirksamkeit beim Menschen sind die durch Dopaminagonisten erzeugten Verhaltensweisen. Dopaminagonisten wie Amphetamin oder Apomorphin erzeugen beim Nager sich wiederholende Bewegungsabläufe (Stereotypien), bei Mäusen eine gesteigerte Lauf- und Kletteraktivität. Diese Wirkungen der Dopaminagonisten werden durch Neuroleptika aufgehoben. Als Indikator für extrapyramidale Nebenwirkungen beim Menschen wird in Tierversuchen die kataleptogene Wirkung der Neuroleptika untersucht. Es kommt beim Versuchstier unter Neuroleptikaeinfluß zum Erliegen des Spontanverhaltens, zur Steigerung des Muskeltonus und zu Haltungsanomalien (gekrümmter Rumpf, weit abgestreckte Extremitäten) im Sinne einer Katalepsie (Calderon et al. 1988; Hoffman u. Donovan 1995). Für Neuroleptika mit einem günstigen extrapyramidalen Nebenwirkungsprofil ist typisch, daß die Besserung der von Dopaminergika erzeugten Verhaltensänderungen im Tierversuch bei viel geringeren Dosierungen erfolgt als die Induktion der kataleptogenen Wirkung. Diese Dissoziation der beiden Dosis-Wirkungs-Kurven ist charakteristisch für Neuroleptika mit „atypischem" Profil hinsichtlich extrapyramidaler Verträglichkeit, während bei traditionellen Neuroleptika die Dosis-Wirkungs-Kurven sehr nahe beieinander liegen (Abb. 1).

Von einigen Autoren wird noch zusätzlich zu den genannten Kriterien eine antipsychotische Wirksamkeit auf schizophrene Plussymptomatik bei Nonrespondern auf traditionelle Neuroleptika in die Definition einbezogen. Dadurch wird die Definition noch komplexer und sehr schwer durch eine Substanz zu erreichen, insbesondere wenn alle drei Definitionskriterien erfüllt sein müssen.

Will man den Begriff „atypisches Neuroleptikum" verwenden, so sollte man ihn nicht in einem kategorialen Sinne verwenden, sondern eher in einem dimensionalen Sinne und sich der fließenden Übergänge zu dem klinischen Wirkungsspektrum der „traditionellen Neuroleptika" bewußt sein. Demnach gäbe es Substanzen mit mehr oder minder atypischem Profil, die mehr oder minder dem Anspruch gerecht werden, sich durch ein im Verhältnis zur antipsychotischen Wirksamkeit besonders günstiges extrapyramidal-motorisches Nebenwirkungs-

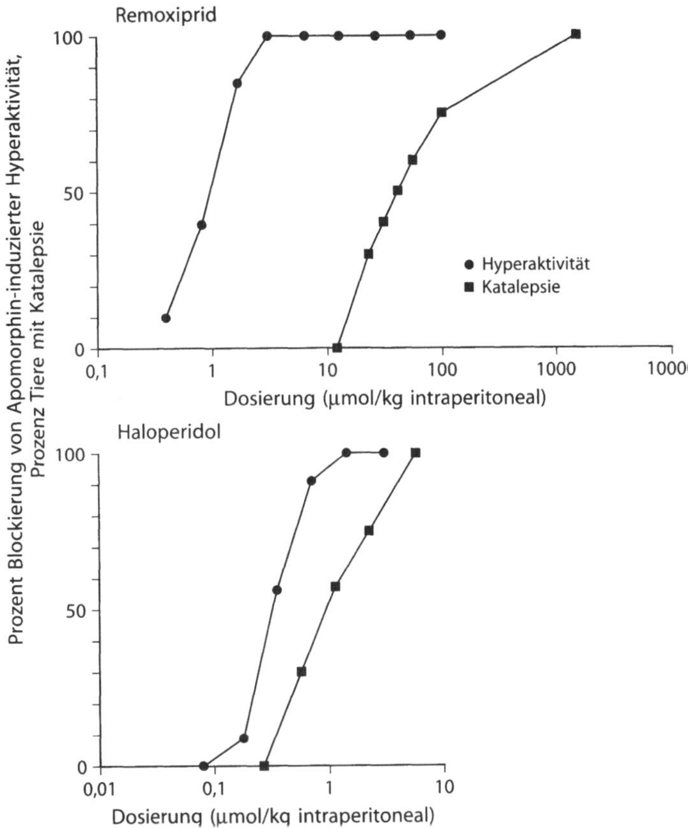

Abb. 1. Blockade der durch Apomorphin ausgelösten Hyperaktivität durch steigende Dosen eines atypischen Neuroleptikums (Remoxiprid) bzw. eines klassischen Neuroleptikums (Haloperidol) im Vergleich zur dosisabhängigen Auslösung von Katalepsien. (Mod. nach Ögren et al. 1990)

profil und/oder ausgeprägte Effekte auf die Negativsymptomatik im Vergleich zu traditionellen Neuroleptika auszuzeichnen.

Um das hier abstrakt Ausgeführte zu konkretisieren, seien einige der Substanzen genannt, die heute zur Gruppe der atypischen Neuroleptika gezählt werden. Unter den älteren Substanzen ist das Clozapin, aber auch insbesondere basierend auf den Ergebnissen neuer methodisch hochwertiger Studien aus England (Petit et al. 1996), das Zotepin zu nennen. Alle in den letzten Jahren bzw. kürzlich neu eingeführten Substanzen, wie Risperidon, Olanzapin, Sertindol und Amisulprid, gehören ebenfalls zu der Gruppe der atypischen Neuroleptika. Das ebenfalls dazugehörige Remoxiprid mußte leider wegen seltener, aber schwerer unerwünschter Nebenwirkungen bereits wenige Jahre nach Einführung wieder vom Markt genommen werden. Von den Substanzen, die noch nicht eingeführt

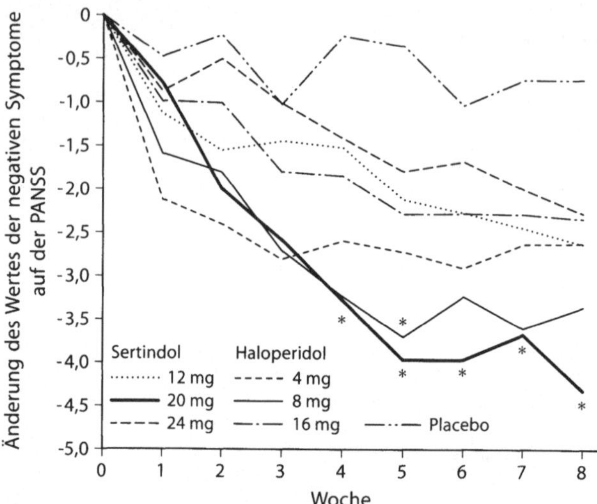

Abb. 2. Mittelwerte der Änderungsscores auf der PANSS-Subskala; Negativsymptomatik bei schizophrenen, mit Plazebo, Sertindol oder Haloperidol behandelten Patienten (Zimbroff et al. 1997). Die Gesamtsignifikanz wurde für die Plazebo- und Sertindol-Gruppen in Woche 4 ($F = 3{,}25$, $df = 3{,}233$, $p = 0{,}02$), in Woche 5 ($F = 4{,}53$, $df = 3.233$, $p = 0{,}004$), in Woche 6 ($F = 3{,}24$, $df = 3{,}233$, $p = 0{,}02$), in Woche 7 ($F = 3{,}29$, $df = 3{,}233$, $p = 0{,}02$) und in Woche 8 ($F = 4{,}41$, $df = 3{,}233$, $p = 0{,}005$) durch Varianzanalyse ermittelt. Die Gesamtsignifikanz wurde für die Plazebo- und Haloperidolgruppen in Woche 5 ($F = 2{,}78$, $df = 3{,}226$, $p = 0{,}04$) durch Varianzanalyse ermittelt. Ein Sternchen (*) weist auf einen signifikanten Unterschied gemäß dem Dunnett-Test im Vergleich zur Plazebobehandlung hin. Bei der mit 20 mg Sertindol behandelten Gruppe: in Woche 4 ($p = 0{,}007$), in Woche 5 ($p = 0{,}001$), in Woche 6 ($p = 0{,}008$) in Woche 7 ($p = 0{,}007$) und in Woche 8 ($p = 0{,}001$); bei der mit 8 mg Haloperidol behandelten Gruppe: in Woche 5 ($p = 0{,}02$)

sind, beanspruchen Quetiapin und Ziprasidon ebenfalls die Klassifikation als atypisches Neuroleptikum.

Immer wieder wurde proklamiert, daß auch einige der älteren Neuroleptika ein mehr oder weniger atypisches Profil haben, wie z. B. Perazin. Dies ist aber zumindest bisher unzureichend durch entsprechende Studien eines ausreichenden methodischen Standards belegt worden.

Sertindol als Beispiel eines neuen atypischen Neuroleptikums

Sertindol blockiert in starkem Maß D_2-Rezeptoren, 5-HT_2-Rezeptoren und α_1-noradrenerge Rezeptoren, geringgradig cholinerge und histaminerge Rezeptoren. Entsprechend diesem Rezeptorprofil wirkt die Substanz kaum sedierend und anticholinerg, hat aber deutliche kreislaufdepressive Effekte (Hyttel et al. 1992a, b).

Es gibt Hinweise dafür, daß Sertindol selektiv auf die mesolimbisch/mesokortikalen Bahnen wirkt. Die akute Sertindolgabe führte selektiv zu einer stärkeren

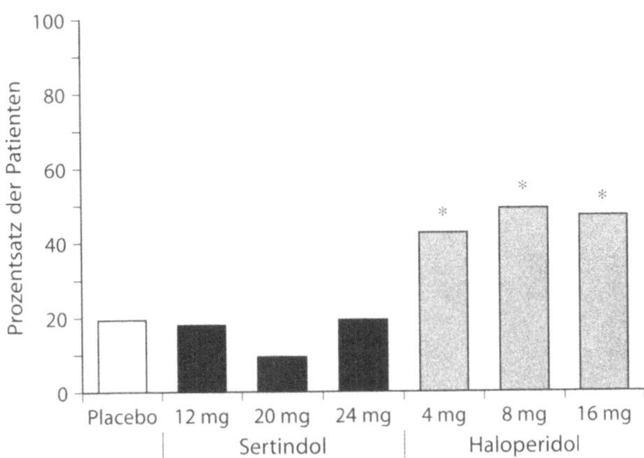

Abb. 3. Einnahme von Anticholinergika gegen extrapyramidale Symptome durch schizophrene mit Plazebo, Sertindol oder Haloperidol behandelte Patienten (Zimbroff et al. 1997). Ein Sternchen (*) weist auf einen signifikanten Unterschied zwischen der Haloperidolgruppe und allen drei Sertindolgruppen sowie der Plazebogruppe hin (Fisher-Test, $p \leq 0,05$). Beim Vergleich von Haloperidol (4 mg/Tag) mit Plazebo sowie 12 mg, 20 mg und 24 mg Sertindol/Tag betrugen die p-Werte 0,004, 0,002, $\leq 0,001$ und 0,004. Beim Vergleich der Gruppen, die mit 8 mg und 16 mg Haloperidol behandelt wurden, betrugen sämtliche p-Werte $\leq 0,001$

Erhöhung des DA-Metaboliten DOPAC im präfrontalen Kortex relativ zum Striatum (Fink-Jensen et al. 1993). Die Messung der spontan aktiven DA-Neuronen ergab eine 100fach stärkere Wirkung auf die A10- als auf die A9-Dopaminneuronen (Skarsfeldt u. Perregaard 1990; Skarsfeldt 1992). Dieser Effekt wird bei chronischer Anwendung aufgehoben, ohne daß jetzt bekannt ist, welche klinische Bedeutung dieses Phänomen hat (Skarsfeldt 1994).

In der methodisch einzigartigen 7-Arm-Studie, die als Meilenstein in der klinisch-psychopharmakologischen Evaluation anzusehen ist, wurden ca. 500 Patienten acht Wochen täglich mit Sertindol (12, 20 oder 24 mg), Haloperidol (4, 8 oder 16 mg) oder Placebo behandelt (Zimbroff et al. 1997). In allen Gruppen außer der Placebo-Gruppe kam es zu einer signifikanten Besserung. Negativsymptome besserten sich leicht bei allen Behandlungsgruppen, signifikant am Ende der Behandlung, aber nur unter 20 mg Sertindol, wie mit Hilfe der PANSS und SANS gezeigt wurde (Abb. 2). Alle Haloperidoldosen verursachten mehr EPMS als Sertindol oder Placebo (Abb. 3 und 4), wobei die Sertindolpatienten größenordnungsmäßig den Placebo-Patienten glichen, d. h. diese Gruppe zeigte im Gegensatz zu Haloperidol-Patienten extrapyramidale Symptome, die wahrscheinlich schon vor Beginn der Therapiestudie durch die Vorbehandlung mit Neuroleptika induziert wurden.

In einer anderen Studie mit 600 schizophrenen Patienten wurden 8, 16, 20 und 24 mg Sertindol mit 10 mg Haloperidol verglichen (Hale et al. 1996). Alle Bedingungen führten zu einer Besserung des PANSS-Gesamtscores, wobei 16

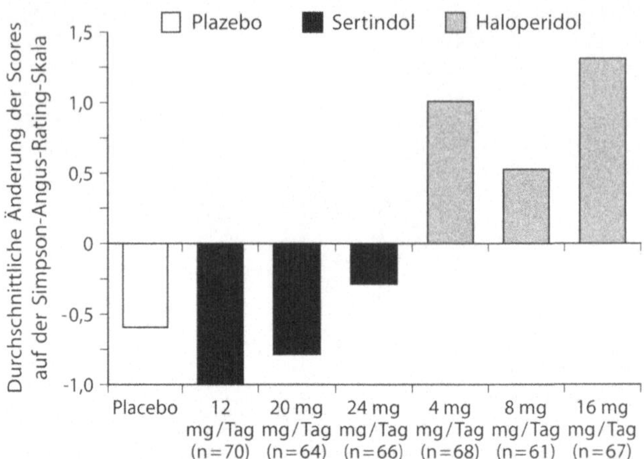

Abb. 4. Durchschnittliche Änderung der Scores für extrapyramidale Symptome auf der Simpson-Angus-Skala bei schizophrenen Patienten, die mit Plazebo, Sertindol oder Haloperidol behandelt wurden. Eine Abnahme der Werte bedeutet eine Verbesserung. (Nach Zimbroff et al. 1997)

und 24 mg Sertindol und 10 mg Haloperidol besser waren als 8 mg Sertindol. In der 16-mg-Gruppe war die Reduktion der Negativsymptomatik besser als unter 10 mg Haloperidol. Alle Sertindoldosen wurden besser vertragen als Haloperidol.

Die Wirkung auf Negativsymptomatik, die bisher nur im Rahmen von akuten Exazerbationen schizophrener Psychosen mit gemischter produktiver und negativer Symptomatik untersucht wurde, konnte durch komplexe statistische Analysen, wie sie erstmals für Risperidondaten durchgeführt wurden (Möller et al. 1995; Möller u. Müller 1997) als eine vorwiegend direkte (also im wesentlichen nicht erklärbar durch die bessere extrapyramidale Verträglichkeit u. a.) Einflußnahme auf die Negativsymptomatik, dargestellt werden (Tandon 1996). Die Untersuchung des Effektes von Sertindol auf Negativsymptomatik im Rahmen chronischer Defizitsyndrome schizophrener Psychosen steht noch aus.

In einer kontrollierten Langzeitstudie im Vergleich zu Haloperidol wurden eine gute rezidivprophylaktische Wirksamkeit sowie Verträglichkeitsvorteile im Vergleich zu Haloperidol gezeigt (Daniel et al. 1996; Nabulski et al. 1996; Krystal 1996).

Klinische Möglichkeiten der atypischen Neuroleptika

Das breite Spektrum der pharmakologischen Profile atypischer Neuroleptika reicht z. B. von dem selektiven Dopamin-Antagonisten Amisulprid über den mehr oder weniger selektiven Dopamin-D_2-5-HT_2-Rezeptorblocker Risperidon bis zu dem pharmakologischen Grundprofil einer „rich drug" (ehemals auch als „dirty drug" bezeichnet) wie Clozapin oder Olanzapin, die in sehr komplexer Weise mit verschiedenen ZNS-Transmittersystemen interagiert. Daraus ergeben sich natürlich auch Konsequenzen für das klinische Profil.

Während z. B. Risperidon praktisch nicht sedierend wirkt, zeigen Olanzapin, Zotepin und insbesondere Clozapin deutlich sedierende Wirkungen. Während diese durchaus Teil eines erwünschten klinischen Wirkprofils sein können und nicht nur unter Nebenwirkungsaspekten zu sehen sind (insbesondere in der Akutbehandlung erregter psychotischer Patienten), haben die anticholinergen Nebenwirkungen, die bei Zotepin und Olanzapin deutlich, bei Clozapin in unterschiedlich starkem Ausmaß vorhanden sind, eine bei bestimmten Patienten erhebliche Bedeutung für die Verträglichkeit, insbesondere bei bestimmten Risikogruppen (Harnverhaltung, Obstipation, Augeninnendrucksteigerung, kardiale Störungen), aber auch unter dem Aspekt subjektiv störender Nebenwirkungen sowie der kognitiven Begleitwirkungen. Unter dem Aspekt kardialer Probleme sei die für Sertindol beschriebene selten auftretende QT-Zeitverlängerung über den kritischen Grenzwert von 500 ms erwähnt, die zum Ausschluß kardialer Risikopatienten führt und obendrein EKG-Kontrollen notwendig macht. Die bei einigen Substanzen vorhandene stärkere α-adrenalytische Wirkung, wie z. B. bei Clozapin und Sertindol, mit der Gefahr von Hypotonie bzw. orthostatischer Dysregulation macht eine einschleichende Dosierung erforderlich, die insbesondere bei akuten psychotischen Patienten die Anwendungsmöglichkeiten begrenzt. Das für Clozapin bekannte geringgradige Risiko einer lebensbedrohlichen Agranulozytose mit den darausfolgenden Restriktionen für die generelle Anwendung dieser Substanz scheint beim Olanzapin nach dem bisherigen Erfahrungsstand nicht zu bestehen.

Während Clozapin und Zotepin wie auch Amisulprid mittelpotente Substanzen sind, also relativ hochdosiert werden mussen, sind Risperidon wie auch Sertindol und Olanzapin hochpotente Substanzen.

Die starke Noradrenalin-Wiederaufnahmehemmung des Zotepins läßt an antidepressive Effekte dieser Substanz denken, die insbesondere bei gemischten schizophrenen und affektiven Syndromen von Vorteil sein könnten. Allerdings ist der diesbezügliche Vorteil noch nicht ausreichend durch klinische Studien gesichert (Wolfersdorf et al. 1994).

Bei der Anwendung nicht sedierender atypischer Neuroleptika im Rahmen der Behandlung akuter erregter Psychosen sollte unbedingt in Kombination mit einer sedierenden Substanz, z. B. mit einem Benzodiazepin, behandelt werden, um eine unnötige Dosissteigerung des Neuroleptikums zu vermeiden und eine ausreichende psychomotorische Dämpfung zu erreichen. Kombinationen atypi-

Tabelle 2. In den letzten Monaten in Deutschland eingeführte atypische Antipsychotika. Die Einschätzung der Rezeptoraffinität als hoch, mittel oder niedrig ist in erster Linie relativ zur antipsychotischen Wirkung, in zweiter Linie relativ zu anderen Substanzen zu sehen. Die Angaben sind vorläufig und müssen z. T. erst durch weitere Studien bestätigt werden. *D* Dopaminrezeptoren; *HT* Serotoninrezeptoren; *Alpha* Alpha-Adrenorezeptoren; *H* Histaminrezeptoren; *M* muskarinische Acetylcholinrezeptoren. (Modifiziert und ergänzt nach Bandelow u. Rüther 1997)

Neuroleptikum Chemische Gruppe	Olanzapin Thienobenzodiazepin	Sertindol Phenylindol	Amisulprid Benzamid
Rezeptoraffinitäten			
Hoch	D_2 $HT_{2A}HT_{2B}HT_{2C}$ $Alpha_1$ H_1 M_1	D_2 HT_{2A}, HT_{2C} $Alpha_1$	D_2, D_3
Mittel	D_1D_4 HT_3HT_6	D_3D_4	
Niedrig	HT_{1A}, HT_{1B} HT_{1D}	H_1 M_1	
Halbwertszeit (h)	33–51	24–84	ca. 12
Dosisbereich (mg/Tag)	10–20	16–24	400–800
Nebenwirkungen	Kopfschmerzen Gewichtszunahme Unruhe Koordinations- störungen Schläfrigkeit Schlaflosigkeit Rhinitis, Obstipation Diarrhö Mundtrockenheit Übelkeit, Erbrechen Schwindel, Tremor Pharyngitis Transaminasen- erhöhung QT-Verlängerung Parästhesien	Hypotonie Schlaflosigkeit Verstopfte Nase Obstipation Vermindertes Ejakulationsvolumen Mundtrockenheit Hypertonie Kopfschmerz Somnolenz Schwindel Orthostatische Dysregulation Synkopen, Tremor QT-Verlängerung Gewichtszunahme	Schlaflosigkeit Ängstlichkeit Erregtheit Schläfrigkeit Schwindel Obstipation Übelkeit Erbrechen Mundtrockenheit Prolaktinerhöhung Extrapyramidale Nebenwirkungen

scher Neuroleptika mit typischen Neuroleptika, z. B. zum Zweck der Sedierung oder Wirksamkeitssteigerung bei refraktären Patienten, sollten nur für einen begrenzten Zeitraum durchgeführt werden, um die Verträglichkeitsvorteile der atypischen Neuroleptika nicht aufs Spiel zu setzen.

Insgesamt geben die atypischen Neuroleptika zu Hoffnungen Anlaß, da sie aufgrund ihrer besseren Verträglichkeit und z. T. auch besseren Wirksamkeit auf Negativsymptomatik zu einer besseren Akzeptanz der Neuroleptika bei den Patienten führen und damit die Compliance insbesondere unter Langzeitbedingungen erhöht und die Langzeitprognose der Erkrankung gebessert werden kann.

Erst allmählich wird die unterschiedliche Wirkung der Neuroleptika überhaupt und ganz besonders der atypischen Neuroleptika auf den kognitiven Status schizophrener Patienten evaluiert. Die diesbezüglichen Ergebnisse weisen u. a. auf die Unterschiede zwischen Risperidon und Clozapin hin (Franz u. Gallhofer, in press; Meltzer 1995; Meltzer et al. 1994; Lee et al. 1994; Gallhofer et al. 1996). Der wesentlich günstigere Effekt von Risperidon im Vergleich zu Clozapin könnte u. a. mit dem Fehlen anticholinerger Wirkungen, die bekannterweise kognitive Störungen verursachen, zusammenhängen.

Es kann kein Zweifel daran bestehen, daß die derzeitig verfügbaren atypischen Neuroleptika sowohl hinsichtlich ihres pharmakologischen Profils (Tabelle 2), ihres klinischen Wirk- und Verträglichkeitsprofils und ihres Evaluationsstandes z. T. sehr unterschiedlich sind. Ähnlich wie bei den traditionellen Neuroleptika haben wir es mit einer unter verschiedenen Aspekten heterogenen Gruppe zu tun, in der jedes einzelne Medikament nicht gegen das andere ausgetauscht werden kann, sondern sinnvoll für den jeweilig individuellen Patienten angewandt werden sollte. Es kann also nicht darum gehen, die eine Substanz gegen die andere auszuspielen, sondern eher darum, die Vorteile der gesamten Gruppe atypischer Neuroleptika zu propagieren. Grundsätzlich kann es natürlich auch nicht darum gehen, die traditionellen Neuroleptika generell durch die atypischen Neuroleptika zu ersetzen, sondern den gewachsenen Erfahrungsstand bezüglich der alten Neuroleptika weiter in sinnvoller Weise zu nutzen.

Literatur

Bandelow B, Rüther E (1997) Antipsychotische Behandlung: Jüngste Weiterentwicklungen und pharmakologische Grundlagen. Psychopharmakotherapie 4:1–18

Calderon SF, Sanberg PR, Norman AB (1988) Quinolinic acid lesions of rat striatum abolish D1- and D2-dopamine receptor-mediated catalepsy. Brain Res 450:403–407

Daniel DG, Schmitz PJ, Staser JA, Holgate KL (1996) Two open-label, long-term safety studies of sertindole. 149th Annual Meeting of the American Psychiatric Association

Fink-Jensen A, Hansen L, Nielsen PG, Nielsen EB (1993) Clozapine, risperidone and sertindole preferentially increase interstitial DOPAC levels in rat prefrontal cortex relative to dorsolateral striatum. Soc Neurosci Abstr 19:81

Franz M, Gallhofer B (1997) Risperidon – ein neuer Serotonin-/Dopamin-Antagonist zur Behandlung der Schizophrenie. Psychopharmakotherapie 4:54–58

Gallhofer B, Bauer U, Lis S, Krieger S, Gruppe H (1996) Cognitive dysfunction in schizophrenia: Comparison of treatment with atypical antipsychotic agents and conventional neuroleptic drugs. Eur Neuropsychopharmacol 6:13–20

Haase HJ (1972) Therapie mit Psychopharmaka und anderen psychotropen Medikamenten. Schattauer, Stuttgart

Hale A, Burght VD, Wehnert A, Friberg HH (1996) A European dose-range study comparing the efficacy, tolerability and safety of four doses of sertindole and one dose of haloperidol in schizophrenic patients. CINP Congress, Melbourne

Hoffman DC, Donovan H (1995) Catalepsy as a rodent model for detecting antipsychotic drugs with extrapyramidal side effect liability. Psychopharmacol Berl 120:128–133

Hyttel J, Arnt J, Costall B et al. (1992a) Pharmacological profile of the atypical neuroleptic sertindole. Clin Neuropharmacol 15 (Suppl 1 Pt A):267A–268A

Hyttel J, Nielsen JB, Nowak G (1992b) The acute effect of sertindole on brain 5-HT2, D2 and alpha 1 receptors (ex vivo radioreceptor binding studies). J Neural Transm Gen Sect 89:61–69

Krystal J (1996) Sertindole: A multi-center, one year, haloperidol controlled trial assessing the long term safety, efficacy and quality of life in stable schizophrenic patients. Abstract. ACNP Kongress, Puerto Rico

Lee MA, Thompson PA, Meltzer HY (1994) Effects of clozapine on cognitive function in schizophrenia. J Clin Psychiatry 55 (Suppl B):82–87

Meltzer HY (1995) Role of serotonin in the action of atypical antipsychotic drugs. Clin Neurosci 3:64–75

Meltzer HY, Lee MA, Ranjan R (1994) Recent advances in the pharmacotherapy of schizophrenia. Acta Psychiatr Scand Suppl 384:95–101

Möller HJ (1995) Neuere Entwickungen in der antipsychotischen Medikation. Schweiz Arch Neurol Psychiatr 146:230–239

Möller HJ, Müller H (1997) Statistical differentiation between direct and indirect effects of neuroleptics on negative symptoms. Eur Arch Psychiatry Clin Neurosci 247:1–5

Möller HJ, Müller H, Borison RL, Schooler NR, Chouinard G (1995) A pathanalytical approach to differentiate between direct and indirect drug effects on negative symptoms in schizophrenia patients. A re-evaluation of the North American risperidone study. Eur Arch Psychiatry Clin Neurosci 245:45–49

Nabulski AA, Mack RJ, Sebree TB, Copeland LF (1996) Reduction of hospital days in sertindole-treated patients: one-year findings. 149th Annual Meeting of the American Psychiatric Association

Ögren SO, Florvall L, Hall H, Magnusson O, Ängeby-Möller K (1990) Neuropharmacological and behavioural properties of remoxipride in the rat. Acta Psychiat Scand 82 (Suppl 358):21–26

Petit M, Raniwalla J, Tweed J, Leutenegger E, Dollfus S, Kelly F (1996) A comparison of an atypical and typical antipsychotic, zotepine versus haloperidol in patients with acute exacerbations of schizophrenia: a parallel-group double-blind trial. Psychopharmacol Bull 32:81–87

Skarsfeldt T (1992) Electrophysiological profile of the new atypical neuroleptic, sertindole, on midbrain dopamine neurones in rats: acute and repeated treatment. Synapse 10:25–33

Skarsfeldt T (1994) Comparison of short-term administration of sertindole, clozapine and haloperidol on the inactivation of midbrain dopamine neurons in the rat. Eur J Pharmacol 254:291–294

Skarsfeldt T, Perregaard J (1990) Sertindole, a new neuroleptic with extreme selectivity on A10 versus A9 dopamine neurones in the rat. Eur J Pharmacol 182:613–614

Tandon R (1996) The action of sertindole on negative symptoms in schizophrenia. Abstract. ACNP Kongress, Puerto Rico

Wolfersdorf M, Konig F, Straub R (1994) Pharmacotherapy of delusional depression: experience with combinations of antidepressants with the neuroleptic zotepine and haloperidol. Neuropsychobiology 29:189–193

Zimbroff DL, Kane JM, Tamminga CA et al. (1997) Controlled, dose-response study of sertindole and haloperidol in the treatment of schizophrenia. Am J Psychiatry 154:782–791

DISKUSSION

Frage: Welche Vorzüge haben die neuen Neuroleptika gegenüber den klassischen?

Ergebnis der Diskussion: Eines der wichtigsten Argumente für die neuen Neuroleptika ist, daß sie weniger extrapyramidalmotorische Störungen verursachen. Vielfach wird argumentiert, als müsse man die klassischen Neuroleptika einfach nur etwas niedriger dosieren, um extrapyramidalmotorische Störungen zu vermeiden. Haloperidol (Haldol) hat aber auch in niedrigen Dosierungen von 4 mg deutliche extrapyramidale Nebenwirkungen, wie neuere Studien zeigten. Bei Sertindol (Serdolect) und einigen anderen atypischen Neuroleptika hat man sie weder in der niedrigen noch in der relativ hohen Dosierung. Weitere Argumente sind die bessere Wirkung auf die Negativsymptomatik und die bessere Behandlung von Non-Respondern auf herkömmliche Neuroleptika.

Stellenwert und Grenzen klassischer Neuroleptika in der Langzeittherapie schizophrener Erkrankungen

W. Gaebel und M. Jänner

Der Verlauf schizophrener Psychosen

Schizophrene Verläufe haben sich im Laufe der Dekaden im Sinne eines Syndromwandels mit Abnahme schwerer Erkrankungsformen und Zunahme unspezifischer und milderer Symptomatik verändert (Hogarty 1977). Parallel hierzu hat der Anteil sozial Geheilter zugenommen, ohne daß sichere Veränderungen in den Prävalenz- oder Inzidenzraten nachweisbar wären (Häfner u. Heiden 1986; Hare 1986; Strömgren 1987; Torrey 1987). In welchem Ausmaß an dieser Entwicklung veränderte soziokulturelle, ökonomische und therapeutische Bedingungen beteiligt sind, muß offen bleiben.

Bei Zugrundelegung eines engen Schizophrenie-Konzepts sind nach 5 Jahren etwa 60% aller Patienten „ungebessert", bei Patienten mit sogenannten reaktiven oder nicht prozeßhaften Schizophrenien nur 20% (Stephens 1978). Neben der prognostischen Bedeutung des diagnostischen Konzepts beträgt z. B. für Ersterkrankte nach 5–6 Jahren der Anteil Ungebesserter 28%, für Mehrfacherkrankte hingegen 48% (Brown et al. 1966).

In zwei großen Studien zum Langzeitverlauf aus dem deutschen Sprachraum konnte gezeigt werden (Bleuler et al. 1976), daß sich vom 5. Jahr nach Krankheitsbeginn der Zustand der Kranken im Durchschnitt nicht mehr verschlimmert, sondern eher bessert. Dieser „positive Knick" in der Rezidivhäufigkeit konnte auch in einer neueren deutschen Studie gezeigt werden (Abb. 1).

Bleuler et al. (1976) beschrieben, daß ungefähr die Hälfte aller früheren Patienten langdauernd erwerbstätig bleiben. Bei mehr als 1/4 aller Erkrankten zeigen sich selbst nach vieljähriger Krankheitsdauer noch dramatische Änderungen im Befinden, die übrigen Kranken erreichen nach einigen Jahren einen ziemlich stabilen Zustand; davon zeigen rund 1/4 der Fälle eine dauernde Heilung (psychopathologische Vollremission). Unter allen Schizophrenen sind Verläufe mit akuten Episoden, die sich wieder bessern oder ausheilen, häufiger als ein chronischer Verlauf ohne akut psychotisches Geschehen. In ungefähr 1/5 aller Fälle tritt nach einer oder mehreren akuten Psychosen immer wieder Heilung auf.

Der übereinstimmend günstige Verlaufsausgang dieser Studien wird auch durch zwei amerikanische Langzeitstudien gestützt (Tsuang et al. 1979; Harding et al. 1987a). Harding et al. (1987b) sehen diese konvergierenden Ergebnisse als Beleg für die psychosoziale Plastizität und gegen die rein biologische Determiniertheit des Krankheitsverlaufs.

Im Rahmen der International Pilot Study of Schizophrenia (IPSS, WHO 1979) fanden sich in der 2-Jahres- (Strauss u. Carpenter 1972) und 5-Jahres-Katamnese (Strauss u. Carpenter 1977) zwar signifikante, aber nur mäßige Korrelationen zwischen den Outcome-Bereichen Hospitalisierungsdauer, soziale Kontakte, Beschäftigung und Symptomatik. In Kombination mit den longitudinal vergleichsweise hohen Korrelationen innerhalb einzelner Ver-

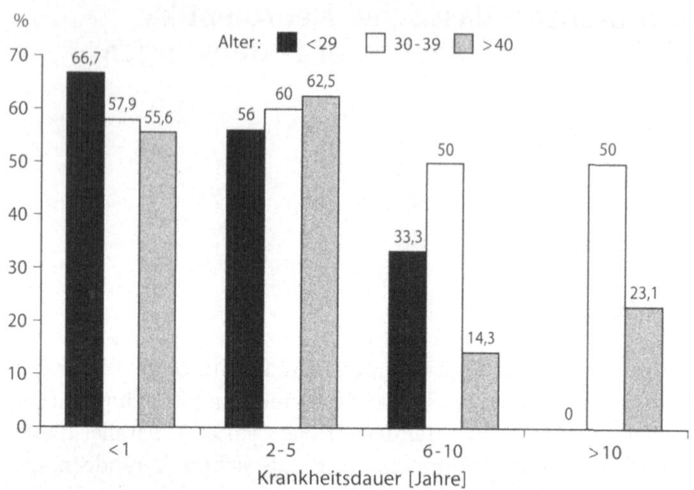

Abb. 1. 2-Jahres-Rückfallraten (%) in Abhängigkeit von Alter und Krankheitsdauer. (Pietzcker et al. 1993)

laufsbereiche wurde die These der Mehrdimensionalität und partiellen Unabhängigkeit von Verlaufsprozessen aufgestellt (Strauss u. Carpenter 1974, 1977; Pietzcker et al. 1986). In der Langzeitbehandlung spielen Outcome-Merkmale wie soziale Anpassung, Lebensqualität und subjektives Wohlbefinden eine zunehmende Rolle gegenüber der Akutbehandlung.

Unter Placebo im Rahmen doppelblind kontrollierter Neuroleptika-Studien fanden sich nach durchschnittlich 6 Monaten Rückfallraten von 55% (Davis et al. 1980), nach zwei Jahren steigt dieser Anteil auf ca. 80% an (Hogarty et al. 1979). Einer Rückfallprophylaxe kommt im Hinblick auf einen ungünstigen „Bahnungseffekt" (Heimann 1983) auf die Langzeitprognose durch nicht rechtzeitig behandelte oder wiederholte Rezidive (Wyatt 1991; Lieberman 1993) eine besondere Rolle zu.

Insbesondere zu Beginn der Erkrankung sind sichere Angaben über den langfristigen psychopathologischen oder sozialen Ausgang schwierig. Der Verlaufsausgang schizoaffektiver Psychosen scheint eine Mittelposition zwischen dem schizophrener und affektiver Erkrankungen einzunehmen (Harrow u. Grossman 1984). Ein emotional kritisch-überengagiertes Familienklima („high expressed emotions") ist wiederholt als Rückfallprädiktor schizophrener Psychosen beschrieben worden (Vaughn et al. 1984). Allerdings können auch mit multivariaten statistischen Verfahren kombinierte Prädiktoren nicht mehr als 40% der Verlaufsvarianz aufklären (Bland 1982; Möller et al. 1984; Gaebel u. Pietzcker 1987). Die meisten der beschriebenen Prädiktorenmuster haben prospektiven Replikationsversuchen kaum standgehalten. Patienten mit günstiger Ausgangssituation und günstigerer Verlaufsprognose scheinen am meisten von einer neuroleptischen Langzeitbehandlung zu profitieren (Goldberg et al. 1977). Zunehmende Bedeutung gewinnen biologische Prädiktoren (z. B. die Reaktion auf ein pharmakologisches „Challenge" in der Rückfallprädiktion von Ersterkrankungen, vgl. Lieberman 1993) im Rahmen einer konzeptuell und methodisch optimierten Prädiktionsforschung (Awad 1985; Gaebel u. Awad 1994).

Der Krankheitsverlauf unter neuroleptischer Behandlung

Mit Einführung des Chlorpromazin und später weiterer Neuroleptika in die Behandlung schizophrener Psychosen Anfang der 50er Jahre konnten zum Teil langjährig hospitalisierte Patienten entlassen werden („Deinstitutionalisierung"), mußten aber auch häufig wieder aufgenommen werden („Drehtür-Psychiatrie"). Zur Anpassung der psychiatrischen Versorgungsstruktur an diese veränderte Situation wurde ein extramurales, gemeindenahes Versorgungskonzept mit medizinischen und soziotherapeutischen Behandlungselementen konzipiert und aufgebaut (Hansell u. Willis 1977; Freeman 1981). Wenn es auch heute gesicherte Befunde über die therapeutische Beeinflußbarkeit der episoden- und mittelfristigen Streckenprognose gibt, so fehlen andererseits gesicherte Erkenntnisse über die Beeinflußbarkeit der langfristigen Richtungsprognose schizophrener Erkrankungen.

Bleuler (1972) trat der Annahme, die Mehrzahl der gebesserten Schizophrenen blieben nur unter neuroleptischen Mitteln auf lange Sicht gebessert, kritisch entgegen. Er sah den Einsatz der Neuroleptika in der Langzeitbehandlung nur dort gerechtfertigt, wo erwiesenermaßen nach Reduktion der Mittel Rückfälle drohen. Huber et al. (1979) fanden dagegen Hinweise für eine günstige Beeinflussung der Langzeitentwicklung durch Psychopharmakotherapie. Insbesondere die bereits während der ersten psychotischen Manifestation – nach 1950 – behandelten Patienten wiesen eine signifikant günstigere psychopathologische und soziale Dauerprognose auf. Die daraus abgeleitete Vermutung, daß eine neuroleptische Behandlung im Initialstadium der Erkrankung den weiteren Spontanverlauf günstig beeinflußt, wird auch durch andere Befunde gestützt (May et al. 1976; vgl. Wyatt 1991).

In doppelblind kontrollierten postakuten Langzeitbehandlungsstudien ergab sich eine durchschnittliche Rückfallquote von 19% unter Neuroleptika gegenüber 55% unter Placebo (Davis et al. 1980). Davis (1985) kalkulierte eine monatliche Rückfallrate von ca. 10% unter Placebo und 2–3% unter Verum. Studien über 2 Jahre an einem unausgelesenen Krankengut zeigen im ersten bzw. zweiten Behandlungsjahr Rückfallquoten unter Placebo von 68% bzw. 80%, unter Neuroleptika von 31% bzw. 48% (Hogarty et al. 1973, 1974).

Die Rückfallrate unter neuroleptischer Behandlung liegt bei voll remittierten schizophrenen Patienten mit 7–8% im ersten Behandlungsjahr deutlich niedriger (Rifkin et al. 1977; Hartmann et al. 1980). Diese Befunde betonen das besonders gute Behandlungsansprechen bei günstiger prognostischer Ausgangssituation (vgl. Kane et al. 1982).

Absetzstudien mehrjährig unter Neuroleptika rezidivfrei gebliebener Patienten zeigen (Hogarty et al. 1976; Cheung 1981), daß auch nach dem 5. Behandlungsjahr noch Rezidivquoten über 60% auftreten, die ziemlich genau denen im ersten Behandlungsjahr entsprechen. Auch wenn längerfristig kontrollierte Studien nicht vorliegen, stützen diese Ergebnisse die Annahme einer jahre- bis jahrzehntelangen Wirksamkeit rezidivprophylaktischer Behandlung (Gaebel et al.

1981), d. h. eine „Heilung" tritt auch mit zunehmender Behandlungsdauer nicht ein. Trotz Abnahme des spontanen Rückfallrisikos im Laufe der Zeit bleibt eine signifikante Placebo-Verum-Differenz bestehen (Hogarty u. Ulrich 1977).

Bei einer Dreiteilung der Phänomenologie schizophrener Erkrankungen in Positiv-, Negativ- und soziale Symptomatik (Strauss et al. 1974) bildet Positivsymptomatik (deren Reduktion oder Auftretensprophylaxe) das Zielsyndrom neuroleptischer Behandlung. Aber auch Negativsymptomatik ist nicht völlig unresponsiv (Carpenter et al. 1985; Goldberg 1985). Bezüglich sozialer Symptomatik werden keine primären neuroleptischen Behandlungseffekte erwartet. Während einige Autoren nicht ausschließen, daß die soziale Dimension durch eine neuroleptische Behandlung negativ beeinflußt werden kann (May u. Goldberg 1978), zeigen andere Autoren, daß sich mit Symptomreduktion und Verhinderung von Rückfällen sekundär auch die Lebensqualität der Patienten verbessert (Barnes et al. 1983).

Grundsätzlich hat sich die mittelfristige Langzeitprognose schizophrener Patienten unter der Einführung der neuroleptischen Langzeitbehandlung verbessert. Andererseits sind die Einsatzmöglichkeiten und der Erfolg einer Langzeitbehandlung durch verschiedene Faktoren eingeschränkt. Zum einen gelangen viele Patienten aufgrund unzureichender Compliance, die im ambulanten Bereich auf bis zu 50% geschätzt wird (Johnson 1984), nicht in den möglichen Wirksamkeitsbereich einer Langzeitbehandlung. Das Auftreten später Hyperkinesen in ca. 10–15% der Fälle einer Langzeitbehandlung stellt besondere Anforderungen an die Risiko-Nutzenabwägung einer Behandlung (Gaebel 1993). Dies gilt vor allem, da je nach Stichprobe durchschnittlich 20–30% der Patienten Non- oder Partialresponder auf eine Neuroleptika-Langzeitbehandlung sind und andererseits ein etwa gleich großer Prozentsatz auch unter Placebo rückfallfrei bleibt (Hogarty et al. 1974). Diese Grenzen der neuroleptischen Langzeitbehandlung haben die Entwicklung von Behandlungsmodifikationen stimuliert.

Strategien neuroleptischer Rezidivprophylaxe

Symptomsuppression, Rezidivprophylaxe und Verschlechterungsprophylaxe (Helmchen 1978) sind je nach Verlaufsform die Hauptindikationen einer neuroleptischen Langzeitbehandlung. Als Behandlungsformen neuroleptischer Rezidivprophylaxe können folgende Methoden unterschieden werden:

Langzeitmedikation

- Standarddosierung
- Niedrigdosierung

Intervallbehandlung mit neuroleptischer Frühintervention

Es konnte gezeigt werden, daß eine niedrig dosierte Langzeitbehandlung der Standardbehandlung hinsichtlich ihrer rückfallprophylaktischen Wirksamkeit –

bei gleichzeitig geringerer Nebenwirkungsinzidenz – gleichwertig ist, sofern sie nicht unter eine bestimmte Minimaldosierung abgesenkt wird (Schooler 1991; Kane u. Marder 1993). Die Niedrigdosierung kann daher heute als weitgehend anerkannte Behandlungsalternative zur Standardbehandlung gelten. Als fragliche Alternative zur Langzeitmedikation wurde in mehreren Studien die Wirksamkeit einer intermittierenden Behandlung mit neuroleptischer Frühintervention untersucht.

Neuroleptische Langzeitbehandlung

Behandlungsindikation. Die Indikation zur Langzeitbehandlung sollte aufgrund ihrer nachgewiesenen Wirksamkeit grundsätzlich breit gestellt werden (Kissling 1991), allerdings unter Abwägung von Nutzen/Risiko-Gesichtspunkten. Unsicherheiten bestehen insbesondere bei Patienten mit Ersterkrankungen, bei denen aufgrund des fehlenden Vorverlaufs die weitere Prognose nur bedingt abgeschätzt werden kann, zumal sich in dieser Patientengruppe ein größerer Anteil an prognostisch günstigen Verläufen befindet. Andererseits konnte gezeigt werden, daß auch diese Gruppe eine spontane Rückfallrate von 40% und mehr aufweist, die durch Neuroleptika signifikant zu senken ist (Rifkin et al. 1977).

Wahl des Neuroleptikums. Abgesehen von der Frage der Applikationsform stellt sich die Frage nach der Wahl des Präparates für die Langzeitbehandlung. Grundsätzlich kann zunächst jedes Neuroleptikum, das in der Akutbehandlung eingesetzt wird, auch für die Langzeitbehandlung als geeignet gelten. Gruppenstatistisch können alle Neuroleptika – adäquate Dosierung vorausgesetzt – als gleich wirksam gelten, unterscheiden sich aber nicht unerheblich in ihrem Nebenwirkungsprofil (Gaebel 1985; Kane u. Marder 1993). Für das atypische Neuroleptikum Clozapin konnte gezeigt werden, daß es auch bei Therapieresistenz auf konventionelle Neuroleptika in 30% zu einem Therapieansprechen führt (Kane et al. 1988). Nicht zuletzt im Hinblick auf die unter dieser Substanz höchst unwahrscheinliche Entwicklung tardiver Dyskinesien kommt ihr eine besondere Bedeutung in der Langzeitbehandlung zu. Die aufgrund ihres Nebenwirkungsprofils erwartete gleich gute Wirkung neuer Antipsychotika muß sich in der Praxis erweisen.

Aufgrund interindividueller Wirksamkeits- und Verträglichkeitsunterschiede zwischen einzelnen Substanzen ist eine individuelle Indikationsstellung anzustreben, rationale Kriterien für eine individuelle Substanzwahl existieren allerdings – bis auf die substanzgruppenspezifischen Nebenwirkungsprofile – nur bedingt. In jüngster Zeit wurden Praxisleitlinien für die Akut- wie Langzeitbehandlung vorgelegt (Frances et al. 1996; APA 1997), die auch zur Frage der Substanzwahl Stellung nehmen. Die sehr allgemeinen Empfehlungen lauten z. B.: „Select medication, dose, and route of administration most likely to enhance compliance and reduce side effects" (Frances et al. 1996). In der Regel sollten bereits in früheren Behandlungen verwendete, individuell wirksame und verträgliche Neuroleptika bevorzugt werden. Im Einzelfall spielt die den individuellen Lebensumständen und ambulanten Behandlungsbedingungen angepaßte Verträglichkeit eine besondere Rolle bei der Langzeitverordnung. Mittel- bis hochpotente Substanzen in individuell angepaßter Dosierung sind aufgrund ihrer geringen Sedierung zu bevorzugen. Neue atypische Substanzen mit weitgehend fehlenden EPS und günstiger Beeinflussung von Negativsymptomen, die allerdings nicht als Depotform vorliegen, werden möglicherweise über eine höhere Patientenakzeptanz und damit bessere Compliance eine Verbesserung der rezidivprophylaktischen Wirksamkeit erzielen. Derzeit ist ihr Preis eine – fachlich allerdings nicht akzeptable – Hürde für ihren breiteren Einsatz speziell in der Behandlung des niedergelassenen Nervenarztes.

Applikation und Dosierung. Abhängig von der individuellen Compliance, die bei Mehrfacherkrankten gemäß ihres Vorbehandlungsverhaltens verläßlicher eingeschätzt werden kann als bei Ersterkrankten, bei denen allerdings Verhalten und Einstellung während der Akutbehandlung Vorhersagen erlaubt, fällt die Entscheidung für oder gegen eine depotneuroleptische Behandlung. Kontrollierte Studien haben allerdings eine – nichtsignifikante – rezidivprophylaktische Überlegenheit der Depotneuroleptika gegenüber oralen Neuroleptika erst im zweiten Behandlungsjahr nachgewiesen (Hogarty et al. 1979).

In einer deutschen Multicenter-Studie (Pietzcker et al. 1986, 1993) konnte gezeigt werden, daß sich die Ergebnisse einer zweijährigen Behandlung mit Depotneuroleptika von der mit oralen Neuroleptika im Hinblick auf die Zeit bis zum Eintreten des ersten Rezidivs nicht signifikant unterscheiden (Abb. 2a). Dies galt auch, wenn die Gruppe der oralen Neuroleptika weiter nach niedrig-/mittelpotent und hochpotent aufgegliedert wurde (Abb. 2b). Betrachtet man allerdings die Anzahl der Rezidive, so ist ein Unterschied zwischen den drei Gruppen zu erkennen. Dieser ist allein auf die Patienten mit hochpotenten oralen Neuroleptika zurückzuführen (Duncan's „multiple range test" zum 5%-Niveau abgesichert). Für weitere Variablen (BPRS, GAS, CGI, EPS, AIMS, subjektives Wohlbefinden) ließen sich keine Unterschiede nachweisen (Tabelle 1). Während die gesamte Stichprobengröße dieser Studie bei n = 158 lag, konnten für diesen Vergleich nur 77 Patienten herangezogen werden, da nur für diese eine eindeutige Zuordnung zu den Kategorien Depotneuroleptika oder orale Neuroleptika über den gesamten Zeitraum möglich war.

Da die Zuteilung zur Applikationsform und den einzelnen Substanzen nicht randomisiert, sondern nach klinischer Indikationsstellung erfolgte, bleibt die Frage offen, ob die auf Depotneuroleptika eingestellten Patienten unter oraler Medikation schlechter abgeschnitten hätten – und umgekehrt.

Trotz dieser eher wenig spektakulären Ergebnisse, die z. T. vermutlich auf Selektionsartefakte zurückgehen, darf die praktische Bedeutung der Depotneuroleptika nicht unterschätzt werden (Glazer u. Kane 1992). Ihre Applikation garantiert eine gleichmäßige, aufgrund der guten Bioverfügbarkeit (Wegfall des First-pass-Effekts!) vergleichsweise geringe Dosierung, sie erfordert einen regelmäßigen Behandlerkontakt und läßt Behandlungsabbrüche sofort erkennen.

In der bereits erwähnten deutschen Multicenter-Studie zeigte sich allerdings, daß die vom Behandler beurteilte Compliance zwischen den mit Depot-Neuroleptika und oralen Neuro-

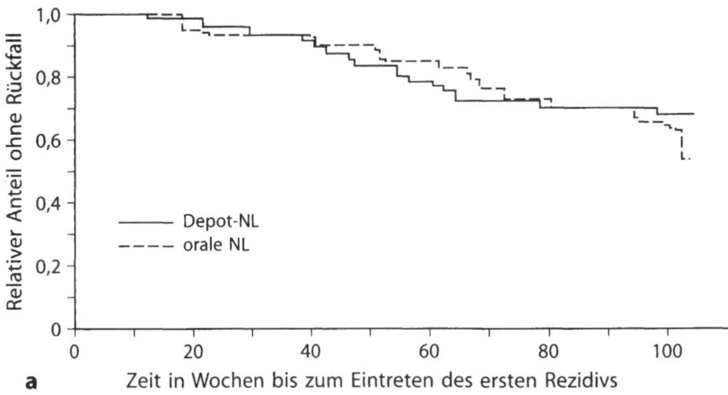

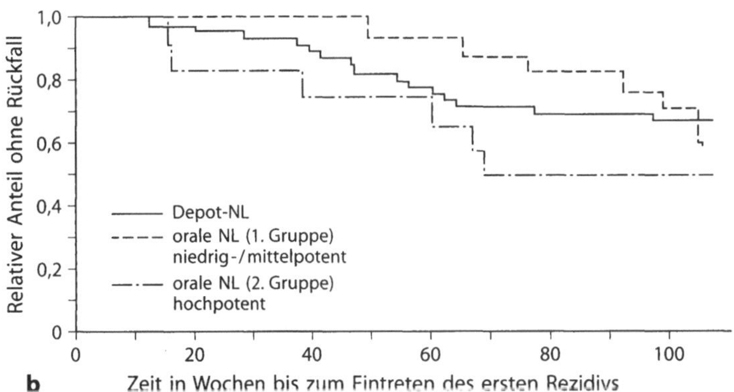

Abb. 2 a, b. Anteil nichtredivierter Patienten unter 2jähriger Neuroleptika-Behandlung. a Der Wilcoxon-Test für die Schichthomogenität zeigt keinen Unterschied zwischen Depot-NL und oralen NL (Chi²-Wert = 0,02; P-Wert = 0,86). **b** Der Wilcoxon-Test für die Schicht-homogenität zeigt keinen Unterschied zwischen Depot-NL und niedrig-/mittelpotenten und hochpotenten oralen NL (Chi²-Wert = 2,80; P-Wert = 0,35)

leptika behandelten Gruppen nicht signifikant unterschiedlich war. Andererseits war die in CPZ-Äquivalenten berechnete Tagesdosis in der Depotgruppe hochsignifikant höher als in der oralen Behandlungsgruppe (Tabelle 2).

Offensichtlich werden – trotz anderslautender Empfehlungen (s. u.) – auch heute noch eher überhöhte Depotneuroleptika-Dosen verordnet.

Bei gesicherter Behandlungsakzeptanz und guter Verträglichkeit einer Substanz ist die orale Behandlung vorzuziehen, weil sie flexiblere Dosiermöglichkeiten zuläßt und dem Patienten größere Eigenverantwortlichkeit und mehr Selbstbestimmung im Umgang mit seiner Erkrankung zuweist. Von Vorteil ist weiterhin, wenn das oral verabreichte Präparat, mit dem die Akutbehandlung durchgeführt wurde und mit dessen Wirkung und Verträglichkeit demnach bereits Erfahrungen bestehen, beibehalten werden kann. Derartige Überlegungen gelten

Tabelle 1. Vergleich Depot-NL vs. orale NL (1. Gruppe, niedrig-/mittelpotent) vs. orale NL (2. Gruppe, hochpotent) (n = 77)

Untersuchte Größe	Medikationskategorie		Mittelwerte		
	F-Wert	P-Wert	Depot-NL (n = 47)	Orale NL 1. Gruppe (n = 18)	Orale NL 2. Gruppe (n = 12)
Anzahl der Rezidive im Untersuchungszeitraum	3,20	0,04	0,42	0,33	1,00
Anzahl der stationären Aufnahmen	0,78	0,46	0,46	0,22	0,33
Kumulierte Dauer der stationären Aufnahmen	0,98	0,37	3,29	1,27	1,58
GAS-Score zu T2	1,18	0,31	69,10	70,60	63,50
BPRS ANDP zu T2	1,16	0,31	6,08	5,55	7,00
BPRS ANERG zu T2	1,72	0,18	7,36	5,94	7,58
BPRS SCHIZO zu T2	1,19	0,31	13,30	12,60	15,40
CGI (Schweregrad) zu T2	2,74	0,07	3,59	3,16	4,16
EPS Summenscore zu T2	0,39	0,67	0,91	1,00	0,41
AIMS (Schweregrad der abnehmenden Bewegungen) zu T2	0,61	0,54	10,20	10,10	10,10
Subjektives Wohlbefinden zu T2	0,01	0,98	27,90	28,10	27,00

Tabelle 2. Vergleich Depot-NL vs. orale NL (1. Gruppe, niedrig-/mittelpotent) vs. orale NL (2. Gruppe, hochpotent) (n = 77)

Untersuchte Größe	Medikationskategorie		Mittelwerte		
	F-Wert	P-Wert	Depot-NL (n = 47)	Orale NL 1. Gruppe (n = 18)	Orale NL 2. Gruppe (n = 12)
Compliance	0,24	0,78	0,79	0,73	0,84
Tagesdosis (mg CPZ)	Chi^2-Wert 19,90	0,0001	326,00	97,60	155,20

insbesondere für Substanzen, für die keine Depotpräparation verfügbar ist (z. B. Perazin oder Clozapin sowie neue atypische Substanzen), weniger für Substanzen, die auch als Depotpräparate vorliegen (z. B. Haloperidol, Fluphenazin oder Flupentixol).

In allen Fällen einer Umstellung auf Depotneuroleptika ist zu berücksichtigen, daß für die Konvertierung von oralen in depotneuroleptische Dosierungen nur grobe Anhaltsregeln bestehen. Da sich ein Steadystate-Plasmaspiegel unter

Depotmedikation erst nach mehreren Monaten aufbaut, wird eine überlappende Umstellung empfohlen (Marder et al. 1989). In der Regel sollte diese Umstellung bereits stationär eingeleitet werden. Bei Patienten, die unter (zu niedrig dosierter?) Depotmedikation rezidivieren, wird die Depotmedikation unter Dosisadjustierung und passagerer Kombination mit oraler Medikation beibehalten.

Aus der stationären Behandlung werden Patienten oft mit noch relativ hohen Neuroleptikadosen entlassen. Während der anschließenden ca. sechsmonatigen Stabilisierungsphase sollte die Dosis allenfalls schrittweise und vorsichtig reduziert werden. Bei symptomsupprimierten Patienten zeigt sich dabei durch rasche Exazerbation, wenn eine kritische Dosis unterschritten wird, so daß eine erneute Dosiserhöhung auf die zuletzt wirksame Dosis erfolgen kann. Bei vollremittierten Patienten mit rezidivprophylaktischer Behandlung i.e.S. führen kritische Dosisreduktionen jedoch meist erst nach ca. 3–6 Monaten zu einem Rezidiv. Reduktionsversuche, die vor allem aus Gründen einer Nebenwirkungsminimierung indiziert sind, sollten daher grundsätzlich nur in sehr langsamen Schritten erfolgen (z. B. in 3- bis 6monatigen Intervallen, Kissling et al. 1991). Als minimal wirksame prophylaktische Dosen werden Injektionen von 6,5–12,5 mg/2 Wochen Fluphenazin-Decanoat, 20 mg/2 Wochen Flupenthixol-Decanoat oder 50–60 mg/4 Wochen Haloperidol-Decanoat empfohlen, während orale Dosen bei ca. 100 mg CPZ-Äquivalent liegen. Bei Unterschreitung dieser Dosen ist mit einem steigendem Rückfallrisiko zu rechnen (Schooler 1991).

In der o. g. deutschen Multicenter-Studie fand sich, daß Patienten mit Tagesdosen über 200 mg CPZ-Äquivalenten *häufigere* und kumuliert *längere* stationäre Behandlungen aufwiesen und darüber hinaus hinsichtlich GAS, BPRS-Subscores (Anergie, schizophrenietypische Symptomatik), CGI, EPS und AIMS nach zwei Jahren schlechter abschnitten als Patienten mit Dosen unter 200 mg (Tabelle 3). Dagegen unterschieden sich die Gruppen mit Dosen unter 100 mg und 100–200 mg CPZ-Äquivalenten nicht voneinander (Duncan's „multiple range test" zum 5%-Niveau abgesichert). Einzig im subjektiven Wohlbefinden ergaben sich keine Unterschiede. Diesem Vergleich konnten alle 158 Patienten der Studie zugrundegelegt werden.

Aufgrund der nicht-randomisierten Zuweisung zu den beiden Dosisgruppen lassen sich keine kausalen Rückschlüsse ziehen. Die Ergebnisse deuten am ehesten darauf hin, daß eine Gruppe mit primär schlechterem Verlauf trotz höherer Dosierung weniger gut respondiert, aber ausgeprägtere extrapyramidalmotorische Nebenwirkungen aufweist.

Behandlungsdauer. Für Patienten mit Ersterkrankung wird heute trotz der obengenannten prognostischen Besonderheiten eine Behandlung für 1–2 Jahre, für solche mit mehrfachen Episoden eine Behandlung für 5 Jahre und länger empfohlen (Kissling et al. 1991; Frances et al. 1996; APA 1997). Wie die oben erwähnten Absetzstudien zeigen, ist auch nach diesem Zeitraum das Rückfallrisiko hoch, was mit dem Patienten und seinen Angehörigen im Falle eines Absetzwunsches erörtert werden muß. Eine langfristige Behandlung ist nur im Rahmen eines Gesamtbehandlungsplans sinnvoll durchführbar, in den selbstverständlich auch nichtpharmakologische Interventionen zu integrieren sind (Gaebel 1996).

Tabelle 3. Vergleich von Kategorien der mittleren Tagesdosis (n = 158)

Untersuchte Größe	Dosiskategorie		Mittelwerte		
	F-Wert	P-Wert	0 bis 100 mg (n = 39)	100 bis 200 mg (n = 56)	Über 200 mg (n = 63)
Anzahl der Rezidive im Untersuchungszeitraum	0,27	0,76	0,69	0,82	0,79
Anzahl der stationären Aufnahmen	7,69	0,0007	0,25	0,50	0,87
Kumulierte Dauer der stationären Aufnahmen	9,00	0,0002	1,40	3,40	7,80
GAS-Score zu T2	5,94	0,003	71,20	70,00	63,70
BPRS Andep zu T2	0,22	0,80	5,92	6,25	6,19
BPRS Anerg zu T2	7,08	0,001	6,20	6,70	8,20
BPRS Schizo zu T2	2,94	0,05	12,70	12,70	14,50
CGI (Schweregrad) zu T2	8,01	0,0005	3,20	3,30	4,00
EPS Summenscores zu T2	4,51	0,01	0,43	0,44	1,26
AIMS (Schweregrad der abnehmenden Bewegungen) zu T2	8,12	0,0004	10,00	10,07	10,42
Subjektives Wohlbefinden zu T2	1,32	0,27	24,70	30,20	31,60
Compliance	2,82	0,06	0,68	0,77	0,88

Begleitbehandlung. Medikamentenkombinationen sind grundsätzlich auf ein Minimum zu beschränken, wobei mögliche Interaktionen zu beachten sind (Gaebel 1992). Dies betrifft insbesondere auch die Langzeitprophylaxe mit Clozapin, z. B. bei der Umstellung auf ein phenothiazinhaltiges Depotpräparat oder umgekehrt (Gaebel et al. 1994). Kombinationen von zwei oder gar mehr als zwei Neuroleptika haben nur in seltenen Fällen (schlaffördernde/sedierende Qualität eines niedrigpotenten Neuroleptikums, Krisenbehandlung) ein Rational.

Spätestens seit den Untersuchungen von Hogarty et al. (1974) ist bekannt, daß die Kombination der neuroleptischen Langzeitbehandlung mit einem sozialtherapeutischen Verfahren die Rückfallrate und den Verlaufsausgang weiter zu reduzieren bzw. bessern vermag. Seitdem sind eine Reihe weiterer psychosozialer Therapieverfahren mit einzel- und familientherapeutischen Interventionen evaluiert worden (Bellack u. Mueser 1993). Wichtig erscheint die Einbettung der Pharmakotherapie in einen edukativen Behandlungsrahmen, in dem Aufklärung über Krankheitsursachen und -folgen, potentielle Stressoren (i. S. des Vulnerabilitäts-Streß-Konzepts) und Behandlungsmöglichkeiten die Kooperation von Patient und Angehörigen fördern (Gaebel 1996).

Nebenwirkungsmanagement. Die Langzeitbehandlung mit Neuroleptika erfordert regelmäßige Laborkontrollen. Dies betrifft insbesondere die Langzeitbehandlung mit Clozapin. Im übrigen sei hier auf die einschlägige Literatur verwiesen (z. B. König 1992). Ein Plasmaspiegelmonitoring empfiehlt sich nicht routinemäßig, sondern wenn z. B. unter oraler Behandlung Zweifel an der Compliance bestehen, wenn trotz gesicherter Einnahme keine ausreichende Rückfallprophylaxe erreicht wird, wenn unerwünschte Arzneimittelwirkungen auftreten, bei Medikamentenkombinationen oder somatischen Begleiterkrankungen, im Alter. Befunde eines optimalen steady-state-Wirkspiegels, z. B. für Fluphenazin (Marder et al. 1991), bedürfen weiterer Absicherung.

Tritt unter der Langzeitbehandlung ein depressives Syndrom auf, das oft schwierig gegen EPS (Akinese) oder Negativsymptomatik (Affektstarre) abgrenzbar ist (Gaebel 1993), empfiehlt sich nach Plasmaspiegelkontrolle ggf. eine Dosisreduktion oder ein probatorischer Behandlungsversuch mit einem Anticholinergikum. Handelt es sich um ein beginnendes Rezidiv, ist die neuroleptische Dosis zu erhöhen, andernfalls kann auch passager mit einem Antidepressivum kombiniert werden. Bei persistierender affektiv-emotionaler/motorischer Symptomatik stellt sich die Indikation zur Umstellung auf ein atypisches Prinzip.

Begründete Indikationsstellung zur Neuroleptikabehandlung, Niedrigdosierung und dem Einsatz eher mittelpotenter oder atypischer Substanzen, regelmäßige Befundkontrolle und adäquate Aufklärung stellen prophylaktische Maßnahmen dar, die das Auftretensrisiko tardiver Dyskinesien gering halten bzw. Frühsymptome rechtzeitig erkennen lassen. Treten dennoch Bewegungsstörungen auf, hängt die Entscheidung über weitere Maßnahmen u. a. von einer Nutzen-Risiko-Abwägung ab, in der vor allem das Risiko eines Psychoserezidivs bei Dosisreduktion zu berücksichtigen ist. An kurativen Möglichkeiten stehen vor allem Änderungen der neuroleptischen Behandlungsstrategie (Dosisreduktion, -erhöhung, Absetzen, Umstellen) gegenüber anderen medikamentösen Maßnahmen im Vordergrund (Gaebel 1993).

Frühinterventionsstrategien

Die neuroleptische Langzeitbehandlung findet ihre Grenzen durch die bereits erwähnten Begleitwirkungen und Wirksamkeitsbeschränkungen. Deshalb wurde nach alternativen Behandlungsstrategien gesucht.

Psychotische Rückfälle kündigen sich häufig durch unspezifische Prodromalsymptome wie Schlafstörungen, Nervosität und Unruhe sowie depressive Verstimmungen an (Herz u. Melville 1980). Aufgrund dieser Befunde wurde das Behandlungsrational der neuroleptischen Frühintervention mit der Zielvorstellung entwickelt, ein vollentwickeltes psychotisches Rezidiv durch eine neuroleptische Intervention bei Auftreten von Prodromalsymptomen zu verhindern. Damit in Zusammenhang sollten Neuroleptika im psychosefreien, remittierten Krank-

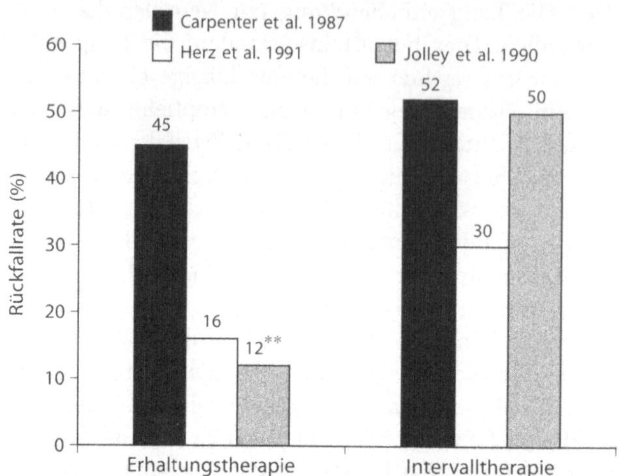

Abb. 3. Rückfallraten 2jähriger kontrollierter Studien zur neuroleptischen Intervalltherapie

heitsintervall weitgehend reduziert, möglichst ganz abgesetzt und erst beim Auftreten von Prodromalsymptomen wieder angesetzt werden. Diese Behandlungsstrategie wurde als „early intervention, time-limited, targeted pharmacotherapy" bezeichnet (Carpenter u. Heinrichs 1983). Unter der Voraussetzung, daß ohne Neuroleptika tatsächlich eine längerfristige Stabilität erreichbar ist und andererseits ein beginnendes Rezidiv rechtzeitig erkannt und verhindert werden kann, versprach diese Behandlungsalternative mit zeitweiliger Medikamentenfreiheit eine geringere neuroleptische Lebenszeitexposition – ein für die Prävention von Spätdyskinesien nicht unerheblicher Gesichtspunkt.

Pilotstudien bestätigte zunächst die prinzipielle Durchführbarkeit dieser Behandlungsstrategie mit überwiegend positiven Behandlungsergebnissen (Herz et al. 1982; Carpenter et al. 1982; Carpenter u. Heinrichs 1983). Mittlerweile liegen die Ergebnisse mehrerer internationaler kontrollierter Zweijahresstudien zur neuroleptischen Frühintervention vor (Carpenter et al. 1987; Carpenter et al. 1990; Jolley et al. 1989, 1990; Herz et al. 1991; vgl. Abb. 3).

Zusammengefaßt zeigte sich, daß die neuroleptische Frühinterventionsstrategie gegenüber der konventionellen Langzeitbehandlung in der rezidivprophylaktischen Wirksamkeit schlechter abschneidet. Während sich die soziale Anpassung der Patienten unter beiden Therapiestrategien nicht signifikant unterschied, waren die Drop-out-Raten unter neuroleptischer Frühintervention in allen Studien signifikant erhöht (Carpenter et al. 1990: 51%; Jolley et al. 1990: 56%; Herz et al. 1991: 62%). Offensichtlich ist die intermittierende neuroleptische Behandlung nur für einen kleinen Teil der Patienten praktikabel. Allerdings lag die neuroleptische Gesamtdosis unter intermittierender Behandlung niedriger, für die Nebenwirkungsrate ließen sich keine wesentlichen Unterschiede zwischen den Therapiestrategien erkennen (Jolley et al. 1990; Herz et al. 1991).

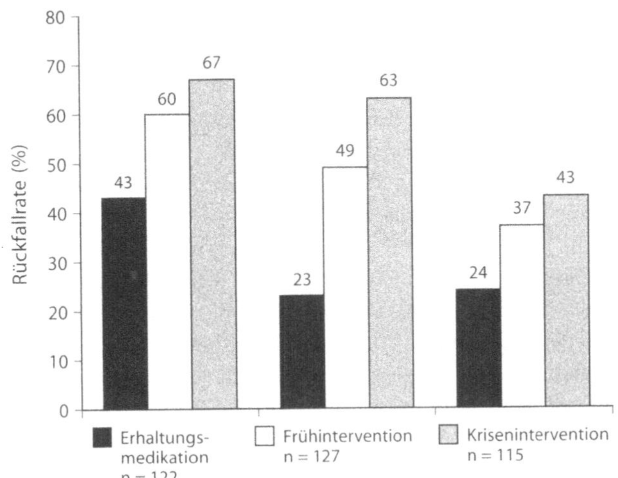

Abb. 4. Rückfallraten unter 2jähriger Behandlung mit unterschiedlichen neuroleptischen Behandlungsstrategien. (Pietzcker et al. 1993)

Zu ganz ähnlichen Ergebnissen kommt auch eine jüngst abgeschlossene NIMH-Studie (Schooler et al. 1993).

Unklar ist bisher geblieben, warum die neuroleptische Frühintervention schlechter abschneidet. Keine der vorgenannten Studien hat allerdings die Frage explizit und prospektiv untersucht, ob Prodromalsymptome tatsächlich valide Rückfallprädiktoren sind. Dieser grundlegende Aspekt der Frühintervention wurde in der bereits mehrfach erwähnten deutschen Multicenter-Studie untersucht (Pietzcker 1985; Pietzcker et al. 1986, 1993).

Insgesamt konnten 364 nach ICD-9 und RDC diagnostizierte Patienten mit schizophrenen und schizoaffektiven Psychosen in die Studie einbezogen werden, von denen 159 (44%) die zweijährige Behandlungs- und Beobachtungsphase abschlossen. Drei Therapiearme, denen die Patienten nach einer dreimonatigen poststationären Stabilisierungsphase randomisiert zugewiesen worden waren, wurden im offenen Studiendesign miteinander verglichen (neuroleptische Langzeitmedikation entsprechend der konventionellen Vorgehensweise, neuroleptische Frühintervention mit Absetzstrategie und erneuter Intervention bei Prodromalsymptomen, neuroleptische Kriseninterventionen mit Absetzstrategie und Intervention erst bei definiertem Auftreten eines Rezidivs).

Die Ergebnisse der Studie (Abb. 4) stehen mit denen der internationalen Studien weitgehend in Einklang.

Die Drop-out-Rate in den beiden intermittierenden Therapiestrategien war signifikant höher als unter Langzeitbehandlung. Alle drei Therapiestrategien unterschieden sich hinsichtlich der Rückfallraten signifikant voneinander. Analysen zur rezidivprädiktiven Bedeutung von Prodromalsymptomen zeigten keinen signifikanten Zusammenhang (Gaebel et al. 1993). Prodromalsymptome sind in ihrer prädiktiven Bedeutung offenbar mehrdeutig. In Übereinstimmung mit den anderen zitierten Studien fanden sich im übrigen keine Unterschiede hinsichtlich psychosozialer Anpassung, subjektivem Wohlbefinden und Nebenwirkungen zwischen den einzelnen Therapiearmen. Einzig die kumulative neuroleptische Dosis lag unter den intermittierenden Behandlungsformen signifikant niedriger, am niedrigsten fiel sie für die Frühinterventionsgruppe aus.

Fragt man nach der Indikationsstellung für diese Behandlungsstrategie, so sind allenfalls Patienten mit einem prognostisch günstigen, phasisch remittierenden Verlauf geeignet, der im klinischen Krankengut bei langer Verlaufsdauer nur in ca. 20% der Fälle beobachtet wird (Huber et al. 1979). In der Regel sind dies auch Patienten mit günstigen Prognosemerkmalen sowie guter Response auf eine Akut- und rezidivprophylaktische Langzeitbehandlung. Die Frühinterventionsstrategie ist demnach nur für Patienten geeignet, die unter Neuroleptika voll remittieren und nicht nur eine Symptomsuppression aufweisen. Grundsätzliche Kontraindikationen sind chronisch persistierende Positivsymptomatik sowie instabiler Verlauf unter Neuroleptika.

Chiles et al. (1989) fanden diese Ausschlußkriterien bei 62% einer unausgelesenen Stichprobe erfüllt. Weiter fanden sie folgende Indikationseinschränkungen: eine aktuell konflikthafte oder streßbelastete Lebenssituation sowie ein erst kurz (3–6 Monate) zurückliegendes Rezidiv, nach dem es noch nicht wieder zur vollen Stabilisierung gekommen ist. Neben diesen „absoluten" Kontraindikationen grenzen die Autoren „relative" Kontraindikationen wie z. B. Unkooperativität (33%), Selbst- oder Fremdgefährdung (16%) sowie „Management"-Probleme ab (z. B. Fehlen von Angehörigen oder zu große Wohndistanz zur Klinik). Bei Anlegen aller Kriterien bleiben nur 13% der Ausgangsstichprobe übrig, bei denen eine medikamentöse Frühintervention indiziert gewesen wäre.

Es handelt sich hier demnach um eine hochselektive Behandlungsstrategie, deren rezidivprophylaktische Effektivität an einer unausgelesenen Klientel nicht belegt ist. Dennoch scheinen einzelne Patienten von diesem Vorgehen zu profitieren. Entschließt man sich im Einzelfall anhand der vorgenannten Kriterien zur Durchführung einer Intervallbehandlung, müssen mit dem Patienten und seinen Angehörigen allgemeine und individuelle Prodromalsymptome ausführlich besprochen und für alle Beteiligten zur Basis therapeutischen Handelns gemacht werden. Aufklärung und Information über Krankheits- und Behandlungsmodelle gehören daher ebenso in den Behandlungskontext wie ein gezieltes psychosoziales Management. Für die Mehrzahl der Patienten stellt dieses Vorgehen allerdings ein nicht vertretbares Risiko dar (Gaebel 1994).

Ausblick

Die Langzeitbehandlung mit klassischen Neuroleptika ist heute aus dem Behandlungsplan schizophrener Psychosen nicht mehr wegzudenken. Faßt man die oben zitierten Studienergebnisse und Überlegungen zusammen, so stellt die individuell dosierte neuroleptische Langzeitbehandlung in Kombination mit einem edukativ orientierten soziotherapeutischen Verfahren die wirksamste Methode zur Rezidivprophylaxe dar. Rezidive sind für den Patienten wie für sein soziales Umfeld eine einschneidende Erfahrung, die häufig auf längere Zeit mit negativen sozialen Konsequenzen verbunden sind. Nicht zuletzt stellen primäre (Behandlung) und sekundäre Krankheitskosten (z. B. Arbeitsunfähigkeit) auch ein volkswirtschaftliches Problem dar. Da hochwirksame Behandlungsmöglichkeiten existieren, muß dafür Sorge getragen werden, daß diese in der Praxis auch optimal umgesetzt werden. Die Entwicklung von Praxisleitlinien (z. B. Frances et al. 1996; APA 1997) dient wesentlich diesem Ziel. Die Einführung neuer atypischer Substanzen mit besserer Nutzen/Risiko-Relation wird die Langzeitbehandlung schizophrener Psychosen mit Sicherheit weiter optimieren. Klassische Neuroleptika werden durch diese Entwicklung aber auf absehbare Zeit nicht überflüssig werden. Dafür sprechen – abgesehen vom Preis – aus fachlicher Sicht folgende Gründe: Gut 40 Jahre Umgang mit diesen Substanzen haben einen immensen Erfahrungsschatz angehäuft. In der Hand des erfahrenen Praktikers stellen sie bei Ausnutzung aller neueren Behandlungsstrategien (s. o.), individueller Substanz- und Dosiswahl sowie geübtem Nebenwirkungsmanagement ein sicheres therapeutisches Mittel dar, dessen mögliche negative Begleitwirkungen nicht oder in nur geringem Ausmaß zum Tragen kommen müssen. Mit den vorhandenen Depotformen liegen darüber hinaus Möglichkeiten vor, verschiedenen Noncompliance-Situationen wirksam zu begegnen. Die neuen Substanzen, die fraglos das pharmakotherapeutische Arsenal bereichern, müssen sich langfristig noch in der Praxis bewähren. Dabei wird die Patientenpräferenz mit darüber entscheiden, ob die klassischen Substanzen über kurz oder lang durch neue Medikamente abgelöst werden oder beide Gruppen auch künftig mit eigener Indikation die therapeutische Basis verbreitern.

Literatur

American Psychiatric Association (1997) Practice Guideline for the Treatment of Patients with Schizophrenia. Washington: APA

Awad AG (1985) Prediction of response to neuroleptic drug therapy in schizophrenia. Can J Psychiatry 30:241–242

Barnes TRE, Milavic G, Curson DA, Platt SD (1983) Use of the social behavior assessment schedule (SBAS) in a trial of maintenance antipsychotic therapy in schizophrenic outpatients: pimozide vs fluphenazine. Soc Psychiat 18:193–199

Bellack AS, Mueser KT (1993) Psychosocial treatment in schizophrenia. Schizophr Bull 19:317–336

Bland RC (1982) Predicting the outcome in schizophrenia. Can J Psychiatry 27:52–62

Bleuler M (1972) Die schizophrenen Geistesstörungen im Lichte langjähriger Kranken- und Familiengeschichten. Thieme, Stuttgart

Bleuler M, Huber G, Gross G, Schüttler R (1976) Der langfristige Verlauf schizophrener Psychosen. Nervenarzt 47:477–481

Brown GW, Bone M, Dalison B, Wing JK (1966) Schizophrenia and social care. Oxford University Press, Oxford

Carpenter WT, Heinrichs DW (1983) Early intervention, time-limited, targeted pharmacotherapy of schizophrenia. Schizophr Bull 9:533–542

Carpenter WT, Hanlon TE, Heinrichs DW, Summerfelt AT, Kirkpatrick B, Levine J, Buchanan RW (1990) Continuous vs targeted medication in schizophrenic outpatients: outcome results. Am J Psychiatry 147:1138–1148

Carpenter WT, Heinrichs DW, Alphs LD (1985) Treatment of negative symptoms. Schizophr Bull 11:440–452

Carpenter WT, Heinrichs DW, Hanlon TE (1987) A comparative trial of pharmacologic strategies in schizophrenia. Am J Psychiatry 144:1466–1470

Carpenter WT, Stephens JH, Rey AC, Hanlon TE, Heinrichs DW (1982) Early intervention vs continuous pharmacotherapy of schizophrenia. Psychopharmacol Bull 18:21–23

Chiles JA, Sterchi D, Hyde T, Herz MI (1989) Intermittent medication for schizophrenic outpatients: who is eligible? Schizophr Bull 15:117–121

Cheung HK (1981) Schizophrenics fully remitted on neuroleptics for 3 to 5 years – to stop or continue drugs? Br J Psychiatry 138:490–494

Davis JM (1985) Maintenance therapy and the natural course of schizophrenia. J Clin Psychiatry 11:18–21

Davis JM, Schaffer CB, Killian GA, Kinard C, Chan C (1980) Important issues in the drug treatment of schizophrenia. Schizophr Bull 6:70–87

Frances A, Docherty JP, Kahn DA (1996) The expert consensus guidelines series. Treatment of schizophrenia. J Clin Psychiatry 57 (Suppl 12b):1–58

Freeman HL (1981) Long-term treatment of schizophrenia. Compr Psychiatry 22:94–102

Gaebel W (1985) Gibt es differentielle Indikationen für verschiedene Neuroleptika? In: Linden M, Lipski C, Pietzcker A (Hrsg) Der schizophrene Patient in der Nervenarztpraxis. Thieme, Stuttgart New York, S 54–76

Gaebel W (1992) Kombinationen von Psychopharmaka bei schizophrenen Erkrankungen. Münch Med Wschr 134:812–815

Gaebel W (1993) Tardive Dyskinesien unter Neuroleptika-Behandlung. Dtsch Ärztebl 90:1041–1046

Gaebel W (1994) Intermittent medication – an alternative? Acta Psychiatr Scand 89 (Suppl 382):33–38

Gaebel W (1996) Long-term treatment in schizophrenia: concept, methods, strategies. In: Häfner H, Wolpert E (Hrsg) New Research in psychiatry. Hogrefe & Huber, Seattle Toronto Bern Göttingen, pp 67–89

Gaebel W, Awad AG (eds) (1994) Prediction of neuroleptic treatment outcome in schizophrenia – concepts and methods. Springer, Wien New York

Gaebel W, Pietzcker A (1987) A prospective study of the course of illness in schizophrenic patients. Part II: Prediction of the outcome one year after clinic discharge. Schizophr Bull 13:299–306

Gaebel W, Pietzcker A, Poppenberg A (1981) Prädiktoren des Verlaufs schizophrener Erkrankungen unter neuroleptischer Langzeitmedikation. Pharmacopsychiatrie 14:180–188

Gaebel W, Frick U, Köpcke W et al. (1993) Early neuroleptic intervention in schizophrenia: are prodromal symptoms valid predictors of relapse. Br J Psychiatry 163 (Suppl 21):8–12

Gaebel W, Klimke A, Klieser E (1994) Kombination von Clozapin mit anderen Psychopharmaka. In: Naber D, Müller-Spahn F (Hrsg) Clozapin. Pharmakologie und Klinik eines atypischen Neuroleptikums. Springer, Berlin Heidelberg New York Tokyo, S 43–58

Glazer WM, Kane JM (1992) Depot neuroleptic therapy: An underutilized treatment option? J Clin Psychiatry 53:426–433

Goldberg SC (1985) Negative and deficit symptoms in schizophrenia do respond to neuroleptics. Schizophr Bull 11:453–456

Goldberg SC, Schooler NR, Hogarty GE, Roper M (1977) Prediction of relapse in schizophrenic outpatients treated by drug and sociotherapy. Arch Gen Psychiatry 34:171–184

Häfner H, Heiden van der W (1986) The contribution of European case registers to research on schizophrenia. Schizophr Bull 12:26–51

Hansell N, Willis GL (1977) Outpatient treatment of schizophrenia. Am J Psychiatry 134:1082–1086

Harding CM, Brooks GW, Ashikaga T, Strauss JS, Breier A (1987a) The Vermont longitudinal study of persons with severe mental illness. I. Methodology, study sample, and overall status 32 years later. Am J Psychiatry 144:727–735

Harding CM, Zubin J, Strauss JS (1987b) Chronicity in schizophrenia: Fact, partial fact, or artifact? Hosp Comm Psychiat 38:477–486

Hare E (1986) Aspects of the epidemiology of schizophrenia. Br J Psychiatry 149:554–561

Harrow M, Grossmann LS (1984) Outcome in schizoaffective disorders: A critical review and reevaluation of the literature. Schizophr Bull 87–108

Hartmann W, Kind J, Meyer JE, Müller P, Steuber H (1980) Neuroleptic drugs and the prevention of relapse in schizophrenia: A workshop report. Schizophr Bull 6:536–543

Heimann H (1983) Methodische Probleme der Wirksamkeitsprüfung von Neuroleptika im Rahmen der Langzeit-Therapie. In: Hippius H, Klein HE (Hrsg) Therapie mit Neuroleptika. Perimed, Bamberg

Helmchen H (1978) Forschungsaufgaben bei psychiatrischer Langzeitmedikation. Nervenarzt 49:534–538

Herz MI, Melville Ch (1980) Relapse in schizophrenia. Am J Psychiatry 137:801–805

Herz MI, Szymanski HV, Simon JC (1982) Intermittent medication for stable schizophrenic outpatients: an alternative to maintenance medication. Am J Psychiatry 139:918–922

Herz MI, Glazer WM, Mostert MA, Sheard MA, Szymanski HV, Hafez H, Mirza M et al. (1991) Intermittent vs maintenance medication in schizophrenia. Two-year results. Arch Gen Psychiatry 48:333–339

Hogarty GE (1977) Treatment and the course of schizophrenia. Schizophr Bull 3:587–599

Hogarty GE, Ulrich RF (1977) Temporal effects of drug and placebo in delaying relapse in schizophrenia. Arch Gen Psychiatry 36:585–590

Hogarty GE, Goldberg SC, Schooler NR, Ulrich RF (1973) Drug and sociotherapy in the aftercare of schizophrenic patients. I. One-year relapse rates. Arch Gen Psychiatry 28:54–64

Hogarty GE, Goldberg SC, Schooler NR, Ulrich RF (1974) Drug and sociotherapy in the aftercare of schizophrenic patients. II. Two-year relapse rates. Arch Gen Psychiatry 31:603–608

Hogarty GE, Ulrich RF, Mussare F, Arishgueta N (1976) Drug discontinuation among long term, successfully maintained schizophrenic outpatients. Dis Nerv Syst 37:494–500

Hogarty GE, Schooler NR, Ulrich R, Mussare F, Ferro P, Herron E (1979) Fluphenazine and social therapy in the aftercare of schizophrenic patients: Relapse analysis of a two-year controlled study of fluphenazine decanoate and fluphenazine hydrochloride. Arch Gen Psychiatry 36:1283–1294

Huber G, Gross G, Schüttler R (1979) Schizophrenie: Eine Verlaufs- und sozialpsychiatrische Langzeitstudie. Springer, Berlin Heidelberg New York Tokyo

Johnson DAW (1984) Observations on the use of long-acting depot neuroleptic injections in the maintenance therapy of schizophrenia. J Clin Psychiatry 45:13–21

Jolley AG, Hirsch SR, McRink A, Manchanda R (1989) Trial of brief intermittent neuroleptic prophylaxis for selected schizophrenic outpatients: clinical outcome at one year. BMJ 298:985–990

Jolley AG, Hirsch SR, Morrison E, McRink A, Wilson L (1990) Trial of brief intermittent neuroleptic prophylaxis for selected schizophrenic outpatients: clinical and social outcome at two years. BMJ 301:837–842

Kane JM, Marder SR (1993) Psychopharmacologic treatment of schizophrenia. Schizophr Bull 19:287–302

Kane JM, Rifkin A, Quitkin F, Nayak D, Ramoslorenzi J (1982) Fluphenazine vs placebo in patients with remitted, acute first-episode schizophrenia. Arch Gen Psychiatry 39:70–73

Kane JM, Honigfeld G, Singer J, Meltzer HY (1988) Clozapine for the treatment-resistant schizophrenic: A double-blind comparison with chlorpromazine. Arch Gen Psychiatry 45:789–796

Kissling W, Kane JM, Barnes TRE et al. (1991) Guidelines for neuroleptic relapse prevention in schizophrenia: Towards a consensus view. In: Kissling W (ed) Guidelines for neuroleptic relapse prevention in schizophrenia. Springer, Berlin Heidelberg New York Tokyo, pp 155–163

König P (1992) Kontrolluntersuchungen bei neuroleptischer Therapie. In: Riederer P, Laux G, Pöldinger W (Hrsg) Neuro-Psychopharmaka, Bd 4. Springer, Wien New York, S 127–130

Lieberman JA (1993) Prediction of outcome in first-episode schizophrenia. J Clin Psychiatry 54 (Suppl 3):13–17

Marder SR, Hubbard JW, Van Putten T, Midha KK (1989) Pharmacokinetics of long-acting injectable neuroleptic drugs: clinical implications. Psychopharmacology 98:433–439

Marder SR, Midha KK, Van Putten T et al. (1991) Plasma levels of fluphenazine in patients receiving fluphenazine decanoate: Relationship to clinical response. Brit J Psychiatry 158:658–665

May PRA, Goldberg SC (1978) Prediction of schizophrenic patients' response to pharmacotherapy. In: Lipton MA, Dimascio A, Killam KF (eds) Psychopharmacology: a generation of progress. Raven Press, New York, pp 1139–1153

May PRA, Tuma AH, Yale C, Potepan P, Dixon WJ (1976) Schizophrenia – a follow-up study of results of treatments. II. Hospital stay over two to five years. Arch Gen Psychiatry 33:481–506

Möller HJ, Scharl W, Zerssen von D (1984) Strauss-Carpenter-Skala: Überprüfung ihres prognostischen Wertes für das 5-Jahres-„Outcome" schizophrener Patienten. Eur Arch Psychiatr Clin Neurosci 234:112–117

Pietzcker A (1985) A German multicenter study on the long-term treatment of schizophrenic outpatients. Pharmacopsychiatry 18:333–338

Pietzcker A, Helmchen H (1983) Die Stellung der Neuroleptika im Gesamtbehandlungsplan schizophrener Psychosen. In: Hippius H, Klein HE (Hrsg) Therapie mit Neuroleptika. Perimed, Bamberg

Pietzcker A, Gaebel W, Köpcke W et al. (1986) A German multicenter study on the neuroleptic long-term treatment of schizophrenic patients. Preliminary report. Pharmacopsychiatry 19:161–166

Pietzcker A, Gaebel W, Köpcke W, Linden M, Müller P, Müller-Spahn F, Tegeler J (1993) Continuous vs intermittent neuroleptic longterm treatment in schizophrenia – results of a German multicenter study. J Psychiatr Res (im Druck)

Rifkin A, Quitkin F, Rabiner CJ, Klein DF (1977) Fluphenazine decanoate, fluphenazine hydrochloride given orally and placebo in remitted schizophrenics. I. Relapse rates after one year. Arch Gen Psychiatry 34:43–47

Schooler NR (1991) Maintenance medication for schizophrenia: strategies for dose reduction. Schizophr Bull 17:311–324

Schooler NR, Keith SJ, Severe JB, Matthews SM (1993) Treatment strategies in schizophrenia: effects of dosage reduction and family management on outcome. Schizophr Res 9:260

Stephens JH (1978) Long-term prognosis and follow-up in schizophrenia. Schizophr Bull 4:25–48

Strauss JS, Carpenter WT (1972) The prediction of outcome in schizophrenia. I. Characteristics of outcome. Arch Gen Psychiatry 27:739–746

Strauss JS, Carpenter WT (1974) The prediction of outcome in schizophrenia. II. Relationships between predictor and outcome variables: A report from the WHO International Pilot Study of Schizophrenia. Arch Gen Psychiatry 31:37–42

Strauss JS, Carpenter WT (1977) Prediction of outcome in schizophrenia. III. Five-year outcome and its predictors. Arch Gen Psychiatry 34:159–163

Strauss JS, Carpenter WT, Bartko JJ (1974) The diagnosis and understanding of schizophrenia. Part III: Speculations on the processes that underlie schizophrenic symptoms and signs. Schizophr Bull 11:61–69

Strömgren E (1987) Changes in the incidence of schizophrenia? Br J Psychiatry 150:1–7

Torrey EF (1987) Prevalence studies in schizophrenia. Br J Psychiatry 150:598–608

Tsuang MT, Woolson RF, Fleming JA (1979) Long-term outcome of major psychoses. I. Schizophrenia and affective disorders compared with psychiatrically symptom-free surgical conditions. Arch Gen Psychiatry 39:1295–1301

Vaughn CE, Snyder KS, Jones S, Freeman WB, Falloon LRH (1984) Family factors in schizophrenic relapse: Replication in California of the British research on expressed emotion. Arch Gen Psychiatry 41:1169–1177

World Health Organization (WHO) (1979) Schizophrenia. An international follow-up study. J. Wiley & Son, Chichester New York Brisbane Toronto

Wyatt RJ (1991) Neuroleptics and the natural course of schizophrenia. Schizophr Bull 17:325–351

Stellenwert und Grenzen neuer Neuroleptika in der Langzeittherapie schizophrener Erkrankungen

P. Falkai und D. Naber

Einleitung

Nur bei 10–15% aller Patienten mit der Diagnose einer schizophrenen Psychose heilt die Erkrankung nach der Erstmanifestation der psychotischen Symptomatik aus. Bei den verbleibenden 85–90% bedürfen die meisten einer über Jahre andauernden oder sogar lebenslangen neuroleptischen Rezidivprophylaxe. Trotz der nachgewiesenen Wirksamkeit der Prophylaxe kommt es bei ca. 20–30% der mit klassischen Neuroleptika behandelten Patienten zu einem erneuten Rezidiv. Ein wesentlicher ursächlicher Faktor für die Rezidive ist eine 30–40%ige Non-Compliance. Dieser Non-Compliance liegen zahlreiche Faktoren zugrunde, u. a. auch eine hohe Nebenwirkungsrate der klassischen Neuroleptika. Neben einer Jahresprävalenz von 4% für späte Hyperkinesen spielen eingeschränkte Libido, Gewichtszunahme, Sedierung und kognitive Beeinträchtigung für die Betroffenen häufig eine ausschlaggebende Rolle. Häufige Rezidive bedingen insgesamt eine schlechtere Prognose bei einer Erkrankung, die für die Hälfte der Betroffenen einen ungünstigen Verlauf beinhaltet. Um die Rezidivhäufigkeit unter Neuroleptikatherapie zu reduzieren, müssen entweder die Behandlungsstrategien der klassischen Substanzen modifiziert werden oder neue, besser verträgliche Präparate Einzug in die Behandlung finden. Wie von Gaebel u. Jänner in diesem Buch ausgeführt, haben neue Strategien zur Rezidivprophylaxe wie die Intervalltherapie bisher keinen entscheidenden Durchbruch gebracht. Die Hoffnung liegt somit z. Z. in erster Linie in der Einführung neuer atypisch wirksamer Substanzen in die Rezidivprophylaxe schizophrener Psychosen. In der vorliegenden Arbeit soll der Frage nachgegangen werden, inwiefern für neuere Substanzen gegenüber klassischen Neuroleptika in der Rezidivprophylaxe eine Überlegenheit postuliert werden kann.

Die Datenlage zu dieser Fragestellung ist dürftig. Zu Clozapin gibt es aufgrund der langjährigen klinischen Anwendung ebenso wie für Risperidon Daten, wobei für Sertindol nur eine doppelblind-randomisierte Studie über 12 Monate vorliegt.

Tabelle 1. Prävalenz verschiedener Nebenwirkungen unter einer Behandlung mit Clozapin (Leponex) (%; n = 822)

Schweregrad[a]	0	1	2	3	1–3
EEG-Veränderungen	65,9	27,2	6,6	0,4	34,1
Sedierung	73,8	12,2	12,8	1,2	26,2
Anstieg der Leberenzyme	79,3	15,3	4,5	0,9	20,7
Orthostatische Hypotension	83,8	10,5	4,5	1,2	16,2
Leukozytose	85,2	11,5	3,3	–	14,8
Tachykardie	87,0	10,7	2,1	0,2	13,0
Gewichtszunahme	87,7	6,7	3,8	1,8	12,3
EKG-Veränderungen	90,1	5,4	2,7	2,0	9,9
Fieber	91,1	5,0	3,0	0,9	8,9
Hypersalivation	92,2	2,3	4,5	1,0	7,8
Obstipation/Ileus	92,7	5,4	1,8	0,1	7,3
Nausea/Erbrechen	93,4	4,6	1,7	0,2	6,6
Delirante Zustände	95,6	0,9	2,6	0,9	4,4
Leukopenie	99,4	–	–	0,6	0,6
Krampfanfälle	99,4	–	–	0,2	0,2

[a] *0* keine NW; *1* leichte NW (keine weitere Dosissteigerung, sonst keine Konsequenz); *2* mittelgradige NW (Dosisreduktion); *3* schwere NW (Absetzen der Medikation).

Rezidivprophylaktische Wirksamkeit neuer Neuroleptika

Clozapin

Clozapin ist die erste atypische neuroleptische Substanz, die Anfang der 70er Jahre zur Behandlung schizophrener Psychosen eingeführt wurde. Sie verfügt über eine niedrige D_2-Rezeptorblockade, eine höhere D_1- und D_4-Rezeptorblockade sowie eine deutlich ausgeprägte 5-HT_2-blockierende Wirkung. Sie ist antipsychotisch wirksam wie klassische Neuroleptika, aber ohne nennenswerte motorische Nebenwirkungen. Sie wirkt auf positive wie negative Symptome und zeigt eine Reihe von unerwünschten Nebenwirkungen wie EEG-Veränderungen, Sedierung, orthostatische Hypotension und Gewichtszunahme. Aufgrund des erhöhten Risikos einer Leukopenie oder sogar einer Agranulozytose kann Clozapin nur als Neuroleptikum der 2. Wahl eingesetzt werden unter enger Kontrolle des Blutbildes. In einer nachuntersuchten Population von 11 555 Patienten erlitten 73 eine Agranulozytose, wovon 2 Patienten an einer Infektion verstarben. Die kumulative Inzidenz nach 1 Jahr betrug 0,8 und nach 1,5 Jahren 0,9%. In Europa entwickeln 85% der Agranulozytose-Patienten in den ersten 18 Wochen ihre Blutbildveränderungen. Für Großbritannien wurde eine kumulative Inzidenz von 0,4% und für Dänemark von 0,3% (Peacock u. Gerlach 1994) publiziert.

In Tabelle 1 ist die Prävalenz von Nebenwirkungen unter Clozapin für 822 Patienten zusammengefaßt. Je nach Schweregrad sind sie von 1–3 klassifiziert: 1. leichte Nebenwirkungen, 2. mittelgradige und 3. schwere Nebenwirkungen, die zum Absetzen der Medikation geführt haben.

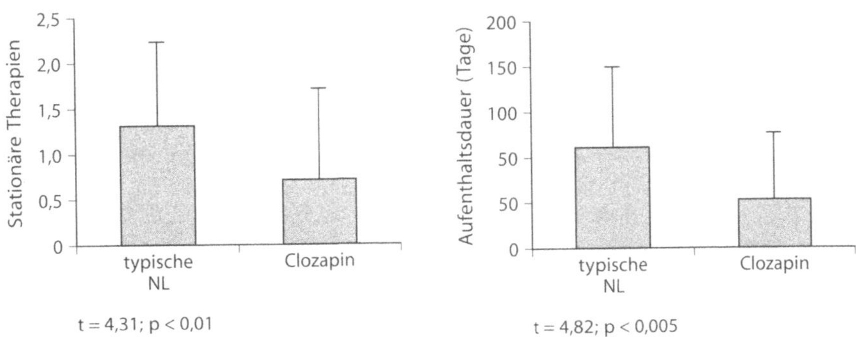

t = 4,31; p < 0,01   t = 4,82; p < 0,005

Abb. 1. Rezidivprophylaktische Wirkung von Clozapin. Vergleich der Wirkung von Clozapin mit typischen Neuroleptika bei 82 schizophrenen Patienten (Dauer der Therapie je 2,0 ± 1,2 Jahre)

Wie aus Tabelle 1 hervorgeht, ist die Ausprägung von Nebenwirkungen überwiegend als leicht und mittelgradig einzustufen, was keine weitere Dosissteigerung oder eine Dosisreduktion zur Folge hat. Schwerwiegende Nebenwirkungen, die zu einem Absetzen von Clozapin führen, sind selten. Neben der deutlich geringeren Prävalenz von motorischen Nebenwirkungen gegenüber klassischen Neuroleptika beurteilen Patienten in Selbstbeurteilungsskalen die Nebenwirkungen von Clozapin als weniger unangenehm als die klassischer Substanzen (Naber et al. 1995). Dies bestätigen Studienergebnisse, die signifikant höhere Scores für Spontaneität, Aktivität und Stimmung unter Clozapin im Vergleich zu Perazin nachweisen konnten. Diese subjektiv bessere Befindlichkeit unter einer Clozapintherapie stellt eine wesentliche Basis für eine günstigere Compliance schizophrener Patienten unter einer Erhaltungstherapie dar. Über einen Zeitraum von 18–24 Monaten wurden 110 Patienten bezüglich ihrer Compliance untersucht. 55 Patienten erhielten Clozapin und 55 Patienten klassische Neuroleptika, wobei sich die beiden Gruppen in wichtigen klinischen Variablen wie schizophrener Subtyp oder Psychopathologie bzw. in der Dosierung der Neuroleptika (in Chlorpromazineinheiten) nicht unterschieden. 87% der Patienten unter Clozapin nahmen nach 18 bzw. 24 Monaten weiterhin regelmäßig die neuroleptische Medikation, während das gleiche nur für 44% der Patienten unter typischen Neuroleptika galt. Daneben scheint die rezidivprophylaktische Wirkung von Clozapin gegenüber typischen Neuroleptika ebenfalls günstiger zu sein. Im Vergleich der Wirksamkeit von Clozapin mit zuvor verabreichten typischen Neuroleptika bei 82 schizophrenen Patienten mußten die Patienten unter typischen Neuroleptika signifikant häufiger und länger stationär behandelt werden als in der nachfolgenden Phase unter Clozapinmedikation (s. Abb. 1).

Risperidon

Risperidon wurde Anfang der 90er Jahre weltweit eingeführt, wodurch eine Reihe von klinischen Daten zur längerfristigen Behandlung mit dieser Substanz vorliegt. Genauso wie für Clozapin gibt es aktuell aber keine doppelblind-randomisierte Langzeitstudie. Ergebnisse aus der sog. Internationalen Data Base konnten aber zeigen, daß sowohl die Länge der Hospitalisierungen als auch die Anzahl unter einer Folgemedikation mit Risperidon signifikant abnahmen (Addington et al. 1994; Lindstroem et al. 1997).

Olanzapin

Da diese Substanz erst kürzlich zugelassen wurde, ist es schwierig, an verläßliche Langzeitdaten zu kommen. Vorläufige Daten wurden im Rahmen eines Workshops im April 1997 in Genf präsentiert. Im Vergleich von 10 mg Olanzapin (n = 572) zu 12 mg Haloperidol (n = 180) täglich zeigte Olanzapin eine günstige Langzeitresponse über 350 Tage. Das heißt, nach diesem Zeitraum waren nur 72% der Patienten unter Haloperidol psychopathologisch stabil, wohingegen sogar 80,5% der Patienten unter Olanzapin klinisch stabil blieben.

Sertindol

Obwohl Sertindol erst kürzlich international eingeführt wurde, liegt bereits eine doppelblind-randomisierte Studie vor, die beim Kongreß des Collegium Internationale Neuropsychopharmacologicum (CINP) in Puerto Rico 1996 vorgestellt wurde. Im Rahmen dieser Untersuchung wurden stabilisierte Patienten unter 10 mg Haldol bzw. 24 mg Sertindol über den Zeitraum von 24 Monaten nachuntersucht. Bezüglich der PANSS-Gesamtscores war Sertindol im Vergleich zu Haloperidol rezidivprophylaktisch genauso wirksam.

Zusammenfassung

Die Notwendigkeit einer neuroleptischen Erhaltungsmedikation bei über der Hälfte schizophrener Patienten, aber einer unzureichenden Compliance ist die Grundlage für die Einführung nebenwirkungsärmerer Substanzen für die Langzeittherapie. Hierbei gibt es z. Z. nur für Sertindol Ergebnisse einer einjährigen doppelblind-randomisierten Untersuchung zur Erhaltungstherapie. Eine wissenschaftlich fundierte Aussage, ob neue bzw. atypische Neuroleptika besser geeignet zur Rezidivprophylaxe schizophrener Psychosen sind, ist zu diesem Zeitpunkt noch nicht möglich. Aus klinischen Studien ergibt sich zumindest für Clozapin wie auch für Risperidon der Eindruck, daß bezüglich der rezidivpro-

Tabelle 2. Vor- und Nachteile der neuen atypischen Neuroleptika. (Naber 1992a)

	Clozapin	Nipolept	Olanza-pin	Risperi-don	Sertin-dol	Quetia-pin
EPMS	±0	(+)	±0?	−	±0?	±0?
Negativsymptome	+	(+)	+	+	+	?
Compliance	+	(+)	+	?	?	?
Subj. Wirk./LQual.	+	±0	+	?	?	?
Therapieresistenz	+	±0	?	?	?	?
Titrieren	−	±0	±0	±0	−	−
Gewichtszunahme	−	±0	−	(−)	±0	±0
EKG-Veränderungen	±0	±0	±0	±0	−	±0
Hämatoxizität	−	(−)	±0?	±0	±0?	±0?
Krampfanfälle	−	±0	±0	±0	−	±0
Müdigkeit	−	(−)	(−)	±0	±0	(−)
Hypersalivation	−	±0	±0	±0	±0	±0
Halbwertszeit	18 h/±0	15 h/±0	30 h/±0	24 h/±0	72 h/−	6 h/±0
Preis	(−)	±0	−	(−)	?	?

+ Vorteil; − Nachteil; ± neutral; ? unbekannt.

phylaktischen Wirkung und v. a. besseren (subjektiven) Verträglichkeit atypische Substanzen den klassischen überlegen sind. Neben der unbefriedigenden aktuellen Datenlage sollte in diesem Zusammenhang auch darauf hingewiesen werden, daß die neuen Substanzen weder in intravenöser noch in intramuskulärer Form appliziert werden können. Auch wenn die Depotgabe von Neuroleptika einer oralen Applikation über einen Zeitraum von 1 bzw. 2 Jahren nicht signifikant überlegen ist (s. Gaebel u. Jänner, S. 81), so ist weiterhin unklar, inwiefern nicht zumindest ein Teil schizophrener Patienten von einer Depotneurolepsie deutlich profitiert. Das heißt, in den nächsten Jahren müßte im Hinblick auf die neuen Substanzen geklärt werden, inwiefern eine intramuskuläre Applikation nicht doch eine größere rezidivprophylaktische Wirkung hat; weiterhin müssen Studien durchgeführt werden, in denen die neuen Substanzen doppelblind randomisiert gegen klassische Neuroleptika untersucht werden.

Abschließend wurde in Tabelle 2 versucht, die wesentlichen Aspekte der neuen Substanzen übersichtlich darzustellen. Auch hier müssen zukünftig doppelblind-randomisierte Studien durchgeführt werden, in denen neue Substanzen gegeneinander geprüft werden. Erst dann ergibt sich ein klares Bild, inwiefern sich neuere Substanzen nicht nur von den klassischen, sondern auch untereinander unterscheiden.

Literatur

Addington D (1994) Risperidone: Integrating research and practice. Br J Hosp Med 52(5): 223–224

Lindstroem et al. (1997) Persönliche Mitteilung

Naber D (1995) A self-rating to measure subjective effects of neuroleptic drugs, relationships to objective psychopathology, quality of life, compliance and other clinical variables. Int Clin Psychopharmacol 10:133–138

Naber D, Hackl C, Marzelli B, Modell S, Boerner R, Koch HJ (1992) Zur subjektiven Wirkung von Clozapin im Vergleich zu typischen Neuroleptika. In: Naber D, Müller-Spahn F (Hrsg) Clozapin. Pharmakologie und Klinik eines atypischen Neuroleptikums. Eine kritische Bestandsaufnahme. Schattauer, Stuttgart, S 171–177

Naber D, Holzbach R, Perro C and Hippius H (1992a) Clinical management of clozapine patients in relation to efficacy and side-effects. Br J Psychiatry 160 (Suppl 17):54–59

Peacock L, Gerlach J (1994) Clozapine treatment in Denmark: Concomitant psychotropic medication and hematologic monitoring in a system with liberal usage practices. J Clin Psychiatry 55(2):44–49

Stellenwert und Grenzen klassischer und neuer Neuroleptika in der Therapie von Erregungszuständen und manischen Syndromen

M. Schmauss, J. M. Aigner und H. E. Klein

Stellenwert klassischer und neuerer Neuroleptika in der Therapie manischer Syndrome

Der Einsatz der Neuroleptika bei der Behandlung manischer Psychosen beruht auf ihrer psychomotorischen Dämpfung, emotionalen Stabilisierung und Entwicklung einer affektiven Indifferenz. Diese Wirkmechanismen, vor allem aber auch ihr im Vergleich zu anderen antimanisch wirksamen Substanzen rascherer Wirkungseintritt haben dazu beigetragen, daß Neuroleptika zur Akutbehandlung manischer Syndrome im therapeutischen Alltag an erster Stelle stehen (Dose u. Emrich 1993, 1995; Adler et al. 1994, 1996).

Die Wirksamkeit der Neuroleptika gegen psychomotorische Erregungszustände ist seit deren Einführung bekannt (Entwistle et al. 1962; Lehmann u. Hanrahan 1954).

Für die meisten Neuroleptika liegen jedoch kaum placebokontrollierte Vergleichsstudien für die Indikation „Akute Manie" vor. Die wenigen kontrollierten Vergleichsstudien lassen keine signifikanten Unterschiede zwischen den verschiedenen Neuroleptika und verschiedenen Applikationsformen erkennen (Coffman et al. 1987; Woggon 1988). Ob differentielle Wirkprofile einzelner Neuroleptika in der Therapie manischer Syndrome zu unterscheiden sind, müssen erst die weitere Forschung und klinische Erfahrung lehren (Post u. Cutler 1979). Daraus ist zu schließen, daß man sich zur Therapie auf einige hochpotente und niedrigpotente Neuroleptika stützen sollte, die man hinsichtlich ihrer erwünschten und unerwünschten Wirkungen am besten kennt. So kann bei weniger stark manisch erregten Patienten die alleinige Gabe von mittelpotenten oder niederpotenten Neuroleptika mit sedierender Komponente ausreichend sein. Bei hochgradig motorisch erregten Patienten sind die hochpotenten Neuroleptika Mittel der ersten Wahl. Hier können auch häufig zusätzlich niedrigpotente Neuroleptika wegen ihrer stark sedierenden Wirkung indiziert sein (Tabelle 1).

Das genaue therapeutische Vorgehen der Therapie manischer Psychosen hinsichtlich der Auswahl spezieller Neuroleptika, Dosierung und Applikationsweise entspricht im wesentlichen der Akutbehandlung schizophrener Psychosen (Woggon 1988; Möller u. Schmauß 1996). Aus der Behandlung akuter schizophrener Patienten ist bekannt, daß die parenterale Gabe von Neuroleptika keine wesentlichen Vorteile erbringt, so daß bei behandlungswilligen manischen Patienten eine orale Medikation vorzuziehen ist (Möller et al. 1989; Coffman et al.

Tabelle 1. Einteilung der Neuroleptika nach neuroleptischer
Potenz. (Mod. nach Schöny u. Rittmannsberger 1992)

Präparat

- Hochpotente Neuroleptika

Benperidol	Perphenazin
Bromperidol	Pimozid
Flupentixol	Thiotixen
Fluphenazin	Trifluoperazin
Fluspirilen	Trifluperidol
Haloperidol	

- Mittelpotente Neuroleptika

Chlorpromazin	Risperidon
Clozapin	Sertindol
Melperon	Triflupromazin
Olanzapin	Zotepin
Perazin	Zuclopenthixol

- Schwachpotente Neuroleptika

Alimemazin	Promazin
Chlorprothixen	Promethazin
Dixyrazin	Prothipendyl
Levomepromazin	Sulpirid
Pipamperon	Thioridazin

1987). Hinsichtlich der Dosierung der Neuroleptika haben „Hochdosierungen"
in kontrollierten Studien keine größere Wirksamkeit gezeigt. Eine Übersichtsarbeit von Davis et al. (1980) empfiehlt eine Neuroleptikadosis von 1000 mg
Chlorpromazinäquivalent, was etwa 15 mg Haloperidol entspricht. Baldessarini
et al. (1988) stellten in einer Übersichtsarbeit über 19 kontrollierte Studien bei
über 7000 psychotischen (überwiegend schizophrenen) Patienten fest, daß Dosierungen über 500–1000 mg Chlorpromazinäquivalent keine zusätzlichen klinischen Vorteile erbringen. Rifkin et al. (1990, 1994) konnten keine signifikanten
Unterschiede in der Behandlung manischer Syndrome mit Dosierungen von
10 mg, 30 mg und 80 mg Haldol pro Tag feststellen.

Nachteilig ist, daß Neuroleptika die Kernsymptomatik der Manie offenbar nur
begrenzt beeinflussen. Die Dämpfung der Motorik wird zudem von Manikern als
stark störende Einengung empfunden. Sie haben das Gefühl, ihren überschießen-
den Antrieb nicht ausagieren zu können, da sie sich motorisch „eingemauert"
fühlen. Unter diesem Aspekt schienen die Alternativen, von denen sich tradionel-
lerweise Lithium und in neuerer Zeit auch Carbamazepin durchsetzen konnten,
interessant (Stoltzenburg u. Greil 1986; Möller et al. 1989). Reetz-Kockott u. Müller-Oerlinghausen (1996) berichten, daß sich die medikamentöse Therapie der
Manie im klinischen Alltag innerhalb eines Zehnjahreszeitraums dergestalt verändert hat, daß Neuroleptika bezüglich ihrer Häufigkeit und Dosis seltener, Lithium und Carbamazepin hingegen häufiger verordnet worden sind (Tabelle 2).

Tabelle 2. Medikamentöse Behandlung maniformer Patienten an der psychiatrischen Klinik der FU Berlin. (Aus Reetz-Kockott u. Müller-Oerlinghausen 1996)

	1974–1977		1985–1987		Gesamtzeitraum	
Aufnahmen	40		68		108	
Neuroleptika (NL)	25	62,5%	23	33,8%	48	44,4%
Lithium + NL	15	37,5%	29	42,7%	44	40,7%
CBZ + NL			9	13,2%	9	8,3%
CBZ + Li + NL			1	1,5%	1	0,9%
Lithium mono			3	4,4%	3	2,8%
Keine			3	4,4%	3	2,8%

Hierbei ist zu erwähnen, daß nahezu alle kontrollierten Doppelblindstudien, in denen Neuroleptika und Lithium bei der Behandlung manischer Psychosen verglichen wurden, für die Lithium-behandelten Patienten nach einer durchschnittlich dreiwöchigen Behandlungsphase eine höhere Responserate als für die Chlorpromazin-behandelten Patienten ergaben (Johnson et al. 1968, 1971; Platman 1970; Spring et al. 1970; Takahashi et al. 1975). Lediglich eine Studie – über einen relativ kurzen Behandlungszeitraum von drei Wochen – kam zu dem Ergebnis, daß Chlorpromazin in der Behandlung manischer Syndrome wirksamer als Lithium ist (Prien et al. 1972).

In einer anderen Untersuchung (Shopsin et al. 1975) wurde festgestellt, daß Haloperidol und Lithium klinisch wirksamer sind als Chlorpromazin und maniforme Patienten schneller auf eine Haloperidol- sowie eine Lithiumbehandlung ansprechen. Einen Überblick über die wesentlichen Ergebnisse dieser Vergleichsstudien gibt Tabelle 3. Post et al. (1980) stellten fest, daß Pimozid ähnlich wirksam wie Chlorpromazin und Thioridazin ist und alle drei Neuroleptika einen schnelleren Wirkungseintritt als Lithium besitzen. Cookson et al. (1980) stellten fest, daß Pimozid in der Behandlung der Manie gleich wirksam wie Chlorpromazin ist, und Janicak et al. (1988) fanden Thiothixen und Lithium ähnlich wirksam wie Chlorpromazin, wobei extrapyramidal motorische Nebenwirkungen in der Thiothixengruppe ausgeprägter waren.

Zusammenfassend ist aus den dargestellten Vergleichsstudien festzuhalten, daß Lithium Vorteile bei der Stabilisierung der Stimmung besitzt, während Neuroleptika Vorteile bei der Beeinflussung der Hyperaktivität zeigen und schneller zu einer klinischen Besserung als Lithium führen.

Nachdem Müller u. Herpertz (1977) bereits die klinische Wirksamkeit des atypischen Neuroleptikums Clozapin in der Behandlung manischer Psychosen beschrieben hatten, wird in den letzten Jahren wieder zunehmend über Erfahrungen mit Clozapin in der Behandlung manischer Psychosen berichtet (Banov et al. 1994; Frankenburg u. Zanarini 1994; Zarate et al. 1995a). So stellten u. a. McElroy et al. (1991) bei einer retrospektiven Untersuchung bei 12 von 14 bipolar maniformen Patienten, die therapieresistent auf andere Psychopharmaka waren, eine mäßige bis deutliche Besserung nach mindestens sechswöchiger Cloza-

Tabelle 3. Lithium vs. Neuroleptika in der Behandlung manischer Episoden

Studie	Substanz	n	Deutliche Besserung oder Remission in %	Qualitative Unterschiede	
				Hyperaktivität	Stabilisierung der Stimmung
Johnson et al. (1968)	LI	18	78	CZ > LI	LI > CZ
	CZ	11	36		
Johnson et al. (1971)	LI	13	Nicht dargestellt		LI > CZ
	CZ	8			
Spring et al. (1970)	LI	9	88	LI > CZ	LI > CZ
	CZ	6	50		
Platman (1970)	LI	13	Sehr viele	?	LI > CZ
	CZ	10	Keine		
Prien et al. (1972)	LI	59	Nicht dargestellt	CZ > LI	CZ > LI
	CZ	66			
Takahashi et al. (1975)	LI	37	32	CZ > LI	LI > CZ
	CZ	34	12		
Shopsin et al. (1975)	LI	10	70	HAL > LI > CZ	LI > HAL > CZ
	CZ	10	10		
	HAL	10	20		

CZ Chlorpromazin; *LI* Lithium; *HAL* Haloperidol.

pin-Behandlung fest. Suppes et al. (1992) berichten, daß bei 7 dieser maniformen Patienten der therapeutische Effekt einer Clozapin-Behandlung auch über einen Zeitraum von 3 bis 5 Jahren anhielt und erneute stationäre Aufnahmen für diese mit Clozapin behandelten Patienten nicht erforderlich waren. In einer kürzlich erschienenen Übersichtsarbeit über alle bis zu diesem Zeitpunkt veröffentlichten offenen und kontrollierten Studien über Clozapin in der Behandlung manischer Syndrome stellten Zarate et al. (1995b) fest, daß bipolare Patienten (70,2%) sogar häufiger von einer Clozapin-Behandlung zu profitieren scheinen als schizophrene Patienten (61,3%). Calabrese et al. (1996) behandelten therapieresistente manische Patienten über 13 Wochen mit Clozapin und stellten bei 75% der behandelten Patienten eine deutliche Besserung des psychopathologischen Befundes fest. Auch in dieser Studie fällt auf, daß bipolare Patienten besser als schizoaffektive Patienten auf eine Clozapin-Behandlung ansprechen. Kimmel et al. (1994) behandelten in einer offenen Studie über 13 Wochen maniforme Patienten im Rahmen einer bipolaren affektiven oder schizoaffektiven Psychose mit Clozapin. Die Autoren hatten nur Patienten in die Studie aufgenommen, die Nonresponder auf Lithium, ein anderes Phasenprophylaktikum sowie mindestens zwei klassische Neuroleptika gewesen waren. 18 der 25 in dieser Studie untersuchten Patienten zeigten am Ende der Behandlung eine mindestens 50%ige Besserung auf der Young-Mania-Rating-Scala (YMRS). Calabrese et al. (1991) berichten auch über eine klinische Wirksamkeit von Clozapin in der Behandlung der Rapid cycling bipolar disorder (RCBD).

Auch mit einem anderen atypischen Neuroleptikum, dem gemischten Serotonin-(5-HT$_2$-) und Dopamin-(D$_2$-)Antagonisten Risperidon werden positive Erfahrungen in der Behandlung manischer Syndrome berichtet. So behandelten Tohen et al. (1996) im Rahmen einer offenen Studie akut maniforme Patienten zusätzlich zu der bereits bestehenden Phasenprophylaxe mit Risperidon in einer Dosierung von 4 bis 6 mg täglich. Am Ende der zweiten Behandlungswoche zeigten 10 dieser Patienten eine mindestens 50%ige Besserung auf der Young-Mania-Rating-Scale (YMRS) und 8 Patienten eine mindestens 50%ige Besserung auf der Brief-Psychiatric-Rating-Scala (BPRS). Goodnick (1995) berichtete über eine deutliche Besserung der maniformen Symptomatik bei zwei bipolar affektiven Patienten mit einer Dosierung von 3 bzw. 10 mg Risperidon pro Tag. Jacobsen (1995) berichtet ebenfalls über gute Ergebnisse einer Risperidon-Behandlung bei 13 Patienten mit einer bipolar affektiven Erkrankung.

Erfolgreiche Monotherapien mit Lithium oder Carbamazepin sind zwar dokumentiert, insbesondere bei weniger stark ausgeprägten manischen Syndromen. In der Regel sind aber zusätzlich Neuroleptika zur Erzielung einer optimalen Wirkung erforderlich (Möller et al. 1989). Insbesondere Lithium muß wegen seines langsamen Wirkungseintritts und der relativ schwachen antimanischen Wirkung meist mit Neuroleptika kombiniert werden. Vorsicht sollte bei der Kombination von hohen Lithium- und hohen Neuroleptikadosen walten, da kasuistisch neurotoxische Wirkungen bzw. Interaktionen beschrieben worden sind, die allerdings hinsichtlich der Ursächlichkeit umstritten sind (Spring u.

Frankel 1981; Kessel et al. 1992). Falls bei Carbamazepin die unerwünschten Wirkungen (Schwindel, Übelkeit, Müdigkeit) die Dosis limitieren, müssen zusätzlich Neuroleptika eingesetzt werden. Nach ausreichendem Ansprechen auf die Medikation kann versucht werden, die Dosis in kleinen Schritten entsprechend dem klinischen Erscheinungsbild zu reduzieren. Selbst nach völliger Remission sollte noch über Monate eine gewisse Erhaltungsdosis beibehalten werden, wie bei der Akutbehandlung schizophrener Psychosen beschrieben, um ein Wiederaufflackern der Symptomatik zu vermeiden. Für die schizomanischen Syndrome gelten die gleichen Gesichtspunkte (Möller u. Morin 1989).

Differentieller Einsatz der Neuroleptika
in der stationären Akutbehandlung der manischen Syndrome

Die Zahl manischer Patienten macht einen vergleichsweise geringen Anteil aller Patienten einer psychiatrischen Klinik aus. So berichten Reetz-Kockott u. Müller-Oerlinghausen (1996), daß manische Patienten durchschnittlich 2,5% der Gesamtaufnahmen der psychiatrischen Klinik der FU Berlin darstellen. Lippert et al. (1996) führen an, daß bei einer Stichtagserhebung über die Anwendungshäufigkeit und Dosierung von Psychopharmaka an psychiatrischen Versorgungskrankenhäusern in Bayern bei 4% aller mit Psychopharmaka behandelten Patienten eine Manie (ICD-9 296.0; 296.2) diagnostiziert worden war. Bei dieser Stichtagserhebung hatten maniforme Patienten die größte Anzahl von Psychopharmaka erhalten, nämlich durchschnittlich 2,74 unterschiedliche Psychopharmaka pro Patient. Depressive Patienten waren mit durchschnittlich 2,61, schizophrene Patienten mit durchschnittlich 2,44 Psychopharmaka am jeweiligen Stichtag behandelt worden.

Ergebnisse einer Studie von Adler et al. (1994) am Niedersächsischen Landeskrankenhaus Göttingen und der Universitätsklinik Göttingen

Adler et al. (1994) werteten insgesamt 399 stationäre Behandlungen bei jeweils 100 Patienten des Niedersächsischen Landeskrankenhauses Göttingen (LKH) und der Klinik für Psychiatrie der Georg-August-Universität Göttingen (Uni) aus, die zwischen 1975 und 1991 mit der Diagnose „Manie" (ICD-9 296.0 und 296.2) aufgenommen worden waren.

Bezüglich der Applikationsarten und der Wahl der Neuroleptika gibt es nach Meinung der Autoren deutliche Unterschiede zwischen der Behandlung maniformer Patienten im Versorgungskrankenhaus (LKH) und in der Universitätsklinik (Uni). Intravenöse Akutbehandlungen sind an beiden Häusern extrem selten, wichtigste Applikationsart eines Neuroleptikums ist die orale Medikation. Kombinationsbehandlungen einzelner Neuroleptika oder eines Neuroleptikums mit einem Phasenprophylaktikum sind in beiden Kliniken die Regel. Nur 15%

der Fälle des LKH und 21% der Fälle der Uni waren neuroleptisch oral mit Monosubstanzen behandelt worden.

Haloperidol und Levomepromazin waren an beiden Kliniken bei weitem bevorzugt eingesetzt, an der Universitätsklinik kamen noch Clozapin und Perphenazinönanat als häufig eingesetzte Substanz dazu. Am Landeskrankenhaus findet sich nach Haloperidol und Levomepromazin Promethazin an dritter und Benperidol an vierter Stelle der verordneten Neuroleptika. Die Autoren weisen darauf hin, daß gemessen an den üblichen Dosierungsvorschlägen für Neuroleptika die dargestellte Studie ergibt, daß sich die durchschnittlichen Neuroleptikadosierungen bei der Behandlung der Manie im mittleren Bereich bewegen und Maximaldosierungen selten sind. Hier gelte es jedoch zu berücksichtigen, daß in der Regel Psychopharmaka kombiniert würden und daß die neuroleptische Gesamtpotenz der Kombination etwas höher als die der Monotherapie liegen würde.

Ergebnisse aus dem Arzneimittelüberwachungsprojekt (AMÜP) Bayern 1995

Das AMÜP-Projekt Bayern ist eine multizentrische Studie und Teil weitergehender interner und externer Qualitätssicherungsmaßnahmen an 10 bayerischen Fachkrankenhäusern für Psychiatrie. AMÜP erfaßt systematisch und standardisiert schwerwiegende, unerwünschte Arzneimittelwirkungen (UAW) von Psychopharmaka unter den in der klinischen Praxis gegebenen Bedingungen eines psychiatrischen Versorgungskrankenhauses.

Methoden. Die Studie basiert auf Methoden, die 1979 bis 1989 an den psychiatrischen Kliniken der FU Berlin und LMU München entwickelt wurden (Helmchen et al. 1985; Rüther et al. 1980). Die Anwendungshäufigkeit von Psychopharmaka wird als Bezugsgröße über halbjährliche Stichtagserhebungen erfaßt.

Die folgenden Daten sind Ergebnisse der Stichtagserhebungen 1995 an 10 psychiatrischen Fachkrankenhäusern. Beteiligt waren die Bezirkskrankenhäuser Augsburg, Gabersee, Haar, Ingolstadt, Kaufbeuren, Lohr am Main, Mainkofen, Regensburg und Werneck sowie die psychiatrische Abteilung des Städtischen Klinikums Nürnberg.

Aus organisatorischen Gründen erfolgte die AMÜP-Stichprobe zum 2. und 4. Stichtag der Erhebung, wie sie für die Personalbemessung gemäß der Personalverordnung Psychiatrie erforderlich ist. Erhoben wurden Daten über die Anwendungshäufigkeit von Psychopharmaka und die diagnostische Zuordnung von Patienten.

An den jeweiligen Stichtagen wurden vom behandelnden Arzt mit einem standardisierten Erhebungsinstrument Alter, Geschlecht, Diagnose, Medikation einschließlich Nicht-Psychopharmaka sowie Depotmedikation und tatsächlich verabreichte Bedarfsverordnungen dokumentiert. Die patientenbezogenen Daten wurden anonymisiert und zentral ausgewertet. Patienten, die an den Behandlungsbereichen der Fachkrankenhäuser aufgenommen waren, sollten vollständig erfaßt werden (s. Lippert et al. 1996).

Tabelle 4. Die 15 meist verabreichten Psychopharmaka bei der Diagnose Manie: Anzahl und prozentualer Anteil der Verordnungen sowie Dosierung im Median des entsprechenden Psychopharmakons

INN	Verordnungen pro Psychopharmakon	% aller verordneten Psychopharmaka	Dosierung (mg)
1. Lithiumcarbonat	56	16,42	800,00
2. Carbamazepin	33	9,68	600,00
3. Haloperidol	32	9,38	10,00
4. Perazin	24	7,04	287,50
5. Levomepromazin	23	6,74	100,00
6. Chlorprothixen	19	5,57	100,00
7. Biperiden	17	4,99	4,00
8. Clozapin	13	3,81	225,00
9. Flunitrazepam	13	3,81	1,00
10. Lorazepam	12	3,52	2,00
11. Diazepam	7	2,05	11,00
12. Flupentixol	6	1,76	5,00
13. Flupentixoldecanoat	6	1,76	1,43
14. Thioridazin	6	1,76	175,00
15. Amitriptylin	5	1,47	150,00

Ergebnisse

An beiden Stichtagen wurden insgesamt 8528 Psychopharmakagaben an 3602 Patienten der beteiligten psychiatrischen Kliniken verabreicht.

Bei 124 an beiden Stichtagen psychopharmakologisch behandelten Patienten wurde eine manische Episode nach ICD-9 296.0 bzw. 296.2 diagnostiziert (3,77% aller mit Psychopharmaka behandelten Patienten). 45,16% dieser Patienten wurden mit einem Lithiumpräparat behandelt, 26,61% erhielten u. a. Carbamazepin und 91% ein Neuroleptikum. Maniforme Patienten erhielten durchschnittlich 2,75 Psychopharmaka am jeweiligen Stichtag.

Tabelle 4 zeigt die 15 am häufigsten verwendeten Psychopharmaka bei der Behandlung maniformer Patienten. Lithiumcarbonat wurde mit 16,42% am häufigsten verordnet. Es wurde bei insgesamt 45,16% aller maniformen Patienten eingesetzt. An zweiter Stelle steht Carbamazepin mit 9,68% aller Verordnungen. An dritter Stelle folgt dann das erste Neuroleptikum, Haloperidol, mit 9,38% aller Verordnungen. Neben den Neuroleptika Perazin, Levomepromazin, Chlorprothixen, Clozapin, Flupentixol und Thioridazin finden unter den 15 am häufigsten verwendeten Psychopharmaka auch die Benzodiazepine Flunitrazepam mit 3,81%, Lorazepam mit 3,52% und Diazepam mit 2,05% aller Verordnungen. Auch das Anticholinergikum Biperiden mit 4,99% aller Verordnungen findet sich unter den 15 häufigsten verabreichten Psychopharmaka bei der Behandlung manischer Patienten. Der gemeinsame Einsatz hochpotenter Neuroleptika mit Biperiden legt nahe, daß dieses Anticholinergikum wegen seiner Indikation bei extrapyramidal-motorischen Störungen eingesetzt wurde.

Tabelle 5. Die 15 am häufigsten verordneten Neuroleptika bei der Diagnose Manie: Anzahl und prozentualer Anteil der Verordnungen sowie Dosierung im Median des entsprechenden Neuroleptikums

INN	Verordnungen pro Neuroleptikum	% aller verordneten Neuroleptika	Dosierung (mg)
1. Haloperidol	32	20,48	10,00
2. Perazin	24	15,28	287,50
3. Levomepromazin	23	14,64	100,00
4. Chlorprothixen	19	12,10	100,00
5. Clozapin	13	8,28	225,00
6. Flupentixol	6	3,82	5,00
7. Flupentixoldecanoat	6	3,82	1,43
8. Thioridazin	6	3,82	175,00
9. Melperon	5	3,18	50,00
10. Bromperidol	4	2,54	20,00
11. Pipamperon	4	2,54	70,00
12. Zuclopenthixol	4	2,54	20,00
13. Haloperidoldecanoat	3	1,91	4,76
14. Zotepin	3	1,91	100,00
15. Promethazin	2	1,27	75,00

Tabelle 5 zeigt die 15 am häufigsten verordneten Neuroleptika bei der Behandlung manischer Episoden. Haloperidol, ein klassisches und bereits seit langem zugelassenes Neuroleptikum, wurde mit 20,48% aller Neuroleptika am häufigsten verordnet. Es folgen mit Perazin, Levomepromazin und Chlorprothixen ebenfalls klassische und bereits seit langem im Handel befindliche Neuroleptika. So liegt Perazin mit 15,28% aller Neuroleptikaverordnungen an zweiter, Levomepromazin mit 14,64% an dritter und Chlorprothixen mit 12,10% an vierter Stelle in der Verordnungshäufigkeit. Mit Clozapin (8,28% aller Neuroleptikaverordnungen) folgt das erste atypische und neuere Neuroleptikum an fünfter Stelle in der Verordnungshäufigkeit.

Die anderen dargestellten Neuroleptika wie Flupentixol, Flupentixoldecanoat, Thioridazin, Melperon, Bromperidol, Pipamperon, Zuclopenthixol, Haloperidoldecanoat, Zotepin und Brometazin wurden nur in Einzelfällen verordnet, liegen alle bezüglich ihrer prozentualen Verordnungshäufigkeit unter 5% und stellen damit jeweils nur einen geringen Anteil aller verordneten Neuroleptika dar.

Die Dosierungen der eingesetzten Neuroleptika liegen mit 10 mg für Haloperidol, 287,5 mg für Perazin, 100 mg für Levomepromazin, 100 mg für Chlorprothixen und 225 mg für Clozapin im mittleren Bereich. Nur in sehr seltenen Einzelfällen wurden Maximaldosierungen der entsprechenden Neuroleptika eingesetzt.

Bei den dargestellten Ergebnissen ist zu berücksichtigen, daß bei der Behandlung manischer Syndrome auch in dieser Untersuchung Psychopharmaka nahezu regelmäßig kombiniert wurden – ein Patient erhielt durchschnittlich 2,75 Psychopharmaka – und daß die neuroleptische Gesamtpotenz der Kombination mehrerer Neuroleptika höher als die einer Monotherapie liegt.

Zusammenfassung

Neuroleptika stehen im therapeutischen Alltag zur Akutbehandlung manischer Syndrome an erster Stelle. Trotz der zunehmenden Bedeutung von Lithium, Carbamazepin und Valproinsäure werden sie gegenwärtig – unabhängig von der Schwere des manischen Syndroms – bei fast allen Patienten zumindest in der Initialphase verordnet. Kombinationen von Neuroleptika mit Lithium und Carbamazepin sind häufig. Bevorzugte Neuroleptika in der Behandlung manischer Syndrome sind die klassischen Substanzen Haloperidol, Perazin und Levomepromazin sowie das atypische Neuroleptikum Clozapin. Mit neueren Neuroleptika wie z. B. Risperidon besteht bisher in der Behandlung manischer Syndrome wenig klinische Erfahrung.

Neuroleptika werden bei der Behandlung der Manie insgesamt in mittleren Bereichen dosiert, Maximaldosierungen sind selten. Hier gilt es jedoch zu berücksichtigen, daß in der Regel Neuroleptika miteinander oder mit Phasenprophylaktika kombiniert werden.

Literatur

Adler L, Ulrich M, Lehmann K et al. (1994) Praxis der stationären Akutbehandlung von Manien. Retrospektive Vergleichsuntersuchung an je 100 Patienten zweier psychiatrischer Zentren. Fortschr Neurol Psychiat 62:479–488

Adler L, Ulrich M, Lehmann K et al. (1996) Die stationäre medikamentöse Akutbehandlung von Manien. Nervenarzt 67:235–243

Baldessarini RJ, Cohen BM, Teicher MH (1988) Significance of neuroleptic dose and plasma level in the pharmacological treatment of psychoses. Arch Gen Psychiatry 45:79–91

Banov MD, Zarate CA jr, Tohen M et al. (1994) Clozapine therapy in refractory affective disorders: polarity predicts response in long-term follow-up. J Clin Psychiatry 55:295–300

Calabrese JR, Meltzer HY, Markovitz PJ (1991) Clozapine prophylaxis in rapid cycling bipolar disorder (letter). J Clin Psychopharmacol 11:396–397

Calabrese JR, Kimmel SE, Woyshville MJ et al. (1996) Clozapine for treatment refractory mania. Am J Psychiatry 153:759–764

Coffman JA, Nasrallah HA, Lyskowski J et al. (1987) Clinical effectiveness of oral and parenteral rapid neuroleptization. J Clin Psychiatry 48:20–24

Cookson JC, Silverstone T, Wells B (1980) A double-blind controlled study of pimozide versus chlorpromazine in mania. Psychopharmacol Bull 16:38–41

Davis JM, Schaffer CB, Killian GA et al. (1980) Important issues in the drug treatment of schizophrenia. Schizophr Bull 6:70–87

Dose M, Emrich HM (1993) Medikamentöse Therapie der Manie. In: Möller HJ (Hrsg) Therapie psychiatrischer Erkrankungen. Enke, Stuttgart, S 251–257

Dose M, Emrich HM (1995) Acute mania – practical therapeutic guidelines. CNS Drugs 3:427–435

Entwistle C, Taylor RM, MacDonald IA (1962) The treatment of mania with haloperidol („Serenace"). J Ment Sci 108:373–375

Frankenburg FR, Zanarini MC (1994) Uses of clozapine in nonschizophrenic patients. Harvard Rev Psychiatry 2:142–150

Goodnick PJ (1995) Risperidone treatment of refractory acute mania. J Clin Psychiatry 56:431–432

Helmchen H, Hippius H, Müller-Oerlinghausen B, Rüther E (1985) Arzneimittelüberwachung in der Psychiatrie. Nervenarzt 56:12–18

Jacobsen FM (1995) Risperidone in the treatment of affective illness and obsessive-compulsive disorder. J Clin Psychiatry 56:423–429

Janicak PG, Bresnahan DB, Sharma R et al. (1988) A comparison of thiothixine with chlorpromazine in the treatment of mania. J Clin Psychopharmacol 8:33–37

Johnson G, Gershon S, Hekiman L (1968) Controlled evaluation of lithium and chlorpromazine in the treatment of manic states. An interim report. Comprehens Psychiat 9:563–573

Johnson G, Gershon S, Burdock EL et al. (1971) Comparative effects of lithium and chlorpromazine in the treatment of acute manic states. Brit J Psychiat 199:267–276

Kessel JB, Verghese C, Simpson GM (1992) Neurotoxicity related to lithium and neuroleptic combinations? A retrospective review. J Psychiatry Neurosci 17:28–30

Kimmel SE, Calabrese JR, Woyshville MJ et al. (1994) Clozapine in treatment-refractory mood disorders. J Clin Psychiatry 55:91–93

Lehmann HE, Hanrahan GE (1954) Chlorpromazine – new inhibiting agent for psychomotor excitement and manic states. Arch Neurol Psychiatry 71:227–237

Lippert E, Aigner JM, Grohmann R, Klein HE, Schmauß M, Rüther E (1996) Anwendungshäufigkeit und Dosierungen von Psychopharmaka an psychiatrischen Versorgungskrankenhäusern. Psychopharmakotherapie 3:178–183

McElroy SL, Dessain EC, Pope HG jr et al. (1991) Clozapine in the treatment of psychotic mood disorders, schizoaffective disorder, and schizophrenia. J Clin Psychiatry 52:411–414

Möller HJ, Kissling W, Stoll KD, Wendt G (1989) Psychopharmakotherapie. Kohlhammer, Stuttgart

Möller HJ, Schmauß M (1996) Arzneimitteltherapie in der Psychiatrie. Wiss Verlagsges, Stuttgart

Müller P, Herpertz R (1977) Zur Behandlung manischer Psychosen mit Clozapin. Fortschr Neurol Psychiatr 45:420–424

Platman SR (1970) A comparison of lithium carbonate and chlorpromazine in mania. Am J Psychiatry 127:351–353

Post RM, Jimerson DC, Bunney WE jr et al. (1980) Dopamine and mania: behavioral and biochemical effects of the dopamine receptor blocker pimozide. Psychopharmacology (Berl) 67:297–305

Prien RF, Caffey EM, Klett CJ (1972) A comparison of lithium carbonate and chlorpromazine in the treatment of acute mania. Arch Gen Psychiatry 26:146–153

Reetz-Kokott U, Müller-Oerlinghausen B (1996) Hat sich die medikamentöse Behandlung der Manien im klinischen Alltag verändert? Nervenarzt 67:229–234

Rifkin A, Karajgi B, Doddi S et al. (1990) Dose and blood levels of haloperidol in treatment of mania. Psychopharmacol Bull 26:144–146

Rifkin A, Doddi S, Karajgi B et al. (1994) Dosage of haloperidol for mania. Br J Psychiatry 165:113–116

Rüther E, Benkert O, Eckmann F, Eckmann I, Grohmann R, Helmchen H, Hippius H et al. (1980) Drug monitoring in psychiatrischen Kliniken. Arzneim Forsch/Drug Res 30:1181–1183

Shopsin B, Gershon S, Thompson H et al. (1975) Psychoactive drugs in mania: a controlled comparison of lithium carbonate, chlorpromazine, and haloperidol. Arch Gen Psychiatry 32:34–42

Spring G, Schweid D, Gray C et al. (1970) A double-blind comparison of lithium and chlorpromazine in the treatment of manic states. Am J Psychiatry 126:1306–1310

Spring G, Frankel M (1981) New data on lithium and haloperidol incompatibility. Am J Psychiatry 138:818–821

Suppes, T, McEllroy SL, Gilbert J et al. (1992) Clozapine in the treatment of dysphoric mania. Biol Psychiatry 32:270–280

Tohen M, Zarate CA, Centorrino F et al. (1996) Risperidone in the treatment of mania. J Clin
    Psychiatry 57:249–253
Woggon B (1988) Psychopharmakologische Akutbehandlung. In: Zerssen D v, Möller HJ
    (Hrsg) Affektive Störungen. Springer, Berlin Heidelberg New York Tokyo, S 197–208
Zarate CA jr, Tohen M, Baldessarini RJ (1995a) Clozapine in severe mood disorders. J Clin
    Psychiatry 56:411–417
Zarate CA jr, Tohen M, Banov MD et al. (1995b) Is clozapine a mood stabilizer? J Clin Psy-
    chiatry 56:108–112

DISKUSSION

Frage: Welchen Stellenwert hat Lithium in der Akutbehandlung der Manie?

Ergebnis der Diskussion: Das übliche Vorgehen in Deutschland besteht darin, Manien primär mit Neuroleptika zu behandeln. Dies hat auch eine Erhebung von Adler et al. (1996) zu den Verordnungsgewohnheiten bei Manie gezeigt. In den USA dagegen werden akute manische Phasen nicht selten mit einer Lithium-monotherapie behandelt. Lithium engt die Patienten weniger ein und hat keine extrapyramidalen Nebenwirkungen. Das Problem ist aber, daß der Wirkungs-eintritt in den meisten Fällen nicht schnell genug ist; die Wirkung setzt erst nach ca. 8 Tagen ein.

In den USA wurde in mehreren Veröffentlichungen über eine gute Wirksam-keit von Valproat in der Akutbehandlung der Manie berichtet (McElroy et al. 1996). Valproat ist kürzlich in den USA für die Maniebehandlung zugelassen worden.

Frage: Wie ist die gängige Praxis, wenn man Manie mit Neuroleptika behandelt – nimmt man hochpotente wie Haloperidol und gibt niedrigpotente Neurolepti-ka oder Benzodiazepine dazu oder nimmt man ein mittelpotentes Neurolepti-kum wie z. B. Perazin (Taxilan)?

Ergebnis der Diskussion: Vielfach werden mittelpotente Neuroleptika, wie Pera-zin (Taxilan) gegeben, die ja gleichzeitig auch sedieren. Allerdings werden auch hochpotente Neuroleptika bei Manie eingesetzt, da sie über die antipsychotische Wirkung direkt den Grund für die Erregung angehen.

Frage: Clozapin wird nicht selten bei Manien gegeben, obwohl es nicht die Indi-kation besitzt. Wie ist die rechtliche Lage?

Ergebnis der Diskussion: Im Rahmen der Therapiefreiheit ist dies möglich, wenn eine medizinische Begründung vorliegt, wenn Alternativen nicht möglich waren und der Patient aufgeklärt wurde.

Frage: Können die atypischen Neuroleptika, die ja 5-HT$_2$-Antagonisten sind, Manien auslösen?

Ergebnis der Diskussion: Clozapin (Leponex) hat antidepressive Eigenschaften; dennoch wirkt es auch bei Manien. Durch 5-HT$_2$-Antagonisten Risperidon (Risperdal) sind jedoch auch Manien ausgelöst worden (Barkin et al. 1997), obwohl es andererseits auch bei manischen Syndromen therapeutisch eingesetzt wurde (Sajatovic et al. 1996). Unter Olanzapin (Zyprexa) und Sertindol (Serdolect) ist eine Manieauslösung bisher nicht publiziert worden.

Literatur

Adler L, Ulrich M, Lehmann K et al. (1996) Die stationäre medikamentöse Akutbehandlung von Manien. Effekte unabhängiger Variablen auf neuroleptische Dosierungen und Liegezeiten. Nervenarzt 67(3):235–243

Barkin JS, Pais VM Jr, Gaffney MF (1997) Induction of mania by risperidone resistant to mood stabilizers [letter]. J Clin Psychopharmacol 17(1):57–58

McElroy SL, Keck PE, Stanton SP, Tugrul KC, Bennett JA, Strakowski SM (1996) A randomized comparison of divalproex oral loading versus haloperidol in the initial treatment of acute psychotic mania. J Clin Psychiatry 57(4):142–146

Sajatovic M, DiGiovanni SK, Bastani B, Hattab H, Ramirez LF (1996) Risperidone therapy in treatment refractory acute bipolar and schizoaffective mania. Psychopharmacol Bull 32(1):55–61

Bedeutung der primären Minussymptomatik bei der Therapie mit Neuroleptika

M. Albus

Es bestehen wohl kaum noch Zweifel darüber, daß sowohl jahrzehntelang bewährte als auch neuentwickelte Neuroleptika effektiv in der Behandlung produktiv psychotischer bzw. positiver Symptome wie Wahn, formale Denkstörungen oder Halluzinationen sind. Deren Wirksamkeit auf die „negativen Symptome" oder in anderer Diktion „Minussymptomatik" ist jedoch nach wie vor umstritten. Die Unterscheidung zwischen positiver und negativer Symptomatik wurde 1884 von H. Jackson in Verbindung mit einem hierarchisch strukturierten Modell zerebraler Funktionen geprägt. Jackson interpretierte die positive Symptomatik als eine „Zerformung" normaler Funktionen, wohingegen Jackson die Negativsymptomatik, den „Verlust" normaler Funktionen, als direkte Folge morphologischer Veränderungen mesenzephaler Strukturen sah. Im weiteren wurde von Wing u. Brown (1970) die heute übliche dichotome Aufteilung psychopathologischer Veränderungen bei schizophrenen Patienten in positive und negative Syndrome konzeptualisiert. Dieser Ansatz wurde von Crow (1985) mit dem Modell der Typ-I- und Typ-II-Schizophrenien erweitert. Patienten, die dem Typ I angehören, weisen produktive Symptombildungen im Sinne von Wahn, Halluzinationen und Denkstörungen auf, die Crow auf eine funktionelle Hyperaktivität dopaminerger Rezeptoren in den mesolimbischen und mesokortikalen Arealen zurückführt. Crow konstatiert, daß aufgrund dieser dopaminergen Hyperaktivität diese produktiven Symptome durch eine Behandlung mit den antidopaminerg wirksamen Neuroleptika beeinflußbar seien. Schizophrene Patienten, die dem Typ II angehören, weisen charakteristischerweise Negativsymptome wie Affektverflachung, Antriebsarmut und kognitive Störungen auf, die als Folge morphologischer Veränderungen im Sinne atrophischer Prozesse im Hirnstammbereich auftreten und insgesamt unzureichend auf eine Therapie mit Neuroleptika ansprechen würden. Während Crow ätiologische Überlegungen in den Mittelpunkt rückt, verwandten andere Autoren einen mehr deskriptiven Ansatz.

So identifizierten Meltzer u. Zureick (1989) bei insgesamt 165 schizophrenen Patienten anhand einer Clusteranalyse drei Cluster negativer Syndrome:

1. Kognitive Verschlechterung/inadäquater Affekt: Dieses Cluster beinhaltet u. a. Inkohärenz und Verarmung der Denkinhalte.
2. Anhedonie/Anergie: Hierunter sind u. a. Interessensverlust, Verlust des sexuellen Interesses, depressive Verstimmung, Ermüdbarkeit subsummiert.

3. Verlangsamung/Affektverflachung: Dieses Cluster beinhaltet u. a. verlangsamtes Sprechen, verlangsamte Körperbewegungen und Verlust der affektiven Modulationsfähigkeit.

Carpenter et al. (1985) unterteilte die Minussymptomatik in eine primäre und sekundäre und ging dabei von folgenden Überlegungen aus:

1. Negativsymptome sind nicht spezifisch für schizophrene Erkrankungen.
2. Ihr Auftreten bei schizophrenen Erkrankungen kann auf verschiedene Ursachen zurückgeführt werden.
3. Verlauf und therapeutische Ansprechbarkeit sind unterschiedlich.
4. Das Auftreten von Negativsymptomen ist nicht prinzipiell mit einem zunehmend ungünstigeren Krankheitsverlauf ohne die Möglichkeit einer Remission gleichzusetzen.

Als primäre Negativsymptomatik werden von Carpenter die klassischen Affekt- und Antriebsstörungen beschrieben, die seit Kraepelin und Bleuler als wesentliche Grundstörungen schizophrener Erkrankungen angesehen werden.

Bei der sekundären negativen Symptomatik werden fünf Bereiche unterschieden:

1. Negativsymptome im Zusammenhang mit dem Auftreten produktiv psychotischer Symptomatik im Rahmen einer Exazerbation der Psychose. Darunter werden z. B. der autistische Rückzug, der als Abwehrstrategie zur Reduktion externer Stimuli dient, gezählt. Eine neuroleptische Behandlung der produktiv psychotischen Symptomatik führt konsequenterweise meist auch zur Besserung dieser Negativsymptome.
2. Negativsymptome als Folge einer neuroleptischen Behandlung. Hierzu zählen die extrapyramidalmotorischen Symptome wie Akinese oder das Auftreten sedierender Effekte bei einzelnen Neuroleptika. Behandlung mit Anticholinergika bzw. Umsetzung auf geringer sedierende Neuroleptika könnten somit zu einer Besserung dieser Negativsymptome führen.
3. Negativsymptome als Folge eines wenig stimulierenden sozialen Milieus. Hierzu zählen vor allem die sog. Hospitalisierungsschäden, die zu einem ausgeprägten sozialen Rückzug und damit meist einhergehender fehlender psychosozialer Kompetenz führen.
4. Negativsymptome im Zusammenhang mit depressiven Syndromen im Verlauf schizophrener Erkrankungen. Hierzu zählen Anhedonie, Apathie und Antriebsverarmung, die unter antidepressiver Therapie häufig abklingen.

Buchanan u. Carpenter (1994) unterschieden im weiteren drei prinzipielle Symptomenkomplexe:

1. Die Psychose, definiert durch Halluzinationen und Wahnvorstellungen
2. Formale Denkstörungen, definiert durch dissoziative Denkprozesse und Desorganisation des Inhaltes
3. Das Defizit, definiert durch primäre Negativsymptome

Zu kritisieren ist an diesem Modell, daß zentrale Manifestationen der Schizophrenie wie inadäquater Affekt und Aufmerksamkeitsstörungen in diesen drei Symptomkomplexen nicht subsummiert werden können.

Zum Verlauf der negativen Symptome ist zu sagen, daß fast alle Patienten mit Schizophrenie zu irgendeiner Zeit negative Symptome aufweisen, jedoch lediglich eine Minorität Defizitpsychopathologie entwickelt (Buchanan u. Carpenter 1994). Die sekundären negativen Symptome sind vorübergehend und variabel, abhängig von dem Vorhandensein und dem Schweregrad ihrer Ursache. Primäre negative Symptome andererseits sind so konzeptualisiert, daß sie das, was Kraepelin als willentliche Komponente der Dementia praecox bezeichnete, widerspiegeln. Diese primären negativen Symptome können ebenfalls vorübergehend sein oder durchgängige Züge aufweisen. Primäre, der Schizophrenie zugrunde liegenden negativen Symptome werden von Carpenter als „Defizitsymptom" bezeichnet. Patienten mit Defizitsymptomen zeigen vermindertes zielgerichtetes Handeln, reduzierte Spontaneität und psychomotorische Verlangsamung.

Erfassung der Minussymptomatik

Buchanan u. Carpenter (1994) kritisieren, daß fast alle der verwendeten Skalen zur Erfassung der Negativsymptomatik die Vielfalt sekundärer Ursachen von Negativsymptomen ignorieren und demzufolge ungenau oder zu umfassend in der Definition der zentralen Elemente der Schizophrenie sind. So sind z. B. viele schizophrene Patienten depressiv, wobei diese Symptomatik häufig mit den verwendeten Skalen zur Erfassung der Negativsymptomatik als negative Symptome wie Anhedonie oder sozialer Rückzug oder Anergie beurteilt wird. Ebenso wird z. B. neuroleptikainduzierte Akinese üblicherweise als eingeschränkte affektive Modulationsfähigkeit beurteilt.

Erwähnenswert ist in diesem Kontext, daß die Brief Psychiatric Rating Scale (BPRS, Overall u. Gorham 1962), mit der überwiegend in früheren Studien die Negativsymptomatik beurteilt wurde, nicht zur Erfassung der Negativsymptomatik konzipiert worden war. Nach Carpenter wird auch mit der am häufigsten verwendeten Skala zur Erfassung der Negativsymptomatik, der SANS (Andreasen 1983) eine Bewertung von Negativsymptomen durchgeführt, ohne daß die möglichen Verursachungen mit in Betracht gezogen werden. Bisher steht lediglich ein Instrument zur Verfügung, um zwischen Defizit- und Nichtdefizitpatienten differenzieren zu können, das Schedule for the Deficit Syndrome (Kirkpatrick et al. 1989). Somit wirft die Identifizierung, psychopathologische Abbildung und nosologische Zuordnung der Negativsymptome durch valide Diagnose- und Meßinstrumente unverändert erhebliche Probleme auf.

Implikationen für Untersuchungsdesigns zur Beeinflussung der Negativsymptomatik

Um die Effizienz neuer Behandlungsstrategien zur Verbesserung negativer Symptomatik zu evaluieren, ist es notwendig, die unterschiedlichen Ursachen der Negativsymptome im Studiendesign mitaufzunehmen, da, abhängig von der Ursache, die Behandlungen unterschiedlich sein werden (Carpenter et al. 1985). Im ersten Schritt müssen Patienten, die tatsächlich ein Defizitsyndrom aufweisen, ausgewählt werden, um sekundäre Quellen von Negativsymptomen auszuschließen (Kirkpatrick et al. 1989). Von zentraler Bedeutung ist hierfür eine Längsschnittbeobachtung, um sicher zu sein, daß diese Symptome persistierend sind.

Therapie schizophrener Minussymptomatik

Eine Diskontinuation des Neuroleptikums kann prinzipiell die durch Neuroleptika hervorgerufenen sekundären Negativsymptome bessern. So berichteten Naber et al. (1985) nach 12tägigem Absetzen der Neuroleptika eine Besserung im BPRS-Subscore „Anergie". Hierzu ist jedoch anzumerken, daß die Diskontinuation des Neuroleptikums zwar vorübergehend zu einer Besserung der sekundären Negativsymptome führen kann, jedoch in aller Regel mit einem Wiederauftreten produktiv psychotischer Symptome vergesellschaftet ist.

Medikamentöse Behandlung der Negativsymptomatik

Unter einer Therapie mit Neuroleptika können sich prinzipiell Negativsymptome wie sozialer Rückzug, Antriebsverarmung, Apathie, Verarmung der Gesprächsinhalte, Anhedonie und Störungen der Aufmerksamkeit bessern. Hierbei könnte die Höhe der Neuroleptikadosis eine Rolle spielen. Jedoch fanden Seitman et al. (1993) nach einer drastischen Reduktion der Neuroleptika nur eine geringe Besserung der Negativsymptome, gemessen mit der BPRS, nach 29 Wochen.

In Tierexperimenten und in klinischen Studien wurde eine deutliche Verhaltensaktivierung durch die Verabreichung von niedrigen Pimoziddosen berichtet (Niemegeers 1988). Mehrere Arbeitsgruppen berichteten über positive Effekte einer Pimozidbehandlung auf Minussymptome. Feinberg et al. (1988) registrierten bereits nach 2 Wochen bei einer Tagesdosis von 4 mg Pimozid in einer offenen Studie eine deutliche Besserung von emotionalem Rückzug und Affektverflachung.

Wiesel et al. (1985) prüften die Wirkungen von Chlorpromazin und Sulpirid, einem Benzamid, bei 50 schizophrenen Patienten. Bei einer Dosierung von 800 mg/Tag wirkte Sulpirid rascher auf das autistische Verhalten und auf den Faktor „persönliche Sauberkeit". In anderen Studien wurden bei niedrigen Dosierungen mit durchschnittlich 150 mg/Tag deutlich positive Effekte bei schizophrenen Patienten mit vorwiegender Minussymptomatik beobachtet (Boyer 1983; Petit et al. 1987).

Der kombinierte 5-HT$_2$- und Dopamin-D$_2$-Rezeptorantagonist Zotepin besitzt antiserotonerge, antidopaminerge und anticholinerge Eigenschaften. In doppelblind kontrollierten Prüfungen gegenüber Perazin wurden sowohl eine vergleichbar günstige klinische Wirkung in der Behandlung positiver und negativer Symptome nachgewiesen als auch eine vergleichbar gute Verträglichkeit (Müller-Spahn 1990; Müller-Spahn et al. 1991; Wetzel u. Benkert 1989). Vor allem bei niedrigen Dosierungen zwischen 100 und 190 mg Zotepin/Tag wurde ein positiver Effekt bei Patienten mit überwiegender Negativsymptomatik berichtet (Dieterle et al. 1987).

Ein Vergleich zwischen Remoxiprid, einem Benzamid und Haloperidol (den Boer et al. 1990) über 6 Wochen zeigte bei insgesamt 61 Patienten eine vergleichbare Wirksamkeit von Haloperidol und Remoxiprid sowohl in bezug auf Veränderungen der positiven als auch negativen Symptomatik. Beide Substanzen erbrachten jedoch keine relevante Besserung der Negativsymptome. Lewander et al. (1990) berichten, daß Haloperidol etwas effizienter in der Behandlung positiver Symptome, Remoxiprid geringfügig überlegen in der Verbesserung negativer Symptome war. Remoxiprid mußte im weiteren wegen schwerer Komplikationen vom Markt genommen werden.

Roxindol, ein selektiver Dopamin-Autorezeptor-Agonist, wurde an 10 Patienten mit primär negativen Symptomen untersucht (Benkert et al. 1990), wobei zwei Patienten eine deutliche Besserung der Negativsymptomatik, zwei eine teilweise Besserung aufwiesen, bei zwei Patienten jedoch ein Wiederauftreten positiver Symptome verzeichnet werden mußte. Es war kein Auftreten von extrapyramidalmotorischen Nebenwirkungen zu verzeichnen.

Ritanserin, ein 5-HT$_2$-Antagonist, zeigte in einer Untersuchung von De Bleeker u. Verslegers (1990) eine geringe Verbesserung in negativen, affektiven und extrapyramidalmotorischen Symptomen. Dieser positive Effekt wurde jedoch durch das Wiederauftreten florider psychotischer Symptome relativiert.

Zu all den zitierten, etwas länger zurückliegenden Untersuchungen ist anzumerken, daß keine dieser Untersuchungen zwischen primären und sekundären Negativsymptomen differenzierte.

Neuere Untersuchungen über den Effekt
von atypischen Neuroleptika auf Negativsymptome

Am verheißungsvollsten für die Behandlung von primären Negativsymptomen klingen die Ergebnisse von Untersuchungen mit atypischen Neuroleptika wie Clozapin, Risperidon, Olanzapin und Sertindol. Es scheint gesichert, daß diese atypischen Neuroleptika mit einer geringen Inzidenz von extrapyramidalmotorischen Nebenwirkungen, guter antipsychotischer Wirksamkeit und mit einer

Besserung von Negativsymptomen im Vergleich zu einer Therapie mit einem Standardneuroleptikum assoziiert sind (Kane et al. 1988; Chouinard et al. 1993).

Kontrollierte klinische Studien haben eine bessere Wirksamkeit von Clozapin im Vergleich zu Chlorpromazin im Hinblick auf Negativsymptome gezeigt (Kane et al. 1988). Lieberman et al. (1994), die insgesamt 84 schizophrene Patienten untersuchten, konnten zeigen, daß Clozapin einen positiven Effekt auf negative Symptome hatte, diese positiven Effekte jedoch nicht unabhängig von den positiven Effekten auf positive Symptome und extrapyramidalmotorische Nebenwirkungen waren. Dies legt den Schluß nahe, daß die Verbesserung der negativen Symptome eventuell durch eine Reduktion der sogenannten sekundären negativen Symptome bedingt ist (Carpenter et al. 1985). Jedoch hatten andere Untersucher (Meltzer 1991; Miller et al. 1994) berichtet, daß die Besserung der negativen Symptome unter Clozapinbehandlung zumindest teilweise unabhängig von den Besserungen positiver Symptome, Denkstörungen und extrapyramidalmotorischer Nebenwirkungen waren. An dieser Stelle muß darauf hingewiesen werden, daß für die Bewertung der Beeinflussung der Negativsymptomatik der Beobachtungszeitraum wesentlich länger anzusetzen ist, als dies in den meisten bisherigen Studien der Fall war. So berichten Lieberman et al. (1994), daß eine Gesamtbeurteilung der Wirksamkeit von Clozapin auf Negativsymptome frühestens nach 12 bis 24 Wochen möglich ist. Ähnlich konnten Breier et al. (1994) zeigen, daß die therapeutischen Effekte von Clozapin auf Negativsymptome erst nach einem Jahr am deutlichsten ausgeprägt waren.

Risperidon, ein potenter 5-HT_2- und Dopamin-D_2-Rezeptorantagonist, zeigte in niedriger Dosierung bis zu 6 mg/Tag eine signifikant größere Reduktion sowohl von positiven als auch negativen Symptomen im Vergleich zu 20 mg Haloperidol/Tag. Dosen über 6 mg hingegen zeigten keinen zusätzlichen therapeutischen Effekt (Marder u. Meibach 1994). Bondolfi et al. (1995) führten an 86 therapieresistenten chronisch schizophrenen Patienten eine Vergleichsstudie von 6 mg/Tag Risperidon und 300 mg/Tag Clozapin durch. Hauptergebnis dieser über eine Zeitdauer von 8 Wochen konzipierten Untersuchung war, daß beide Substanzen fast identische therapeutische Effekte aufwiesen und sowohl positive als auch negative Symptome reduzierten. Des weiteren war in beiden Behandlungsgruppen im Vergleich zum Behandlungsbeginn eine Reduktion der extrapyramidalmotorischen Störungen zu verzeichnen. Hierbei hatte Risperidon einen schnelleren Wirkungseintritt im Vergleich zu Clozapin. Ebenso zeigte sich die bei Clozapin-Behandlung zu beobachtende Gewichtszunahme nicht in der mit Risperidon behandelten Gruppe.

Die effektive Behandlung des Defizitsyndroms durch atypische Neuroleptika konnte jedoch bisher nicht nachgewiesen werden. In der einzigen Studie, in der die Carpentersche Klassifikation berücksichtigt wurde und die Effektivität von Haloperidol und Clozapin verglichen wurde, wurde festgestellt, daß Patienten mit einem Defizitsyndrom zwar einen besseren antipsychotischen Effekt, jedoch keinen besseren therapeutischen Effekt auf die Negativsymptome unter Clozapinbehandlung aufwiesen (Breier et al. 1994). Im Gegensatz dazu zeigten die Nicht-Defizit-Patienten einen Trend zu einer ausgeprägteren Besserung in den negativen Symptomen mit Clozapin. Dieser Unterschied war jedoch vorwiegend dadurch bedingt, daß sich unter Haloperidol eine Verschlechterung der Negativsymptome im Vergleich zu einer Besserung der Negativsymptome unter Clozapin ergab.

Alle oben genannten Untersuchungen weisen eindrücklich auf zwei Problemkreise hin: den der Interferenz sekundärer Negativsymptome mit den an sich für die Therapie relevanten primären Negativsymptomen und den der vielfältigen Ursachen sekundärer Negativsymptomatik. Dies sei am Beispiel des depressiven Syndroms illustriert.

Im Rahmen einer Multicentere-Studie, in der Risiko und Nutzen von kontinuierlicher vs. intermittierender neuroleptischer Langzeitbehandlung verglichen wurde, berichteten Bandelow et al. (1992), daß Patienten, die kontinuierlich mit Neuroleptika behandelt worden waren, im Vergleich zu Patienten ohne Neuroleptikabehandlung signifikant höhere Depressionswerte aufwiesen. Das Ausmaß von Depressivität korrelierte mit dem Ausmaß extrapyramidalmotorischer Nebenwirkungen. Diese Befunde unterstützen die Hypothese von Carpenter, daß extrapyramidalmotorische Nebenwirkungen wie z. B. Akinese sich in höheren Depressionswerten niederschlägt, die wiederum als sekundäre Negativsymptome angesehen werden können. Demzufolge ist eine weitere therapeutische Strategie zur Verbesserung der Negativsymptomatik eine spezifische Behandlung der depressiven Symptomatik. Kramer et al. (1989), die 58 Patienten mit Schizophrenie und einem depressiven Syndrom neben Applikation von Haloperidol und Benztropin entweder zusätzlich mit Amitryptilin, Desipramin oder Placebo behandelten, berichteten, daß die beiden Patientengruppen, die zusätzlich entweder mit Amitryptilin oder Desipramin über 4 Wochen hinweg behandelt worden waren, im Vergleich zu Patienten mit Placebogabe höhere Scores in der BPRS-Subskala „Halluzinationen und Denkstörungen" aufwiesen. Die Autoren schlußfolgerten, daß zusätzliche Behandlung mit Antidepressiva nicht in der Behandlung von vergleichsweise akut psychotischen schizophrenen Patienten indiziert sei. Andere Studien hingegen zeigten, daß schizophrene Patienten in Remission mit depressiver Symptomatik von einer kombinierten Neuroleptika- und Antidepressivabehandlung profitieren können (Siris et al. 1987). In diesen Studien lassen sich weitere Probleme in bezug auf die Beurteilung der Negativsymptomatik aufzeigen: Neuroleptikainduzierte Akinese ist charakterisiert durch verminderte Spontaneität der Bewegungen und der Sprache. Dies kann ohne zusätzliche extrapyramidalmotorische Nebenwirkungen auftreten und sowohl von negativen Symptomen oder sekundärer Depression nicht unterscheidbar sein. Diese offensichtliche Überlappung zwischen negativen schizophrenen Symptomen, Depressivität und medikamenteninduziertem Parkinsonismus wurde ursprünglich von Prosser et al. (1987) aufgezeigt, die auf die Schwierigkeit hinwiesen, zwischen parkinsonbedingter Akinese und Affektverflachung unterscheiden zu können.

Es gibt bisher nur wenige Arbeiten über die Effekte einer Dauertherapie mit Antidepressiva bei schizophrenen Patienten mit remanenter, d. h. im Verlaufe einer Schizophrenie auftretender Depression. Doppelblindstudien zeigten jedoch, daß Dauertherapie mit einem Antidepressiva bei den Patienten, die initial positiv auf die antidepressive Therapie ansprechen, von Nutzen ist (Prusoff et al. 1979; Morgan et al. 1987; Siris 1993). Behandlung mit einem MAO-Hemmer bei schizophrenen Patienten mit einem remanenten depressiven Syndrom führte zu einer erheblichen Besserung der depressiven Symptomatik (Bucci 1987).

Lösungsstrategien zur Erfassung medikamentöser Effekte auf primäre Negativsymptome

Sertindol, das eine hohe Affinität für den 5-HT_2-Rezeptor im Vergleich zum Dopamin-D_2-Rezeptor und eine Selektivität für mesolimbische im Vergleich zu nigrostriären dopaminergen Bahnen aufweist, wurde von Tandon et al. (1996) hinsichtlich seiner Wirksamkeit auf negative Symptome im Vergleich zu Haloperidol in Dosierungen von 4, 8 und 16 mg Haloperidol und 12, 20 und 24 mg Sertindol bei 497 bzw. 462 Patienten in den beiden Gruppen verglichen. Durch eine Pfadanalyse wurde versucht, zwischen den Wirkungen auf primäre Negativsymptome und sekundäre Negativsymptome zu differenzieren (Möller et al. 1995).

Pfadanalyse
- Ausgangswert der negativen Symptome
- positive Symptome

Behandlung der negativen Symptome
- Depression
- extrapyramidalmotorische Symptome

In dieser Analyse wurde der Behandlungseffekt auf negative Symptome, die mit der Pfadanalyse erfaßt worden war, gegenüber Interferenzen mit folgenden anderen Effekten kontrolliert:

1. Ausgangswert der negativen Symptome
2. Positive Symptome
3. Depressivität
4. Extrapyramidalmotorische Symptome

Die Pfadanalyse zeigte, daß der direkte Effekt auf Negativsymptome bei Behandlung mit Sertindol signifikant stärker ausgeprägt war als mit Haloperidol. Es konnte gezeigt werden, daß Sertindol ein Ausmaß von extrapyramidalmotorischen Nebenwirkungen hat, das dem von Placebo entspricht. Diese interferierenden Effekte wurden durch die Pfadanalyse kontrolliert, und es konnte ein direkter positiver Effekt von Sertindol auf Negativsymptome belegt werden.

In einer anderen Studie (Tollefson et al. 1997) wurde ebenso mittels der Pfadanalyse der Effekt von Olanzapin, das eine größere Affinität auf die 5-HT_2- im Vergleich zu den Dopamin-D_2-Rezeptoren aufweist, auf die Negativsymptomatik untersucht. Insgesamt wurden in einer 6wöchigen Behandlungsphase 335 Patienten entweder mit Placebo, Olanzapin (5, 10 oder 15 mg/Tag) oder Haloperidol (15 +/− 5 mg/Tag) behandelt. Olanzapin war in allen Dosierungen Placebo, in der höheren Dosierung auch Haloperidol überlegen. Die Pfadanalyse zeigte, daß Olanzapin in der höheren Dosierung eine statistisch signifikante Reduktion in den primären Negativsymptomen hervorrief. Diese Unterschiede traten im Zusammenhang mit vergleichbaren Veränderungen von Olanzapin und Haloperidol bei den positiven Symptomen auf. Zusammenfassend ist zu sagen, daß sowohl primäre als auch sekundäre Negativsymptome signifikant unter Behandlung von Olanzapin im Vergleich zu Haloperidol und Placebo gebessert wurden.

Sonstige Substanzen

Eine neuere Pilotstudie (Goff et al. 1995), in der D-Cycloserin zusätzlich zur Behandlung mit konventionellen Neuroleptika gegeben wurde, weist darauf hin, daß die zusätzliche Gabe dieses partiellen Agonisten des NMDA-Subtyps des Glutamatrezeptors bei 9 Patienten zu einer signifikanten Verminderung der negativen Symptome in einer Dosis von 50 mg/Tag führte. D-Cycloserin bewirkt wahrscheinlich eine erhöhte dopaminerge Aktivität, da die Aktivierung des NMDA-Rezeptor Dopamin freisetzt und die Feuerungsrate der dopaminergen Neurone selektiv im präfrontalen Kortex erhöht. Ebenso könnte durch Gabe von D-Cycloserin ein primäres Defizit glutaminerger Transmission, die sekundär eine dopaminerge Dysregulation hervorruft, korrigiert werden.

Zusammenfassend kann gesagt werden, daß die neu entwickelten atypischen Neuroleptika wohl deutlich positivere Effekte auf die Negativsymptomatik schizophrener Patienten aufweisen als die klassischen Neuroleptika. Obwohl die Pfadanalyse, die einen ersten Ansatz zur Differenzierung der Effekte auf primäre bzw. sekundäre Negativsymptomatik darstellt, einen direkten Effekt neuer atypischer Neuroleptika auf die primäre Negativsymptomatik nahelegt, ist nach wie vor offen, ob sich das von Carpenter beschriebene Defizitsyndrom von den neuen atypischen Neuroleptika positiv beeinflussen läßt.

Literatur

Andreasen NC (1983) Scale for the Assessment of Negative Symptoms (SANS). University of Iowa, Iowa City

Bandelow B, Müller P, Frick U et al. (1992) Depressive syndromes in schizophrenic patients, under neuroleptic therapy. ANI Study Group Berlin. Eur Arch Psychiatry Clin Neurosci 241:291–295

Benkert W, Wetzel H, Wiedemann K (1990) Dopamine autoreceptor agonists in the treatment of positive and negative schizophrenia. In: Yamachita I, Toru M, Coppen AJ (eds) Clinical Neuropharmacology: Proceedings from the 17th CINP Congress. Raven, New York, pp 178–179

Bondolfi G, Baumann P, Patris M et al. (1995) A randomized double-blind trial of risperidone versus clozapine for treatment-resistant chronic schizophrenia. Abstract presented at the 8th ECNP Congress, Venice, Italy

Boyer P (1993) Evaluation of the desinhibitory effect of some neuroleptics at low doses in controlled trials. Comm. VII World Congress of Psychiatry

Breier A, Buchanan RW, Kirkpatrick B, Davis OR, Irish D, Summerfelt A, Carpenter WT Jr (1994) Effects of Clozapine on positive and negative symptoms in outpatients with schizophrenia. Am J Psychiatry 151:1

Bucci L (1987) The negative symptoms of schizophrenia and the monoamine oxidase inhibitors. Psychopharmacology 91:104–108

Buchanan RW, Carpenter WT (1994) Domains of psychopathology: an approach to the reduction of heterogencity in schizophrenia. J Nerv Ment Dis 182:193–204

Carpenter W, Heinrichs D, Alphs L (1985) Treatment of negative symptoms. Schizophr Bull 11:440–452

Chouinard G, Jones B, Remington G (1993) A Canadian multicenter placebo-controlled study of fixed doses of risperidone and haloperidol in the treatment of chronic schizophrenic patients. J Clin Psychopharmacol 13:25–40

Crow TJ (1985) The two-syndrome concept: origins and current status. Schizophr Bull 11:471–486

De Bleeker E, Verslegers W (1990) Ritanserin in the treatment of negative symptoms in chronic schizophrenic patients. Abstracts of the 17th Congress of CINP Vol II Kyoto Japan, p 221

den Boer JA, Westenberg HGM (1990) Atypical neuroleptics in acute schizophrenia: A double-blind comparative study of Remoxipride and Haloperidol. Psychopharmacol Bull 26:1

Dieterle D, Ackenheil M, Müller-Spahn F, Kapfhammer HP (1987) Zotepine, a neuroleptic drug with bipolar therapeutic profile. Pharmacopsychiatry 20:52–57

Feinberg SS, Kay SR, Elijovich LR, Fiszbein A, Opler LA (1988) Pimozide treatment of the negative schizophrenic syndrome: An open trial. J Clin Psychiatry 49:235–238

Goff DC, Tsai G, Manoach DS, Coyle JT (1995) Dose-finding trial of D-Cycloserine added to neuroleptics for negative symptoms in schizophrenia. Am J Psychiatry 152:1213–1215

Heinrich K, Kliese E, Lehman E (1994) Risperidone vs clozapine in the treatment of schizophrenic patients with acute symptoms: a double-blind randomized trial. Prog Neuropsychopharmacol Biol Psychiatry 18:129–137

Kane J, Honigfeld G, Singer J, Meltzer H (1988) Clozapine for the treatment-resistant schizophrenic. Arch Gen Psychiatry 45:789–796

Kirkpatrick B, Buchanan RW, McKenney PD, Alphs LD, Carpenter WT Jr (1989) The Schedule for the deficit syndrome: an instrument for research in schizophrenia. Psychiatry Res 30:119–124

Kramer MS, Vogel WH, DiJohnson C, Dewey DA, Sheves P, Cavicchia S, Litle P et al. (1989) Antidepressants in „depressed" schizophrenic inpatients, a controlled trial. Arch Gen Psychiatry 46:922–928

Lewander T, Westerbergh SE, Morrison D (1990) Clinical profile of remoxipride – A combined analysis of a comparative double-blind multicentre trial programme. Acta Psychiatr Scand 82:92–98

Lieberman JA, Allan MD, Safferman Z, Pollack S, Szymanski S, Johns C, Howard A et al. (1994) Clinical effects of Clozapine in chronic schizophrenia: Response to treatment and predictors of outcome. Am J Psychiatry 151:12

Marder SR, Meibach RC (1994) Risperidone in the treatment of schizophrenia. Am J Psychiatry 151:825–835

Meltzer HY, Zureick J (1989) Negative symptoms in schizophrenia: A target for new drug development. In: Dahl SG, Gram LF (eds) Clinical pharmacology in psychiatry. Springer, Berlin Heidelberg New York Tokyo, pp 68–77

Meltzer HY (1991) Pharmacologic treatment of negative symptoms. In: Greden JF, Washington TR (eds) Negative schizophrenic symptoms: Pathophysiology and clinical implications. American Psychiatric Press, Washington

Miller DD, Perry PJ, Cadoret RJ, Andreasen NC (1994) Cozapine's effect on negative symptoms in treatment-refractory schizophrenics. Compr Psychiatry 35:8–15

Morgan V, Fagerstrom R (1987) Adjunctive imipramine in the treatment of postpsychotic depression: a controlled trial. Arch Gen Psychiatry 44:533–539

Müller-Spahn F (1990) Neuroleptika der neueren Generation: Neue Perspektiven in der Therapie schizophrener Patienten mit Minus-Symptomatik. In: Müller HJ, Pelzer E (Hrsg) Neuere Ansätze zur Diagnose und Therapie schizophrener Minus-Symptomatik. Springer, Berlin Heidelberg New York Tokyo

Müller-Spahn F, Dieterle D, Ackenheil M (1991) Klinische Wirksamkeit von Zotepin in der Behandlung schizophrener Minussymptomatik. Ergebnisse einer offenen und einer doppelblind-kontrollierten Studie. Fortschr Neur Psychiatr 59 (Suppl 1):30–35

Miller DD, Perry PJ, Cadoret RJ (1994) Clozapine's effect on negative symptoms in treatment-refractory schizophrenics. Compr Psych 35:8–15

Möller H-J, Müller H, Borison RL, Schooler NR, Chouinard G (1995) A path-analytical approach to differentiate between direct and indirect drug effects on negative symptoms in schizophrenic patients. A re-evaluation of the North American risperidone study. Eur Arch Psychiatry Clin Neurosci 245:45–49

Naber D, Albus M, Bürke H, Müller-Spahn F, Münch U, Reinertshofer T, Wissmann J et al. (1985) Neuroleptic withdrawal in chronic schizophrenia: CT and endocrine variables relating to psychopathology. Psychiatry Res 16:207–219

Overall JE, Gorham DR (1962) The Brief Psychiatric Rating Scale. Psychol Rep 10:799–812

Petit M, Zann M, Lesieur P, Colonna L (1987) The effect of Sulpiride on negative symptoms of schizophrenia. Br J Psychiatry 150:270–271

Prosser ES, Csernansky JG, Kaplan H, Thiemann S, Becker T, Holister LE (1987) Depression, parkinsonian symptoms, and negative symptoms in schizophrenics treated with neuroleptics. J Nerv Ment Dis 175:100–105

Prusoff BA, Williams DH, Weissman MM (1979) Treatment of secondary depression in schizophrenia. Arch Gen Psychiatry 36:569–575

Siris SG, Morgan V, Fagerstrom R, Rifkin A, Cooper TB (1987) Adjunctive imipramine in the treatment of postpsychotic depression: a controlled trial. Arch Gen Psychiatry 44:533–539

Siris SG (1993) Adjunctive Medication in the Maintenance Treatment of Schizophrenia and its Conceptual Implications. Br J Psychiatry 163:66–78

Tandon R, Silber C, Mack R (1997) The Action of Sertindole on negative Symptoms in Schizophrenia. Congress of the American Psychiatric Association, San Diego, CA (Abstr)

Tollefson GD, Beasley CM, Tran PV et al. (1997) Olanzapine Versus Haloperidol in the Treatment of Schizophrenia and Schizoaffective and Schizophreniform Disorders: Results of an International Collaborative Trial. Am J Psychiatry 154:457–465

Wetzel H, Benkert O (1989) Neuroleptika: Neue Substanzen – Neue Indikationen. In: Herz A, Hippius H, Spann W (Hrsg) Psychopharmaka heute. Springer, Berlin Heidelberg New York Tokyo, S 108–128

Wiesel F, Alfredsson G, Bjerkenstedt L, Härnryd C, Oxenstierna G, Sedvall G (1985) Le dogmatil dans le traitment des symptomes negatifs chez des patients schizophrènes. Sem Hóp Paris 19:1317–1321

Wing J, Brown G (1970) Institutionalism and schizophrenia. Cambridge University Press, Cambridge

Diskussion

Frage: In den neueren Untersuchungen zur Wirkung der atypischen Neuroleptika wurden die neuen Substanzen meist mit Haloperidol verglichen, das meist weniger gut auf Negativsymptome wirkte. Inwieweit ist untersucht worden, ob andere klassische Neuroleptika bei Negativsymptomatik wirken?

Ergebnis der Diskussion: Das Problem ist, daß bei den meisten früheren Wirksamkeitsuntersuchungen nur Skalen verwendet wurden, die vorwiegend die Positivsymptomatik beurteilen, nicht aber Skalen wie die PANSS (Positive and Negative Syndrome Scale). Daher kann man in den meisten Fällen nicht sagen, ob nicht auch einige der klassischen Neuroleptika bei Negativsymptomatik wirken, mit einer Ausnahme: Einige Vergleichsuntersuchungen zeigten, daß das klassische Neuroleptikum Flupentixol bei apathisch-gehemmten Syndromen besser wirkte als die Referenzsubstanzen Fluphenazin oder Haloperidol.

Frage: Ist die Wirkung eines Neuroleptikums auf die Negativsymptomatik nicht einfach dadurch zu erklären, daß es im Zuge der Besserung der Positivsymptomatik auch gleichzeitig zu einer Verbesserung der Minussymptomatik kommt?

Ergebnis der Diskussion: Wenn ein Neuroleptikum die Minussymptomatik bessert, gibt es drei Möglichkeiten: (1) die Besserung könnte eine indirekte Folge der primären Besserung der Plussymptomatik sein, (2) die geringere EPMS-Auslösung eines Medikaments könnte eine Besserung der Minussymptomatik suggeriert haben, oder (3) die Besserung könnte ein direkter Effekt des Neuroleptikums sein. Solche Fragen können mit Hilfe von Pfadanalysen geklärt werden (während einfache Korrelationsstatistiken keinen Kausalzusammenhang aufdecken können). Möller et al. zeigten mit Hilfe der Pfadanalyse, daß 6 mg Risperidon im Vergleich mit Haloperidol einen stärkeren direkten Effekt auf die Minussymptomatik hatte (Möller et al. 1995). Auch für Sertindol und Olanzapin konnte ein direkter Effekt gezeigt werden (Tandon et al. 1997; Tollefson u. Sanger 1997).

Ein Problem mit der Pfadanalyse ist allerdings, daß Pfadanalysen nur lineare Zusammenhänge entdecken. Wenn die indirekte Wirkung auf die Negativsymptomatik einem kurvilinearen Zusammenhang folgt, könnte es passieren, daß man das Residuum fälschlicherweise für einen direkten Effekt der Neuroleptika auf die Negativsymptomatik hält.

Literatur

Möller HJ, Muller H, Borison RL, Schooler NR, Chouinard G (1995) A path-analytical approach to differentiate between direct and indirect drug effects on negative symptoms in schizophrenic patients. A re-evaluation of the North American risperidone study. Eur Arch Psychiatry Clin Neurosci 245(1):45–49

Tandon R, Silber C, Mack R (1997) The action of sertindole on negative symptoms in schizophrenia. Abstract, Congress of the American Psychiatric Association, San Diego, CA
Tollefson GD, Sanger TM (1997) Negative symptoms: a path analytical approach to a double-blind, placebo and haloperidol-controlled clinical trial with olanzapine. Am J Psychiat 154:466–474

Neuroleptikatherapie und Psychoedukation

W. P. Hornung und R. Feldmann

Einleitung

Neuroleptische Behandlung und psychoedukative Maßnahmen stellen zentrale Elemente einer effizienten Rezidivprophylaxe bei schizophrenen Psychosen dar. Der Wert einer langfristigen und ausreichend dosierten Therapie mit Neuroleptika wurde durch zahlreiche prospektive Studien belegt und ist mittlerweile unbestritten (zusammenfassend in Davis et al. 1980). Daraus resultierende Konsensusempfehlungen für die ambulante Behandlung schizophrener Patienten wurden vorgelegt (Kissling et al. 1985; Frances et al. 1996). Einzelheiten zum Vorgehen hinsichtlich der pharmakologischen Therapie sollen an dieser Stelle nicht ausgeführt werden. Sie sind andernorts vertiefend dargestellt (vgl. auch die Beiträge Gaebel u. Jänner, S. 81 bzw. Falkai u. Naber, S. 101). Im folgenden soll näher auf sog. psychoedukative Behandlungsansätze eingegangen werden. Drei Themenbereiche werden dabei näher erörtert.

Zunächst werden die Anwendungsmöglichkeiten psychoedukativer Interventionen in der Behandlung schizophrener Patienten beschrieben. Dabei werden in erster Linie die gruppenorientierten Verfahren berücksichtigt.

Sodann werden Verbindungslinien zwischen psychopharmakologischen und diesen psychoedukativ-psychotherapeutischen Interventionsmöglichkeiten aufgezeigt.

Schließlich werden Befunde aus einem eigenen psychoedukativ-psychotherapeutisch orientierten Gruppentherapieprojekt referiert. Berichtet werden Ergebnisse aus einer *Querschnittsbefragung* (Untersuchung 1) und einer *Verlaufsuntersuchung* (Untersuchung 2).

Anwendungsbereiche psychoedukativer Interventionen

Der Begriff Psychoedukation wurde in der angloamerikanischen Literatur gepragt (Anderson et al. 1980). Inhaltlich wird darunter heute ein psychotherapeutisch fundiertes Vorgehen verstanden, das informationsvermittelnde edukativ schulende Komponenten mit in der Regel kognitiv-behavioral orientierten verhaltensmodifizierenden Strategien kombiniert (Hatfield 1988). Dabei nimmt die Wissensvermittlung an sich einen breiten Raum ein.

Zielgruppen

In bezug auf ihre formale Gestaltung können psychoedukative Ansätze unter unterschiedlichen Gesichtspunkten geordnet werden. Ein bedeutsames Unterscheidungsmerkmal ist die Zielguppe der einzelnen Vorgehensweisen. Es gibt psychoedukative familientherapeutische Verfahren, welche sowohl die schizophrenen Patienten als auch deren Angehörige in die Behandlung einbeziehen (Leff et al. 1982; Falloon et al. 1982; Hogarty et al. 1986; Tarrier et al. 1988). Dabei variiert der Umfang, in dem die Patienten integriert werden, je nach Vorgehen. In der Studie von Leff et al. (1982) beispielsweise steht der informationsvermittelnde Programmteil lediglich den gesunden Familienangehörigen offen (zusammenfassend in Hornung u. Buchkremer 1992). Von einzelnen Autoren werden auch Settings beschrieben, die mehrere Familien unter Einschluß der Patienten gemeinsam umfassen (McFarlane et al. 1995). Sodann existieren ausschließlich für Angehörige oder Bezugspersonen von Patienten konzipierte psychoedukative Interventionen (Mac Carthy et al. 1989; Schulze Mönking 1993; Vaughan et al. 1992). Außerdem wurden psychoedukative Gruppen nur für Patienten beschrieben (Ascher-Svanum 1989; Eckman et al. 1990). Unter diesem formalen Aspekt gesehen nehmen die sog. bifokalen Gruppenprogramme eine Mittelstellung ein. Dabei werden psychoedukative Gruppen für die Patienten und getrennt davon Gruppen für deren Angehörige gebildet (Lewandowski u. Buchkremer 1988).

Zielbereiche

Psychoedukative Interventionen sind sekundärpräventive Maßnahmen. Folglich besteht eines ihrer wichtigsten Ziele in der Reduktion der Zahl schizophrener Rezidive oder erneuter stationär psychiatrischer Behandlungen. Diesem Ziel sind verschiedene Unterziele unter- bzw. vorgeordnet.

In den ursprünglichen familienorientierten Ansätzen bestanden diese beispielsweise in einer Entspannung des emotionalen Familienklimas, einer Reduktion der Blickkontaktdichte zwischen Angehörigen und Patienten (Leff et al. 1982) und in einer Verbesserung der Medikamentencompliance (Tarrier et al. 1988; Eckman et al. 1990). Einzelne Vorgehensweisen, die ausschließlich oder in einem bifokalen Ansatz die Patienten in die Therapie einbeziehen, zielen darauf ab, die Problemlösefertigkeiten gerade bei den Patienten zu verbessern (Buchkremer u. Fiedler 1988).

Gesondert erwähnt werden müssen in diesem Zusammenhang die Verfahren, die vorwiegend eine detaillierte Wissensvermittlung zum Inhalt haben. Man sollte sie als *edukative* Interventionen bezeichnen. Auch dabei wurden Ansätze beschrieben, die sich ausschließlich an Patienten wenden (z. B. Seltzer et al. 1980; Kaluzny Streicker et al. 1986; Macpherson et al. 1996) oder nur die Angehörigen ansprechen (Tarrier et al. 1988; Abramowitz u. Coursey 1989). Mit ihrer

Hilfe wird erreicht, den Informationsstand bezüglich der schizophrenen Erkrankung und deren Behandlungsmöglichkeiten zu erweitern und den Umgang mit der neuroleptischen Medikation, insbesondere mit ihren unerwünschten Wirkungen, zu verbessern. Sodann finden sich günstige Effekte auf die Medikamentencompliance und die Krankheitseinsicht der Patienten. Einzelne Autoren berichten auch von einer Verminderung psychopathologischer Symptomatik (zusammenfassend in Hornung 1996).

Psychoedukation und Neuroleptikatherapie

Wie anhand der Zielbereiche einzelner psychoedukativer und insbesondere edukativer Behandlungsansätze zu erkennen ist, bestehen enge Wechselbeziehungen zwischen diesen Interventionsformen und der psychopharmakologischen Therapie schizophrener Patienten. Die neuroleptische Medikation und der Umgang mit den Medikamenten werden unmittelbar zum Objekt der therapeutischen Bemühungen. Nach Liberman u. Evans (1985) stellen psychosozial-psychoedukative Maßnahmen gewissermaßen eine *Brücke zwischen pharmakologischen und psychotherapeutischen Interventionen* dar. Im Grunde lassen sich innerhalb einer integrativen Therapie schizophrener Patienten diese beiden Komponenten nicht voneinander trennen. Denn einerseits können psychoedukative Behandlungen erfolgreich nur auf der Basis einer ausreichenden neuroleptischen Therapie vorgenommen werden. Darauf weisen bereits die Befunde von Hogarty et al. (1974) hinsichtlich einer Kombination von Pharmakotherapie und psychosozialen Maßnahmen hin. Andererseits führt eine zusätzliche psychoedukative Behandlung, beispielsweise der Familie Schizophrener, zu einer besseren Effizienz der neuroleptischen Rezidivprophylaxe, wie vielfach gezeigt wurde (vgl. Dixon u. Lehman 1995).

An dieser Stelle soll jedoch nicht unerwähnt bleiben, daß psychoedukative Maßnahmen lediglich einen, wenn auch wesentlichen und empirisch gut überprüften, Baustein im Gesamtbehandlungskonzept bei schizophrenen Psychosen darstellen. An weiteren psychotherapeutisch-psychosozialen Behandlungsstrategien sind beispielsweise kognitive Therapieansätze oder sog. Social-Skills-Trainings für Patienten zu nennen. Bislang liegen jedoch noch keine Befunde vor, aus denen sich eine rezidivprophylaktische Überlegenheit dieser Verfahren im Vergleich zu einer Kontrollbehandlung ableiten ließe (vgl. die Übersichten von Bellack u. Mueser 1993; Penn u. Mueser 1996).

Ein wichtiges Bindeglied zwischen psychopharmakologischer Therapie und psychoedukativer Behandlung stellt die Medikamentencompliance auf Seiten der Patienten dar. Nur wenn die Neuroleptika zuverlässig eingenommen werden, können sie ihre rezidivprophylaktische Wirkung voll entfalten. Die Compliance wiederum ist von zahlreichen Faktoren abhängig (Mayer u. Soyka 1992). Läßt man einzelne psychopathologische Merkmale wie beispielsweise paranoide Inhalte außer acht, läßt sich ein spezifisches Profil von Patienten mit durchgängig schlechter Compliance nicht erstellen. Eine wichtige Rolle spielen allerdings Einstellungsfaktoren bei den Patienten.

Kognitive Faktoren

Relevant scheinen in diesem Zusammenhang die individuellen Haltungen der Patienten den Medikamenten und der Medikamenteneinnahme gegenüber zu sein. Das konnten beispielsweise Linden et al. (1988) zeigen. Diese Autoren wiesen u. a. darauf hin, daß Patienten mit guter Compliance mehr positive Wirkungen von Neuroleptika nennen konnten als Patienten mit schlechter Compliance (Linden 1987). Nach Linden et al. (1988) korrelieren günstige Einstellungen zur Behandlung wie Medikamentenvertrauen und Arztvertrauen, aber auch das Gefühl, krankheitsanfällig zu sein, positiv mit einer guten Compliance. Negative Korrelationen finden sich zwischen Compliance einerseits und Negativverwartungen (den Medikamenten gegenüber) sowie schuldhaft erlebter Eigenverantwortlichkeit andererseits.

Für die Planung psychoedukativer Interventionen mit schizophrenen Patienten ist es daher wichtig, diese Einstellungen und Bewertungen genauer zu kennen. Von Bedeutung sind dabei sowohl die *allgemeinen* medikations- und behandlungsbezogenen Haltungen als auch die *spezifischen* Erfahrungen der Patienten mit einzelnen Neuroleptika (Heinrich 1989; Linden u. Pietzcker 1992). Im einzelnen interessiert dabei, welche Erfahrungen schizophrene Patienten im Rahmen ihrer ambulanten Behandlung mit einzelnen Neuroleptika sammeln, wie sie diese Medikamente bewerten und ob sich ggf. Unterschiede zwischen einzelnen Präparaten finden lassen. Sodann sollten die allgemeinen Haltungen und ihre Veränderung über die Zeit erfaßt werden.

Diesen Fragen wurde u. a. in einer eigenen größeren Untersuchung nachgegangen. Im folgenden werden einzelne Aspekte aus diesem Komplex herausgegriffen. Ergebnisse aus einer *Querschnittsbefragung* der Patienten sowie aus einer *prospektiven Erhebung* werden vorgestellt.

Eigene Untersuchungen

Den obengenannten Fragen wurde im Rahmen von Nebenfragestellungen innerhalb einer kontrollierten prospektiven Interventionsstudie nachgegangen. Diese überprüfte die Effekte eines bifokalen kombinierten psychoedukativ-psychotherapeutischen Angebots auf die Rehospitalisierungsrate schizophrener Patienten (Hornung et al. 1995).

Tabelle 1. Soziodemographische und krankheitsbezogene Merkmale (Mittelwerte < +/− >SD) der Gesamtpatientengruppe (n = 191)

Lebensalter (Jahre)	31,3	(7,0)
Krankheitsdauer vor Studienbeginn (Jahre)	8,3	(5,7)
Hospitalisierungen vor Studienbeginn	4,7	(3,6)
Dauer der neuroleptischen Rezidivprophylaxe (Jahre)	6,5	(6,8)
Aktuell verordnete tägliche Neuroleptika-Dosis (CPZ-Äquivalenz-Dosis)	463,0	(680,0)
AMDP-Gesamtscore	15,3	(9,5)
GAS-Score	55,1	(10,4)

Patienten und Methodik

Patientencharakteristika

Einschlußkriterien für die Aufnahme in die Studie waren die Diagnose Schizophrenie nach DSM III-R (American Psychiatric Association 1987) mit mindestens 2 psychotischen Episoden in den letzten 5 Jahren vor Studienbeginn und die Indikation zur ambulanten medikamentösen Rezidivprophylaxe beim niedergelassenen Psychiater oder in einer Poliklinik/Institutsambulanz. Ausschlußkriterien waren das Vorliegen einer psychiatrischen Zweitdiagnose (z. B. organische Störung) oder eine gleichzeitige längerfristige psychotherapeutische Behandlung.

In die Studie aufgenommen wurden 191 schizophrene Patienten (111 männlich, 80 weiblich). Soziodemographische und krankheitsbezogene Merkmale der Patienten gibt Tabelle 1 wieder.

Tabelle 1 verdeutlicht, daß es sich vorwiegend um chronisch kranke schizophrene Patienten handelte. Sie wurden in einer gemeindenahen Versorgungssituation zu etwa 39% vom niedergelassenen Psychiater, zu etwa 38% in einer Institutsambulanz/Poliklinik und zu 8% vom Hausarzt betreut. Die übrigen Patienten nannten andere oder aktuell keine ambulanten Behandlungseinrichtungen. Medikamentös wurden 51% der Patienten mit Depotneuroleptika (40% ausschließlich und 11% in Kombination mit einem oralen Neuroleptikum) und 49% mit oralen Neuroleptika behandelt. In absteigender Häufigkeit waren dies: Haloperidol-Decanoat, Fluphenazin-Decanoat, Flupentixol-Decanoat bzw. Clozapin, Perazin, Haloperidol und andere. Ca. 71% aller Patienten wurden in ihrer Verordnungscompliance als eher compliant eingeschätzt.

Zu Studienbeginn konnten von 178 Patienten dieser Stichprobe vollständige Informationen bezüglich ihrer neuroleptischen Medikation und der Medikamentenanamnese der letzten beiden Jahre gewonnen werden.

In der vorliegenden *Querschnittsbefragung* (Untersuchung 1) wurden die Patienten mit aktueller Verordnung von Fluphenazin- (N = 13) oder Haloperidol-

Decanoat (N = 33) berücksichtigt. Patienten mit Fluphenazin- oder Haloperidol-Decanoat in Kombination mit anderen Neuroleptika wurden dann ebenfalls in die Untersuchung aufgenommen, wenn Fluphenazin-Decanoat bzw. Haloperidol-Decanoat den größten Teil der Gesamttagesdosis ausmachten (N = 4 bzw. N = 25). Zum Vergleich sind auch Angaben von Patienten mit ausschließlicher Clozapin- (N = 26) oder Perazin-Medikation (N = 16) wiedergegeben. Diese Befunde wurden bereits an anderer Stelle publiziert (Hornung et al. 1994).

Im Hinblick auf die *Längsschnittbetrachtung* der behandlungsbezogenen Einstellungen (Untersuchung 2) wurden, unabhängig von der aktuellen medikamentösen Verordnung, alle die Patienten des Therapieprojekts berücksichtigt, bei denen komplette Datensätze vorlagen. (Die Gruppengrößen werden jeweils angegeben.)

Vorgehen und Meßinstrumente

Die Patienten wurden vor Beginn der psychoedukativen Intervention, unmittelbar nach Beendigung der rund neunmonatigen Therapiephase, sowie ein und zwei Jahre nach Therapieende untersucht. An Untersuchungsinstrumenten kamen u. a. folgende Inventare zum Einsatz: Beurteilung des psychopathologischen Befundes mittels AMDP-System (AMDP-System 1981), standardisierte Erfassung der Wahrnehmung und Bewertung der Erkrankung und Behandlung mittels Krankheitskonzeptskala (KK-Skala, Linden et al. 1988), Erfassung der Medikamentenanamnese im strukturierten Interview („Medikamentenfragebogen"). Dieser gliedert sich in mehrere Bereiche und erfaßt u. a. Angaben der Patienten über Art und Menge der früheren und aktuellen Medikation, die Einstellung gegenüber den Neuroleptika, subjektiv erlebte Wirkungen und Begleitwirkungen der Medikamente und den Umfang patientmodifizierter Medikation sowie kooperativer Pharmakotherapie. Dieses Untersuchungsinstrument wurde an anderer Stelle ausführlich beschrieben (Hornung et al. 1993 a, b).

Nach der Eingangsuntersuchung wurden die Patienten mittels einer balancierten Randomisierung vier unterschiedlichen Behandlungsbedingungen und einer Kontrollbedingung zugeordnet. Die Behandlungsbedingungen beinhalteten ein psychoedukatives Training für schizophrene Patienten, kognitive Psychotherapie für die Patienten und psychoedukative Gruppenarbeit für die Angehörigen in unterschiedlicher Kombination. Die Kontrollbedingung bestand aus einer unspezifischen Freizeitgruppe (Näheres s. Hornung et al. 1995).

Statistische Methoden

In Abhängigkeit vom Datenniveau wurden die Daten mittels Mann-Whitney-U-Test für unabhängige Stichproben (quantitatives Merkmal) oder Chi^2-Test bei kategorialen Daten ausgewertet. Alle Signifikanztests hatten mit einem Signifikanzniveau von $p < 0{,}05$ ausschließlich explorativen Charakter.

Tabelle 2. Anamnestische und psychopathologische Merkmale der Patienten mit Fluphenazin- und Haloperidol-Decanoat (Mittelwerte < +/− > SD)

	Patienten mit Fluphenazin-Decanoat N = 13	Patienten mit Haloperidol-Decanoat N = 33	Mann-Whitney-U-Test
Alter (Jahre)	32,7 (6,3)	32,0 (7,1)	n.s.
Dauer der Erkrankung (Jahre)	12,2 (6,9)	7,4 (4,1)	p = 0,03
Dauer der neuroleptischen Rezidivprophylaxe	7,1 (6,0)	6,6 (3,6)	n.s.
Anzahl stationärer Behandlungen	6,0 (4,0)	4,2 (2,5)	n.s.
AMDP-Gesamtscore	14,6 (11,1)	17,3 (8,3)	n.s.
CPZ-Gesamtdosis	780,9 (511,6)	308,9 (203,6)	p < 0,001

Ergebnisse

Untersuchung 1. Querschnittsbefragung in bezug auf Depotneuroleptika

Krankheitsmerkmale der Patientengruppen. Zunächst wurden die Patienten mit Fluphenazin- und Haloperidol-Decanoat hinsichtlich einzelner Krankheitsmerkmale verglichen. Was den Krankheitsverlauf (und die aktuelle psychopathologische Symptomatik) der Patienten angeht, waren die Patienten mit Fluphenazin-Decanoat statistisch signifikant länger krank und wurden häufiger stationär behandelt als die Patienten mit Haloperidol-Decanoat. Beide Gruppen erhielten seit etwa gleich langer Zeit (rund 7 Jahre) eine Rezidivprophylaxe mit Neuroleptika, die Patienten mit Fluphenazin-Decanoat aktuell jedoch in einer deutlich höheren Tagesdosis (p < 0,01). Psychopathologisch sind die Patienten mit Fluphenazin-Decanoat im Mittel weniger gestört, der Unterschied zur Haloperidol-Decanoat-Gruppe ist jedoch statistisch nicht signifikant (s. Tabelle 2).

Individuelle Erfahrungen mit den einzelnen Neuroleptika

Bewertung des Medikamenteneffekts. Die Patienten wurden im Rahmen des strukturierten Interviews befragt, wie sie die Effekte der einzelnen Neuroleptika beurteilen. Die meisten Patienten gaben an, daß ihnen Fluphenazin- und Haloperidol-Decanoat wenigstens ziemlich geholfen hätten. Deutlichere Unterschiede zwischen den Gruppen finden sich nicht. (Aufgrund der geringen Fallzahl wurde auf einen statistischen Vergleich verzichtet, s. Tabelle 3.)

(Die Patienten mit Clozapin oder Perazin, denen diese Frage ebenfalls vorgelegt wurde, beurteilten die Wirkung dieser oralen Neuroleptika ebenso überwiegend positiv: bei Clozapin zu 78%, bei Perazin zu 82%.)

Unerwünschte Medikamentenwirkungen. Sodann wurde anhand einer vorgegebenen Liste erfaßt, welche unerwünschten Medikamentenbegleiteffekte die Pa-

Tabelle 3. Subjektive Beurteilung von Fluphenazin- und Haloperidol-Decanoat durch schizophrene Patienten

Das Medikament hat mir ...	Fluphenazin-Decanoat (N = 13) N (%)	Haloperidol-Decanoat (N = 33) N (%)
sehr geholfen	1 (7,7)	9 (32,1)
ziemlich geholfen	9 (69,2)	10 (35,7)
etwas geholfen	0	6 (21,4)
nicht geholfen	0	0
eher geschadet	1 (7,7)	1 (3,6)
nicht beurteilbar	0	2 (7,2)
keine Aussage	2 (15,4)	5 (18,0)

tienten mit ihrer jeweiligen aktuellen Depotmedikation in Verbindung bringen. Die Patienten mit Fluphenazin-Decanoat bezogen im Mittel 6,0 ($< +/- > 3,9$), die mit Haloperidol-Decanoat 4,0 ($< +/- > 3,0$) Nebenwirkungen auf ihre aktuelle Medikation. Dabei findet sich kein statistisch signifikanter Gruppenunterschied.

Medikamentencompliance. Um Aussagen über die Zuverlässigkeit der Medikamenteneinnahme der Patienten machen zu können, wurden die Patienten zu ihren diesbezüglichen Haltungen befragt. Von den 13 Patienten mit Fluphenazin-Decanoat gaben 11 an, daß es ihnen nicht schwerfalle, die Termine für die Depotspritzen regelmäßig einzuhalten. Zwei äußerten sich unbestimmt, keiner hatte Mühe mit dem Einhalten der Spritzentermine. Bei den Patienten mit Haloperidol-Decanoat enthielt sich einer der Antwort, fünf gaben an, daß ihnen das regelmäßige Einhalten der Termine für die Depotspritzen schwerfalle, und die restlichen 27, daß es ihnen nicht schwerfalle.

Entsprechend dieser positiven Haltung den Depotinjektionen gegenüber, betonte die Mehrheit der Patienten, daß sie aufgrund ihrer Erkrankung Medikamente benötigen (69,2% in der Gruppe mit Fluphenazin-Decanoat und 66,7% in der Gruppe mit Haloperidol-Decanoat).

Diese subjektive Einschätzung spiegelte sich auch in der fremdgerateten Verordnungscompliance wider. In der Gruppe mit Fluphenazin-Decanoat war der Anteil von Patienten mit eher gut eingeschätzter Verordnungscompliance (84,6%) allerdings höher als in der Gruppe mit Haloperidol-Decanoat (69,7%). Auch hier erreicht der Gruppenunterschied jedoch keine statistische Signifikanz.

(Auch von den Patienten mit oralen Neuroleptika wurde der Medikationsbedarf positiv beurteilt. 84,6% der Patienten mit Clozapin und 81,3% derjenigen mit Perazin sahen die Notwendigkeit der Neuroleptikaeinnahme ein. 64,4% mit Clozapin und sogar 81,3% mit Perazin fiel die regelmäßige häusliche Tabletteneinnahme nicht schwer.)

Tabelle 4. Krankheitskonzepte der Patienten mit Fluphenazin- und Haloperidol-Decanoat (KK-Skala; Mittelwerte < +/− > SD)

KK-Dimensionen	Patienten mit Pluphenazin-Decanoat N = 10	Patienten mit Haloperidol-Decanoat N = 30	Mann-Whitney-U-Test	Zum Vergleich: Nervenarzt-Patienten (s. Linden et al. 1988)
Medikamentenvertrauen	13,7 (5,0)	13,2 (4,7)	n.s.	14,9 (5,2)
Arztvertrauen	10,8 (2,6)	10,4 (3,2)	n.s.	13,2 (2,8)
Schuld	3,6 (2,3)	5,0 (2,9)	n.s.	4,8 (3,9)
Zufallskontrolle	6,6 (2,9)	8,2 (4,1)	n.s.	10,9 (4,9)
Anfälligkeit	7,3 (2,7)	7,1 (3,3)	n.s.	7,3 (3,3)
Idiosynkratische Annahmen	7,7 (3,5)	8,4 (3,7)	n.s.	9,7 (3,9)
Negativerwartungen	7,2 (3,4)	8,1 (4,4)	n.s.	8,4 (5,4)

Allgemeine Krankheitskonzepte. Betrachtet man die Bewertungen und Einschätzungen der Patienten zur Krankheit und Behandlung mit Hilfe der Krankheitskonzeptskala (Linden et al. 1988), finden sich zwischen den beiden Patientengruppen ebenfalls keine deutlichen Unterschiede. Stellt man die in der vorliegenden Untersuchung ermittelten Scores in den Subskalen jedoch den Subscores gegenüber, die sich in der Validierungsstichprobe von Linden et al. (1988) finden, so zeigt die vorliegende Stichprobe ein geringeres Arztvertrauen, weniger fatalistische Überzeugungen im Sinne der „Zufallskontrolle" und ebenfalls deutlich weniger idiosynkratische Annahmen (Tabelle 4).

Untersuchung 2. Prospektiv betrachteter Einfluß psychoedukativer Maßnahmen auf die Krankheitskonzepte

Um beurteilen zu können, ob eine psychoedukativ-psychotherapeutische Intervention die *allgemeinen* behandlungs- und insbesondere medikationsbezogenen Einstellungen schizophrener Patienten zu ändern vermag, wurden die Krankheitskonzepte der Patienten im Zeitverlauf untersucht. Gemäß dem Auswerteansatz zur Hauptfragestellung der Gesamtstudie (vgl. Hornung et al. 1995) wurden diejenigen Patienten in die Analyse einbezogen, die an wenigstens einer Gruppensitzung des psychoedukativ-psychotherapeutischen Angebots bzw. der Kontrollbedingung teilgenommen haben. Die Ergebnisse beziehen sich auf die Befunde, die vor Beginn und zwei Jahre nach Beendigung der Intervention mittels der KK-Skala erhoben wurden (Tabelle 5).

Zu erkennen ist, daß zwischen Prä- und Postuntersuchung in der Therapiegruppe das Arztvertrauen nur sehr wenig und das Medikamentenvertrauen deutlich zunehmen, in der Kontrollgruppe nehmen die Scores in beiden Subskalen hingegen ab. Über die Differenzwerte gerechnet, ergeben sich damit signifikante Unterschiede zugunsten der Therapiegruppe im Sinne eines längerfristigen Therapieeffektes auf die behandlungsbezogenen Einstellungen der Patienten.

Tabelle 5. Krankheitskonzepte von Patienten aus der Therapiegesamtgruppe (*TG*) und der Kontrollgruppe vor (*PRAE*) und zwei Jahre nach (*POST*) Beendigung der psychoedukativ-psychotherapeutischen Intervention (Mittelwerte < +/− > SD)

Krankheitskonzepte	Gruppe	PRAE	POST	T-Test[a]
Medikamentenvertrauen	TG	12,4 (3,3)	13,6 (3,7)	
	Kontrolle	14,3 (3,4)	13,0 (3,5)	p < 0,01
Negativerwartungen	TG	9,1 (3,6)	8,0 (3,3)	
	Kontrolle	6,7 (3,7)	5,8 (3,5)	n.s.
Arztvertrauen	TG	10,3 (3,2)	10,6 (3,0)	
	Kontrolle	11,0 (3,0)	10,5 (3,7)	p < 0,05
Schuld	TG	4,6 (2,4)	5,0 (2,1)	
	Kontrolle	3,8 (2,9)	4,6 (3,2)	n.s.
Anfälligkeit	TG	7,1 (2,8)	7,7 (2,0)	
	Kontrolle	7,1 (3,1)	7,5 (2,2)	n.s.
Idiosynkratische Annahmen	TG	8,5 (3,4)	7,7 (2,9)	
	Kontrolle	7,7 (1,9)	7,3 (3,1)	n.s.
Zufallskontrolle	TG	8,8 (4,3)	8,9 (4,0)	
	Kontrolle	8,5 (3,3)	6,5 (3,6)	n.s.

[a] Die Berechnungen erfolgten anhand der Unterschiede der Differenzwerte zwischen Prä- und Post-Messung.

Diskussion und Schlußfolgerung

Die hier untersuchte Stichprobe setzt sich aus vorwiegend chronisch kranken Schizophrenen zusammen, die durch ihr Interesse an einem psychoedukativ ausgerichteten Therapieprojekt in gewisser Weise eine Selektion darstellen. Es sind Patienten, wie sie in den ambulanten gemeindenahen Versorgungseinrichtungen (Institutsambulanz, Poliklinik, Nervenarzt, Allgemeinarzt) behandelt werden (Eikelmann 1991). Verglichen mit einer Stichprobe aus einer auch für den Konsiliardienst zuständigen Universitäts-Poliklinik (Osterheider 1992) findet sich in der vorliegenden Patientengruppe ein gut doppelt so hoher Prozentsatz sowohl von Patienten mit Fluphenazin-Decanoat als auch von Patienten mit Haloperidol-Decanoat. Mit einem Anteil von gut 70% „verordnungstreuen" Patienten läßt sich wohl aufgrund der beschriebenen Selektion von einer überdurchschnittlich hohen Verordnungscompliance sprechen. Diese wird sonst mit etwa 50% angegeben (Dirks u. Kinsmann 1982).

Beim explorativen Gruppenvergleich zwischen den Fluphenazin-Decanoat- und den Haloperidol-Decanoat-Patienten lassen sich bezüglich des Krankheitsverlaufs und des psychopathologischen Befunds kaum Unterschiede feststellen. Deutlich wird allerdings, daß die Patienten mit Fluphenazin-Decanoat im Mittel länger krank sind (mit mehr stationären Behandlungen) und eine höhere neuroleptische Tagesdosis erhalten als die Haloperidol-Decanoat-Patienten. Eine Erklärungsmöglichkeit für den ersten Befund könnte sein, daß schizophrene Patienten erst nach längerem Krankheitsverlauf mit Fluphenazin-Decanoat behandelt werden. Dies müßte in einer weiteren Untersuchung jedoch überprüft werden. Möglicherweise hängt der Befund aber auch damit zusammen, daß Fluphenazin insgesamt schon seit längerem in der Rezidivprophylaxe Schizophrener eingesetzt wird (Kapfhammer u. Rüther 1987) und die seit längerem Erkrankten deshalb dieses Medikament erhalten.

Daß die Patienten mit Fluphenazin-Decanoat eine (allerdings nicht statistisch signifikante) bessere Compliance als die Patienten mit Haloperidol-Decanoat zeigen, hängt möglicherweise mit der beschriebenen längeren Krankheitsdauer zusammen. Vergleichbare Korrelationen werden von anderen Autoren (Linden et al. 1988) berichtet. Warum die Patienten mit Fluphenazin-Decanoat eine so viel höhere neuroleptische Tagesdosis erhalten, ist nicht ohne weiteres zu erklären. Sie klagen dabei zwar über mehr subjektiv erlebte Nebenwirkungen, aber nicht in statistisch signifikant höherem Maße, als die Haloperidol-Decanoat-Patienten. Möglicherweise bedeutet dieser Befund, daß sie diese relativ hohe neuroleptische Dosis benötigen, um sogar ohne deutlich höhere Nebenwirkungsrate einen vergleichbaren Remissionsgrad wie die Haloperidol-Patienten aufrechtzuerhalten. Es würde sich damit um die kränkeren Patienten handeln.

Wesentliche Unterschiede in der Bewertung der beiden Medikamente finden sich nicht. Sowohl Fluphenazin- als auch Haloperidol-Decanoat werden von den Patienten überwiegend positiv eingeschätzt. Das entspricht den Befunden aus dem stationären Bereich (Trenckmann 1990). Auch bezüglich der allgemeinen subjektiven Einschätzungen und Krankheitskonzepte der Patienten liegen keine deutlichen Unterschiede vor. Allerdings unterscheidet sich unsere Stichprobe diesbezüglich sichtbar von der von Linden et al. (1998) untersuchten Gruppe ambulanter Patienten. So schätzen die hier untersuchten Schizophrenen ihre Erfahrungen mit Ärzten eher negativ ein. Das hängt möglicherweise damit zusammen, daß viele Patienten in Institutsambulanzen mit häufig wechselnden Betreuungsärzten behandelt werden. Andererseits sind sie aber weniger pessimistisch in bezug auf die therapeutische Beeinflußbarkeit ihrer Erkrankung und haben weniger dysfunktionale Überzeugungen. Das könnte möglicherweise als eine Folge von Selektionseffekten wie längere Krankheitsdauer und Positivauswahl (s. oben) angesehen werden.

Es war explizites Ziel der psychoedukativ-psychotherapeutischen Behandlung, die behandlungs- und krankheitsbezogenen Einstellungen der Patienten zu erfassen und, falls erforderlich, zu verbessern. Im Rahmen der *Längsschnittuntersuchung* konnte gezeigt werden, daß durch die Intervention diese Krankheitskonzepte im positiven Sinne beeinflußt werden können. Günstige Effekte ließen sich diesbezüglich bereits kurzfristig (Hornung et al. 1993a) und in der Ein-Jahres-Katamnese darstellen (Hornung et al. 1995). Es gelingt folglich auch langfristig, in der vorliegenden Studie über zwei Jahre hinweg, günstige Haltungen Ärzten und den Medikamenten gegenüber zu verbessern und auf diesem Niveau zu halten.

Zusammenfassend kann man sagen, daß die hier untersuchten Patienten ihre Depotneuroleptika überwiegend günstig beurteilen. Patienten mit Fluphenazin-Decanoat unterscheiden sich in ihren subjektiven Bewertungen nicht wesentlich von Patienten mit Haloperidol-Decanoat, obwohl sie bereits länger krank sind und pro Tag mehr Neuroleptika erhalten. Auch aus der Sicht der Patienten sind beide Depotpräparate damit als in der Rezidivprophylaxe bewährte Medikamente einzuordnen. Die individuellen krankheitsbezogenen Haltungen lassen sich im Verlauf einer psychoedukativ ausgerichteten Behandlung aufgreifen und therapeutisch nutzen. Durch die Intervention scheint es zu gelingen, positive Einstellungen auch längerfristig aufrechtzuerhalten.

Literatur

Abramowitz IA, Coursey RD (1989) Impact of an education support group on family participants who take care of their schizophrenic relatives. J Consult Clin Psychol 57:232–236

American Psychiatric Association (1987) Diagnostic and Statistical Manual of Mental Disorders, 3rd edn, revised. American Psychiatric Association, Washington DC

Anderson CM, Hogarty G, Reiss DJ (1980) Family treatment of adult schizophrenic patients: A psychoeducational approach. Schizophr Bull 6:490–505

Arbeitsgemeinschaft für Methodik und Dokumentation in der Psychiatrie (1981) Das AMDP-System. Springer, Berlin Heidelberg New York

Ascher-Svanum M (1989) A psychoeducational intervention for schizophrenic patients. Patient Educ Couns 14:81–87

Bellack AS, Mueser KT (1993) Psychosocial treatment for schizophrenia. Schizophr Bull 19:317–336

Davis JM, Schaffer CB, Killian GA, Kinard C, Chang S (1980) Important issues in the drug treatment of schizophrenia. Schizophr Bull 6:70–87

Dirks JF, Kinsmann RA (1982) Nondichotomous patterns of medication usage: The yes-no fallacy. Clin Pharmacol Ther 31:413–417

Dixon LB, Lehman AF (1995) Family interventions for schizophrenia. Schizophr Bull 21:631–643

Eckman TA, Liberman RP, Phipps CC, Blair KE (1990) Teaching medication management skills to schizophrenic patients. J Clin Psychopharmacol 10:33–38

Eikelmann B (1991) Gemeindenahe Psychiatrie. Tagesklinik und komplementäre Einrichtungen. Urban & Schwarzenberg, München Wien Baltimore

Falloon IRH, Boyd JL, McGill CW, Razani J, Moos HB, Gilderman AM (1982) Family management in the prevention of exacerbations of schizophrenia: A controlled study. N Engl J Med 306:1437–1440

Frances A, Docherty JP, Kahn DA (1996) The expert consensus guideline series: Treatment of schizophrenia. J Clin Psychiatry 57 (Suppl 12 B):3–58

Hatfield AB (1988) Issues in psychoeducation for families of the mentally ill. Int J Ment Health 17:48–64

Heinrich K (1980) Nebenwirkungsgeleitete Pharmakotherapie in der Psychiatrie. M Med Wochenschr 130:699–700

Hogarty GE, Goldberg SC, Schooler NR, Ulrich RF and the Collaborative Study Group (1974) Drug and sociotherapy in the aftercare of schizophrenic patients II. Two year relapse rates. Arch Gen Psychiatry 31:603–608

Hogarty GE, Anderson CM, Reiss DJ, Kornblith SJ, Greenwald DP, Javna CD, Madonia MJ (1986) Family psychoeducation, social skills training, and maintenance chemotherapy in the aftercare of schizophrenia I. One-year effects. Arch Gen Psychiatry 43:633–642

Hornung WP (1996) Was kann Psychoedukation bei schizophrenen Patienten erreichen? Nervenheilkunde 15:141–144

Hornung WP, Buchkremer G (1992) Psychoedukative Interventionen zur Rezidivprophylaxe schizophrener Psychosen. In: Rifkin A, Osterheider M (Hrsg) Schizophrenie – Aktuelle Trends und Behandlungsstrategien. Springer, Berlin Heidelberg New York Tokyo, S 205–217

Hornung WP, Buchkremer G, Redbrake M, Klingberg S (1993a) Patientmodifizierte Medikation. Wie gehen schizophrene Patienten mit ihren Neuroleptika um? Nervenarzt 64:434–439

Hornung WP, Franzen U, Lemke R, Wiesemann C, Buchkremer G (1993b) Kann Psychoedukation bei chronisch schizophrenen Patienten kurzfristig medikationsbezogene Einstellungen und Verhaltensweisen beeinflussen? Psychiat Prax 20:152–154

Hornung WP, Franzen U, Buchkremer G (1994) Erfahrungen ambulanter schizophrener Patienten mit oralen Neuroleptika – Befundbasis für psychoedukative Interventionen. Schweiz Arch Neurol Psychiatr 145:18–22

Hornung WP, Buchkremer G, Holle R, Schulze Mönking H, Klingberg S (1995) Psychoedukativ-psychotherapeutische Behandlung von schizophrenen Patienten und ihren Bezugspersonen – Ergebnisse einer Ein-Jahres-Katamnese. Nervenarzt 66:828–834

Kaluzny Streicker S, Amdur M, Dincin J (1986) Educating patients about psychiatric medications: Failure to enhance compliance. Psychosoc Rehabil 9:15–28

Kapfhammer HP, Rüther E (1987) Depot-Neuroleptika. Springer, Berlin Heidelberg New York Tokyo

Kissling W, Möller HJ, Walter K, Wittmann B, Krueger R, Trenk D (1985) Double-blind comparison of haloperidol decanoate and fluphenazine decanoate. Effectiveness, side-effects, dosage and serum levels during a six months' treatment for relapse prevention. Pharmacopsychiatry 18:240–245

Leff JP, Kuipers L, Berkowitz R, Eberlein-Fries R, Sturgeon D (1982) A controlled trial of social intervention in the families of schizophrenic patients. Br J Psychiatry 141:121–134

Lewandowski L, Buchkremer G (1988) Therapeutische Gruppenarbeit mit Angehörigen schizophrener Patienten. Ergebnisse zweijähriger Verlaufsuntersuchungen. Z Klin Psychol 17:210–224

Liberman RP, Evans CC (1985) Behavioral rehabilitation for chronic mental patients. J Clin Psychopharmacol 5 (S):8–14

Linden M (1987) Negative vs. positive Therapieerwartungen und Compliance vs. Non-Compliance. Psychiatr Prax 14:132–136

Linden M, Nather J, Wilms HU (1988) Zur Definition, Bedeutung und Messung der Krankheitskonzepte von Patienten. Die Krankheitskonzeptskala (KK-Skala) für schizophrene Patienten. Fortschr Neurol Psychiatr 56:35–43

Linden M, Pietzcker A (1992) Die jahrelange Behandlung mit Neuroleptika bei schizophrenen Psychosen. In: Helmchen H, Linden M (Hrsg) Die jahrelange Behandlung mit Neuroleptika. De Gruyter, Berlin New York, S 55–73

Mac Carthy B, Kuipers L, Hurry J, Harper R, LeSage A (1989) Counselling the relatives of the long-term adult mentally ill. Br J Psychiatry 154:768–775

Mac Farlane WR, Lukens E, Link B et al. (1995) Multiple-family groups and psychoeducation in the treatment of schizophrenia. Arch Gen Psychiatry 52:679–687

Macpherson R, Jerrom B, Hughes A (1996) A controlled study of education about drug treatment in schizophrenia. Br J Psychiatry 168:709–717

Mayer C, Soyka M (1992) Compliance bei der Therapie schizophrener Patienten mit Neuroleptika – eine Übersicht. Fortschr Neurol Psychiat 60:217–222

Osterheider M (1992) Ambulante Rezidivprophylaxe schizophrener Störungen – Verschiedene dosisabhängige medikamentöse Behandlungsstrategien. In: Rifkin A, Osterheider M (Hrsg) Schizophrenie – Aktuelle Trends und Behandlungsstrategien. Springer, Berlin Heidelberg New York Tokyo, S 95–110

Penn DL, Mueser KT (1996) Research update on the psychosocial treatment of schizophrenia. Am J Psychiatry 153:607–617

Seltzer A, Roncari I, Garfinkel P (1980) Effect of patient education on medication compliance. Can J Psychiatry 25:638–645

Schulze Mönking H (1993) Angehörigen-Selbsthilfegruppen in der Schizophreniebehandlung. Gründung, Entwicklung und therpeutische Effizienz. Roderer, Regensburg

Tarrier N, Barrowclough C, Vaughn C, Bamrah JS, Porceddu K, Watts S, Freeman H (1988) The community management of schizophrenia: A controlled trial of a behavioral intervention with families to reduce relapse. Br J Psychiatry 152:532–542

Trenckmann U (1990) Wirkungen und Nebenwirkungen der Depot-Neuroleptika im Erleben des Patienten. Psychiat Prax 17:184–187

Vaughan K, Doyle M, McConaghy N, Blaszcynski A, Fox A, Tarrier N (1992) The Sydney intervention trial: A controlled trial of relatives' counselling to reduce schizophrenic relapse. Soc Psychiatr Psychiatr Epidemiol 26:16–21

Wittchen G, Sass H, Koehler K, Zaudig N (1988) Diagnostisches und statistisches Manual psychischer Störungen (DSM III R). Beltz, Weinheim Basel

Diskussion

Frage: Welchen Stellenwert hat die Arbeit mit Angehörigen schizophrener Patienten?

Ergebnis der Diskussion: In diesem Zusammenhang ist eine Arbeit von Schulze Mönking et al. (1989) interessant. Nur ein Drittel der Verwandten von Schizophrenen war an einer Angehörigengruppe interessiert. Von den Angehörigen, die an einer solchen Gruppe teilgenommen haben, verließ ein Drittel die Gruppe während eines Jahres. Die Teilnahme der Angehörigen von Schizophrenen an Angehörigengruppen ohne Patententeilnahme führte kaum zu einer Verbesserung der Prognose bei den Patienten, allerdings jedoch zu bestimmten Befindlichkeitsverbesserungen der Teilnehmenden (Buchkremer et al. 1995).

Literatur

Buchkremer G, Schulze Mönking H, Holle R, Hornung WP (1995) The impact of therapeutic relatives' groups on the course of illness of schizophrenic patients. Eur Psychiatry 10:17–27

Schulze Mönking H, Stricker K, Rook A, Buchkremer G (1989) Angehörigengruppen und Angehörigen-Selbsthilfegruppen bei schizophrenen Patienten. Konzepte, Etablierung, Probleme bei der Durchführung. Psychiatr Prax 16(1):28–35

Treatment with Antipsychotic Drugs:
The American Perspective

A. Halaris

The introduction of clozapine into the antipsychotic drug market in the United States, much later than in most European countries, marked the beginning of a new era in antipsychotic drug use, commonly referred to as the era of "atypical neuroleptics". The essential feature of an atypical neuroleptic is that it causes far fewer acute extrapyramidal symptoms (EPS) than the typical neuroleptics, such as haloperidol. Several years later, in 1993, the second atypical neuroleptic, risperidone, was marketed. In 1996 olanzapine became the third atypical neuroleptic to be introduced into the American market. Clozapine was originally restricted to treatment-resistant patients and its use was heavily regulated due to its risk of causing agranulocytosis. While the use of clozapine no longer requires rigorous documentation of treatment resistance as a prerequisite to its use, dispensation of the drug by the pharmacist remains contingent upon proof that the patient has not experienced neutropenia while receiving the drug.

Meanwhile traditional antipsychotic drugs continue to be widely used, especially in acute emergency situations, such as the emergency rooms of general hospitals and clinics. In these settings the preferred agents remain the so-called high potency neuroleptics, such as fluphenazine and haloperidol, because they are very effective in controlling acutely psychotic and agitated patients before even the correct diagnosis has been established, and because they are available for parenteral administration. The sedative properties of these drugs are a distinct advantage over the "atypical neuroleptics" which are not believed to have a comparable efficacy profile in these emergent situations. Once the patient is past the acute phase of psychosis and agitation, atypical neuroleptics offer distinct advantages over traditional antipsychotics, as will be described below.

In spite of their reliable efficacy in controlling psychotic excitement and agitation and their established specific antipsychotic action, traditional antipsychotic drugs are fraught with problems. Practitioners have used them for years because nothing better was available on the market and because of their proven efficacy. This was particularly true in the United States until the first atypical neuroleptic, clozapine, was introduced into the market. But even after its introduction, the use of clozapine was restricted to patients with documentable treatment resistance to conventional neuroleptics and/or to patients who had developed tardive dyskinesia. It is well established that 20%–40% of schizophrenic patients fail to demonstrate adequate response to treatment with traditional antipsychotics. Approximately one third of patients receiving conventional antipsychotics relapse each year. A major cause for relapse is noncompliance and ultimate discontinuation of medication by the patient due to side effects. Three major areas of troublesome side effects leading to noncompliance include neurologic, and motor and sexual side effects of traditional antipsychotic drugs. Conventional antipsychotics are much more effective against the positive than against the negative symptoms of schizophrenia. The latter account for a large portion of the disability associated with schizophrenia. Therefore the need for the pharmaceutical industry to develop better drugs has been longstanding. Specifically efficacious and potent antipsychotics are required which can be just as effective in controlling agitation and psychosis as the older neuroleptics while at the same time they relieve the negative symptoms of schizophrenic spectrum disorders. The novel antipsychotic drugs offer increased hope in meeting this requirement due to their ability to control positive and ameliorate negative symptoms, and through their indirect effect of causing fewer secondary negative symptoms, such as EPS.

Motor side effects are a major problem with conventional antipsychotic drugs. At least half and as many 90% of all patients exposed to a neuroleptic drug will develop acute EPS during treatment. It is believed that a substantial risk of EPS occurs when more than 80% of the dopamine D2 receptors in the striatum are blocked. Dopamine D2 receptor blockade is believed to be a requirement for a drug to exert antipsychotic efficacy, although this contention is currently being questioned. One quarter to almost half of the patients exposed to conventional antipsychotic drugs will develop tardive dyskinesia (TD). While a fair number of such patients will have their tardive dyskinetic movements reduced or eliminated upon dose reduction or switch to an atypical antipsychotic, a substantial number of patients will experience an irreversible type of TD with potentially crippling consequences. Thus, a major goal in future drug development is the availability of EPS and TD-free antipsychotic drugs.

In developing newer and improved neuroleptics, research is guided by hypotheses of antipsychotic drug action. Since our knowledge of the precise mechanism(s) underlying psychotic phenomena and the schizophrenic illnesses is still rather elementary, we have to rely heavily on what we know about antipsychotic drug action. Each of the existing antipsychotic drugs is characterized by a different spectrum of neurotransmitter receptor affinity. In spite of the variability, all currently marketed effective antipsychotic drugs exhibit D2 receptor blockade ranging from 70% to 89% (Farde et al. 1992). This is true for conventional and atypical neuroleptics. More recently, however, the possible contribution of D3 and D4 receptors has also been brought into consideration although this possibility remains controversial. The introduction of the atypical neuroleptics has drawn attention to the possible contribution of the 5-HT2 receptor with respect to both positive and negative symptoms. It was suggested that a concomitant blockade of the D2 and 5-HT2 receptors is required for a drug to exert antipsychotic activity while at the same time a beneficial effect on negative symptoms can be expected. It was further suggested that the ratio of inhibition a drug exerts on these two receptors may be more important than the actual degree of blockade at each of these two receptors (Meltzer et al. 1989). These hypotheses have not been definitively proven. Recent trials with the potent and selective 5-HT2 receptor blocker MDL 100,907 in schizophrenia and schizoaffective illness may shed some light on this very interesting possibility.

Marketed Atypical Antipsychotic Drugs

Currently there are three atypical antipsychotic drugs that are marketed in the United States: clozapine, risperidone and olanzapine. They were introduced into the market in this sequence, with clozapine having been the first and only atypical drug on the market for several years before risperidone became available in the early 1990s. Although each drug will be reviewed below, some important features common to all atypicals should be highlighted at the outset. All atypicals exert a degree of D2 *and* 5-HT2 receptor blockade.

All atypicals have greater efficacy in controlling overall psychopathology in schizophrenic patients nonresponsive to typical neuroleptics. They have greater efficacy in improving negative symptoms. They are less prone to causing EPS and tardive dyskinesia and they cause less frequent and quantitatively smaller increases in serum prolactin.

Clozapine

Clozapine is the prototypical "atypical" antipsychotic drug. Its development and introduction into the market worldwide marked the beginning of a new era in antipsychotic drugs. The drug is characterized by greater overall efficacy in controlling psychopathology in patients nonresponsive to typical antipsychotic drugs. It displays greater efficacy in ameliorating the negative symptoms of schizophrenia as compared to traditional neuroleptics. It causes smaller and less frequent increases in serum prolactin concentrations. It has a much more benign EPS side effect profile than conventional neuroleptics in that dystonic reactions are virtually absent, akathisia is questionable and Parkinsonism is rarely seen with its use. It poses minimal risk for tardive dyskinesia so that patients who develop tardive dyskinesia while receiving traditional neuroleptics can be safely switched to clozapine. In such cases the expectation is that clozapine will not aggravate preexisting TD and may actually contribute to partial or complete reversibility with time. The mechanism(s) underlying these observations with clozapine in relation to TD is (are) poorly understood.

The major drawback about the use of clozapine is its potential to cause neutropenia which may progress to life-threatening agranulocytosis. For this reason its introduction into the US market was initially restricted for the management of severely ill schizophrenic patients who had failed to respond adequately to conventional antipsychotics and/or had developed tardive dyskinesia. The prescription and dispensation of clozapine was and remains tied to laboratory proof that the patient is not showing early signs of neutropenia. Regular checks of white cell counts are mandatory over extended periods of time as a prerequisite to the continuing use of clozapine. Although the incidence of clozapine-induced neutropenia and agranulocytosis is very low, there is no way of predicting which patient will be susceptible to its occurrence. The requirements to monitor the white count over prolonged periods of time are costly and cumbersome for physician and patient. The potential for a lethal outcome, if for some reason agranulocytosis should go undetected, is a serious limitation to clozapine's use.

Since its introduction into the market in the United States, clozapine has experienced a gradual relaxation of the restrictions that were initially placed on its use. While originally clozapine was reserved for treatment-resistant and severe cases of schizophrenia, or cases of tardive dyskinesia otherwise nonresponsive to other interventions, the use of clozapine has been widened to include other diagnostic entities. However, the physician still has to carefully balance the risk-benefit ratio before placing any patient on clozapine. In addition to the risk of causing agranulocytosis, clozapine has been associated with seizures.

It has been suggested that the clinical properties of the prototypical "atypical" neuroleptic clozapine are related to its simultaneous occupancy of and interaction with 5-HT2 and D2 receptors (Meltzer et al. 1989a, b). In PET studies D2 receptor occupancy in clozapine-treated patients was much lower (20%–67%) than in patients treated with classical neuroleptics, while 5-HT2 receptor occupancy was much higher 85%–90%) even with low to moderate doses of clozapine (Nordström et al. 1995).

Risperidone

Risperidone, a benzisoxazole derivative, has high binding activity at both DA and 5-HT receptors (Leysen et al. 1988). A major factor that influenced the development of this drug was the observation that in animal experiments it showed impressively lower tendency than conventional antipsychotics to cause motor effects that would likely present as EPS in humans (Megens et al. 1988; Janssen et al. 1988). This observation was born out in European studies which indicated rather convincingly that risperidone caused fewer EPS than conventional antipsychotics (Roose et al. 1988; Mesotten et al. 1989). The earlier observations were later confirmed by Borison et al. (1992). In a large multi-center study, Marder and Meibach (1994) investigated the efficacy and safety of risperidone in schizophrenic patients and determined the optimal dose in conjunction with the efficacy of the drug to improve negative symptoms while producing minimal side effects. This large double-blind comparative study showed that risperidone is significantly more effective than 20 mg of haloperidol or placebo in controlling positive symptoms. Negative symptoms were reduced only by risperidone at doses of 6 or 16 mg per day while the incidence of EPS in patients receiving 6 mg of risperidone was no higher than in patients receiving placebo. The authors concluded that risperidone is a safe and effective antipsychotic against both positive and negative symptoms and that the optimal dose in the majority of patients is 6 mg per day. At this dose the likelihood of inducing EPS is either absent or minimal. The data also suggested that risperidone may be effective in treatment-resistant patients as well. Clinical experience since this report appeared has confirmed that the optimal dose of risperidone is indeed around 6 mg per day and that the likelihood of EPS increases above this dose probably because risperidone causes potent D2 antagonism at higher doses (Ames et al. 1996).

With respect to tardive dyskinesia, it appears that risperidone is much more benign than conventional neuroleptics in inducing this potentially crippling condition (Addington et al. 1995). Although our long-tem experience with this drug is relatively limited due to its recent introduction into the US market, the case reports of tardive dyskinesia with this drug are very few and probably associated with spontaneous dyskinesias related to psychoses, other conditions and/ or advanced age. Three major factors might be related to the relative absence of tardive dyskinesia following risperidone. Cholinergic mechanisms have been linked to EPS and possibly tardive dyskinesia. Since risperidone at daily doses not exceeding 6 mg produces virtually no EPS, the need to coadminister anticholinergic medication is obviated. Prolonged use of anticholinergic compounds has been associated with the subsequent emergence of tardive dyskinetic movements. Studies utilizing positron emission tomography have convincingly demonstrated that EPS occur when D2 receptors in the basal ganglia are occupied by the neuroleptic drug in excess of 80%. Risperidone (and the other atypical drugs) have a much weaker affinity for D2 receptors as compared, for instance, with haloperidol. At the same time the atypical neuroleptics have a much higher affinity for the 5-HT2 receptor. It has been hypothesized that blockade of this receptor affords protection against the development of EPS. Thus, the combination of low affinity for the D2 receptor with a high affinity for the 5-HT2 receptor significantly reduces the risk of EPS, resulting in a significantly decreased need for anticholinergic drugs. This neurotransmitter profile is a common feature among the newer drugs that are either already on the market or are undergoing clinical testing. It appears that drugs with low propensity to cause EPS may also have a low liability to induce tardive dyskinesia.

Risperidone does not cause agranulocytosis and hence there is no need for hematologic monitoring with this agent. However, risperidone has been associated with other side effects. Mild elevations of prolactin have been noted, which might account for sexual dysfunction observed with this agent, although the causal relationship between elevated prolactin and sexual dysfunction is not unequivocally established. It has yet to be determined whether the prolactin elevations seen with risperidone are sustained with continued use of this agent. Other side effects include anxiety, possible weight gain, psychomotor activation especially in schizoaffective patients with bipolar propensity, and QT interval prolongation. While the latter may not be cause for concern in the majority of patients, caution should be exercised when the drug is combined with other agents which also prolong the QT interval, such as tricyclic antidepressants.

In summary, risperidone is a significant addition to the armamentarium for the treatment of schizophrenia and conditions requiring antipsychotic therapy. Its efficacy profile has been well established as a useful agent in controlling acute psychosis and it is equally efficacious in improving positive and negative symptoms. It is probably as effective as clozapine in improving negative symptoms. Whether it is as useful as clozapine in treatment-refractory psychosis, remains to be established. Its side effect profile is superior to that of conventional antipsychotics in that it has a much lower incidence of EPS unless higher doses are utilized. It causes no agranulocytosis and no seizures, which makes it superior to clozapine. Unlike traditional antipsychotics and clozapine, it causes no sedation. And, unlike traditional antipsychotics and olanzapine, it causes far less weight gain which can have more serious medical consequences than the pure cosmetic effect. Availability of an injectable formulation would be most useful in the emergency room. A sustained release formulation would allow a single daily administration, and a depot preparation would be highly desirable. The latter two formulations would contribute to better compliance by these patients.

Olanzapine

The latest addition to the antipsychotic drug market in the US is olanzapine, a structural analogue to clozapine. Its neurotransmitter profile is somewhat different in that it is a broad receptor antagonist affecting many neurotransmitter systems, but overall it is similar to that of clozapine. It has affinity for dopamine D1, D2, D4, serotonin 5-HT2A, 5-HT2C, 5-HT3, alpha1-adrenergic, histamine H1 and five muscarinic receptor subtypes (Bymaster at al. 1995). With respect to its affinity for the D2 receptor, it has lower affinity than haloperidol, somewhat weaker affinity than risperidone, but it is much more potent than clozapine, remoxipride and seroquel. With respect to the 5-HT2A receptor, olanzapine has significantly higher affinity than haloperidol, seroquel and clozapine but is significantly weaker than risperidone. This receptor profile "qualifies" olanzapine as an "atypical" antipsychotic and accounts, at least in part, for some of its clinical effects, as will be described below.

A recently published study utilizing PET technology attempted to determine D2 and 5-HT2 receptor occupancy in healthy volunteers after a single oral dose of 10 mg olanzapine (Nyberg et al. 1997). After 7 h D2 receptor occupancy was 59%–63% for the three subjects, while after 9.5 h 5-HT2 receptor occupancy was 74%–92%. These results demonstrated that olanzapine has a higher affinity for the 5-HT2 receptor than for the D2 receptor. In addition, these occupancy rates were comparable to those obtained in patients receiving continuous treatment with clozapine. More specifically, the D2 receptor occupancy was within the higher range found in clozapine-treated patients (20%–67%) and lower than the 70%–90% range found in patients treated with classical neuroleptics (Farde et al. 1992; Nordstrom et al. 1995).

A large multi-center study conducted at 22 sites in the United States and Canada (Beasley et al. 1996) demonstrated the clinical efficacy of olanzapine in the treatment of the acute phase of schizophrenia. Three doses of olanzapine (5, 10 and 15 mg/day) were compared with 15 mg of haloperidol and placebo. The drug was comparable in efficacy to haloperidol with respect to the overall reduction in psychopathology, but it was significantly superior to haloperidol in improving negative symptoms. Olanzapine, unlike haloperidol, caused no acute dystonic reactions. Actually all patient groups receiving olanzapine showed marked reductions in EPS severity ratings as compared to the group receiving haloperidol. Parkinsonism and akathisia did occur, but they were at one third and one half the rate of haloperidol, respectively. Patients experienced psychomotor slowing, such as somnolence and asthenia, which were also observed in patients on haloperidol, this most likely being a drug-related effect shared by most all antipsychotic drugs. However, psychomotor activation, such as agitation, nervousness, insomnia and anxiety, was also observed in some patients on either drug and may have been more pronounced at higher doses. It is possible that psychomotor activation may be a 5-HT2 receptor-related phenomenon. Other less frequent treatment-emergent effects included anticholinergic side effects and dizziness increasing in a dose-dependent manner. Prolactin concentrations were virtually unaffected by olanzapine. By contrast, hepatic transaminases were elevated in some patients but were not associated with signs or symptoms of hepatic disease.

Since olanzapine was only very recently introduced into the US market, it is too early to ascertain its potential to cause TD. To date there are no reports of agranulocytosis. However, with prolonged use weight gain is becoming a concern. Not only is the cosmetic effect troublesome to many patients; health hazards associated with excessive weight, such as hypertension, must be balanced against the undoubtedly significant beneficial effects of this agent. In spite of these issues and potential limitations, olanzapine has quickly captured a major portion of the antipsychotic drug market in the US. Availability of an injectable formulation would be desirable, as would be a depot preparation.

Drugs Under Development

Sertindole

Sertindole is likely to be the next atypical antipsychotic drug to be introduced into the market in the US. Its neurotransmitter profile is similar to that of the other atypical drugs, but there are some differences. Its spectrum of activity includes mainly the D2 family of dopamine receptors with an affinity for the D2 receptor comparable to that of risperidone. Its affinity for the 5-HT2A receptor is also similar to that of risperidone. Unlike risperidone, sertindole has very low affinity for the alpha2-adrenergic receptor, but comparable affinity for the alpha1-adrenergic receptor. Unlike olanzapine, sertindole is very weak at the H1 histamine receptor, and it has virtually no muscarinic activity. Thus, based on the pharmacological profile, one might expect the clinical profile of sertindole to resemble in many ways that of risperidone.

A large multi-center study with three doses of sertindole and three doses of haloperidol established the efficancy of the former against placebo; sertindole was as effective as haloperidol. Furthermore, sertindole was significantly better in improving negative symptoms than either placebo or haloperidol. Sertindole-treated patients were remarkably free of EPS.

MDL 100,907

MDL 100,907 is a potent and selctive 5-HT2A antagonist and a putative antipsychotic drug (Kehne et al. 1996a; Schmidt et al. 1992; Sorensen et al. 1993). It may possess greater selectivity for the 5-HT2A receptor than any known 5-HT2 antagonist. According to Kehne et al. (1996b), MDL 100,907 has fourfold lower affinity for D2 receptors than the 5-HT2A receptor. Blockade of the 5-HT2A receptor in conjunction with dopamine D2 blockade is believed to be required for antipsychotic activity with beneficial effects on negative symptoms (Meltzer et al. 1989a, b; Schmidt et al. 1993). The availability of a potent and selective 5-HT2A antagonist affords a unique opportunity to test the hypothesis that selective blockade of the 5-HT2A receptor may be sufficient to obtain an antipsychotic effect (Schmidt et al. 1995). This is based on the fact that antagonism at the 5-HT2 receptor leads to a reduction in dopamine release where dopamine synthesis has been accelerated, as is postulated to be the case at least in some regions of the schizophrenic brain. Early phase II studies have only partially confirmed the hypothesis (Offord, personal communication). A beneficial antipsychotic effect has been documented, but it was not uniform and the degree of psychomotor activation certain patients experienced was at times undesirable or outright countertherapeutic. Schizoaffective patients, possibly with bipolar predisposition, appeared to have been more susceptible to the activating effects of this compound. Thus, selective antagonism at the 5-HT2A receptor may be insufficient to produce a satisfactory antipsychotic response in the majority of patients. Nevertheless, the fact that antipsychotic efficacy was observed is interesting and justifies the design of further studies including the indication of unipolar psychotic depression.

Conclusions

Unquestionably, the introduction into the market worldwide of the group of "atypical" antipsychotic drugs signifies a major milestone in the treatment of schizophrenia and related conditions. The more benign side effect profile of these agents (even in spite of the seriousness of agranulocytosis that can be caused rarely by clozapine), the far lower risk to induce tardive dyskinesia and the beneficial effect on negative symptoms make these agents superior to the group of "typical" antipsychotic drugs. There are drawbacks to the use of the atypical drugs, such as the unavailability of injectable forms, and, hence, uncertainty as to how efficacious they are in emergency situations in wich a parenteral formulation is required. In such cases high potency-typical neuroleptics remain the agents of choice. Newer drugs currently under development are largely modifications of the basic profile of clozapine and risperidone, namely, the dual blockade of 5-HT2A and D2 receptors. A selective 5-HT2A receptor antagonist may prove to be insufficient to exert adequate control of psychosis and specifically schizophrenic psychosis. However, our rapidly increasing knowledge of subtypes of dopamine and serotonin receptors, of the specific functions of these receptor subtypes and of their intricate interactions with other neurotransmitter receptors will undoubtedly lead to the design of more specific drugs hopefully with even fewer side effects. It is extremely rewarding that the quality of life of schizophrenic patients can be significantly improved thanks to the availability of this new class of antipsychotic agents.

References

Addington DE, Towes JA, Addington JM (1995) Risperidone and tardive dyskinesia; a case report. J Clin Psychiatry 56:484–485

Ames D, Wirshing WC, Marder SR (1996) Advances in antipsychotic pharmacotherapy: clozapine, risperidone, and beyond. Essent Psychopharmacol 1:5–26

Beasley CM, Tollefson G, Tran P, Satterlee W, Sanger T, Hamilton S, The Olanzapine HGAD Study Group (1996) Olanzapine versus placebo and haloperidol: acute phase results of the North American double-blind olanzapine trial. Neuropsychopharmacology 14:111–123

Borison RL, Pathiraja AP, Diamond BI, Meibach RC (1992) Risperidone: clinical safety and efficacy in schizophrenia. Psychopharmacol Bull 28:213–218

Bymaster FP, Calligaro DO, Falcone JF, Marsh RD, Moore NA, Tye NC, Seeman P, Wong DT (1996) Radioreceptor binding profile of the atypical antipsychotic olanzapine. Neuropsychopharmacology 14:87–96

Farde L, Nordstrom A-L, Wiesel F-A, Pauli S, Halldin C, Sedvall G (1992) Positron emission tomographic analysis of central D1- and D2-dopamine receptor occupancy in patients treated with classical neuroleptics and clozapine – relation to extrapyramidal side effects. Arch Gen Psychiatry 49:538–544

Janssen PAJ, Niemegeers CJE, Awounters F, Schellekens KHL, Megens AAHP, Meert TF (1988) Pharmacology of risperidone (R64766), a new antipsychotic with serotonin-S2 and dopamine-D2 antagonist properties. J Pharmacol Exp Ther 244:685–693

Kehne JH, Baron BM, Carr AA, Chaney SF, Elands J, Feldman DJ, Frank RA, van Giersbergen PLM, McCloskey TC, Johnson MP, McCarty DR, Poirot M, Senyah Y, Siegel BW, Widmaier C (1996a) Preclinical characterization of the potential of the putative atypical antipsychotic MDL 100,907 as a potent 5-HT2A antagonist with favorable CNS safety profile. J Pharmacol Exp Ther 277:968–981

Kehne JH, Ketteler HJ, McCloskey TC, Sullivan CK, Dudley MW, Schmidt CJ (1996b) Effects of the selective 5-HT2A receptor antagonist MDL 100,907 on MDMA-induced locomotor stimulation in rats. Neuropsychopharmacology 15:116–124

Leysen JE, Gommeren W, Eens A, de Chaffoy de Courcelles D, Stoof JC, Janssen PAJ (1988) Biochemical profile of risperidone, a new antipsychotic. J Pharmacol Exp Ther 247:661–670

Megens AAHP, Awouters FHL, Niemegeers CJE (1988) Differential effects of the new antipsychotic risperidone on large and small motor movements in rats: a comparison with haloperidol. Psychopharmacology (Berl) 95:493–496

Meltzer HY, Matsubara S, Lee JC (1989a) Classification of typical and atypical antipsychotic drugs on the basis of dopamine D1, D2 and serotonin2 pKi values. J Pharmacol Exp Ther 251:238–246

Meltzer HY, Matsubara S, Lee JC (1989b) The ratios of serotonin2 and dopamine2 affinities differentiate atypical and typical antipsychotic drugs. Psychopharmacol Bull 25:390–392

Mesotten F, Suy E, Pietquin M, Burton P, Heylen S, Gelders Y (1989) Therapeutic effect and safety of increasing doses of risperidone (R64766) in psychotic patients. Psychopharmacology (Berl) 99:445–449

Nordstrom A-L, Farde L, Nyberg S, Karlsson P, Halldin C, Sedvall G (1995) D1-, D2- and 5-HT2 receptor occupancy in relation to clozapine serum concentration – a PET study in schizophrenic patients. Am J Psychiatry 152:1444–1449

Nyberg S, Farde L, Halldin C (1997) A PET study of 5-HT2 and D2 dopamine receptor occupancy induced by olanzapine in healthy subjects. Neuropsychopharmacoloy 16:1–7

Roose K, Gelders Y, Heylen S (1988) Risperidone (R64766) in psyhotic patients: a first clinical therapeutic exploration. Acta Psychiatr Belg 88:233–241

Schmidt CH, Fadayl GM, Sullivan CK, Taylor VL (1992) 5-HT2 receptors exert a state-dependent regulation of dopaminergic function: studies with MDL 100,907 and the amphetamine analogue, 3,4-methylenedioxymethamphetamine. Eur J Pharmacol 233:65–74

Schmidt CJ, Kehne JH, Carr AA, Fadayl GM, Humphreys TM, Ketteler HJ, McCloskey TC, Padich RA, Taylor VL, Sorensen SM (1993) Contribution of serotonin neurotoxins to understanding psychiatric disorders: the role of 5-HT2 receptors in schizophrenia and antipsychotic activity. Int Clin Psychopharmacol (Suppl 2):25–32

Schmidt CJ, Sorensen SM, Kehne JH, Carr AA, Palfreyman MG (1995) The role of 5-HT2A receptors in antipsychotic antivity. Life Sci 56:2209–2222

Sorensen SM, Kehne JH, Fadayel GM et al. (1993) Characterization of the 5-HT2 antagonist MDL 100,907 as a putative atypical antipsychotic: behavioral, electrophysiological, and neurochemical studies. J Pharmacol Exp Ther 266:1–8

Bedeutung, methodische Aspekte und Grenzen von Kostenstudien bei Schizophrenien

J. Höffler, A. Uber, U. Trenckmann
und J.-M. Graf von der Schulenburg

Einleitung

In allen westlichen Industriestaaten stellt sich die Frage nach der Finanzierbarkeit von Gesundheits- und Sozialsystemen. Kosten und Kostendämpfung beherrschen die Diskussion, ebenso Begriffe wie Effektivität, Effizienz, „case management" oder „managed care". Kontrastierend zu mitunter wenig abgesicherten Theorien und häufig hitzigen sozialpolitischen Verteilungsdiskussionen muß zur Versachlichung auf ein basales Manko hingewiesen werden: Für die meisten Erkrankungen – so auch für schizophrene Psychosen – ist unklar, wie hoch überhaupt die durch sie verursachten Kosten sind. Ohne dieses basale Wissen um die absoluten Krankheitskosten aber entbehren weitere gesundheitsökonomische Überlegungen und Untersuchungen einer wesentlichen Fundierung.

Anliegen des Beitrags

Anliegen dieses Beitrages ist es aufzuzeigen, welche Schwierigkeiten die scheinbar einfache Erfassung der gesamtgesellschaftlichen Kosten schizophrener Psychosen bereitet und welche Kostenkomponenten darstellbar sind. Zur Heranführung an das Thema werden zunächst einige wesentliche gesundheitsökonomische Untersuchungsansätze und Begriffe erläutert.

Stellenwert gesundheitsökonomischer Analysen

Der Auffassung, daß gesundheitsökonomische Analysen nicht mit ärztlichem Ethos zu vereinbaren seien, muß widersprochen werden. Im Gegenteil – es ist Pflicht des Arztes, Sorge dafür zu tragen, daß die ihm zur Verfügung gestellten Mittel angemessen und effektiv den Bedürfnissen jedes einzelnen Patienten angemessen und mit maximalem Nutzen für alle eingesetzt werden.

Eine gesundheitsökonomische Evaluation stellt nur einen – wenngleich bedeutsamen – Baustein im Prozeß der Bewertung einer medizinischen Leistung dar. Der gesundheitsökonomischen Evaluation sollten sowohl eine medizinische als auch eine ethische Evaluation vorangeschaltet sein. Eine medizinische Evaluation ist jedoch unabdingbare Voraussetzung für die Aussagekraft nachgelagerter gesundheitsökonomischer Evaluationsverfahren. Sie beurteilt beispielsweise die Wirksamkeit einer Maßnahme unter Berücksichtigung unerwünschter Nebenwirkungen. Mit ökonomischen Evaluationen lassen sich je nach Verfahren und Intention unterschiedliche Aussagen treffen.

Methoden und Begriffe

Gesundheitsökonomische Untersuchungsansätze

Allgemeines. Man unterscheidet Evaluationsverfahren, die zwei oder mehrere Behandlungsalternativen miteinander vergleichen, von denjenigen, die lediglich eine Maßnahme bewerten. Weiterhin kann eine Differenzierung dahingehend getroffen werden, ob es sich um ein partial-analytisches Verfahren oder um eine Full economic Evaluation handelt. Von einer Partialanalyse spricht man immer dann, wenn sich die Evaluation auf die Betrachtung des Inputs (Costs) beschränkt und/oder nur eine Behandlungsalternative bewertet wird. Eine Full economic Evaluation beinhaltet eine Input-Outcome-Betrachtung und ist in der Lage, mehrere Alternativen zu vergleichen (Drummond et al. 1989). Gesundheitsökonomische Studien müssen von der Perspektive des Untersuchers her differenziert werden. Die Perspektive kann mit der Fragestellung bzw. den Interessen des Untersuchers variieren. Eine Erhebung aller durch die Erkrankung entstandenen Kosten (gesamtgesellschaftliche Perspektive) ist zweckmäßig, wenn es um allgemeine versorgungspolitische Fragen, Strukturplanung etc. geht. Studien können aber auch aus der partikularen Sichtweise von definierten Leistungsanbietern (Krankenhäuser) oder Leistungsträgern (wie z. B. Krankenkassen, Rentenversicherungsträger) erfolgen. Der Zeitraum, in dem der Ressourcenverbrauch erfaßt wird, hängt von der Fragestellung ab. Während häufig aufgrund der bei den meisten Leistungsanbietern und -trägern vorhandenen Jahresbudgets ein Einjahreszeitraum zweckmäßig ist, müßten für Kostenerhebungen z. B. einer rezidivprophylaktischen Behandlung schizophrener Psychosen längere Zeiträume gewählt werden. Für einzelne Fragestellungen können experimentell selektierte Kohorten ausreichen, in der Regel wird man aber um Repräsentativität einer Stichprobe bemüht sein müssen. Die Nomenklatur der im weiteren dargestellten Analysen wird zum Teil von Autoren different gehandhabt, nützlich sind vereinheitlichende Konsensusvorschläge (Konsensgruppe Gesundheitsökonomie 1996).

Kostenanalyse. Die einfachste Form der gesundheitsökonomischen Evaluationsverfahren ist die reine Kostenanalyse. Sie liefert dem Kostenträger Informationen darüber, was eine bestimmte Behandlung kostet. Aufgrund dieses Wissens läßt sich allerdings noch keine Entscheidung für oder gegen eine bestimmte Therapie treffen. Sie wird dennoch an Bedeutung gewinnen, um beispielsweise Leistungskomplexhonorare zu berechnen. Insbesondere die Form der Krankheitskostenanalyse ist für Entscheidungsträger in Politik und Industrie interessant, da hier deutlich wird, welche Krankheiten hohe gesellschaftliche Kosten verursachen und wo deshalb Investitionen in neue Behandlungstechniken sinnvoll erscheinen. Bei der Kostenanalyse werden ausschließlich die direkten Kosten berücksichtigt, die bei einer Behandlung anfallen. Krankheitskostenanalysen umfassen zudem noch die indirekten Kostenkomponenten.

Kosten-Kosten-Analysen. Bei einer Kosten-Kosten-Analyse werden die Kosten zweier oder mehrerer alternativer Behandlungsmethoden ermittelt. Das Ergebnis stellt eine Entscheidungshilfe dar, welche der Alternativen aus ökonomischer Sicht vorzuziehen ist. Der Nutzen bzw. Erfolg der Alternativen wird dabei nicht berücksichtigt, so daß die Kosten-Kosten-Analyse nur dann anzuwenden ist, wenn die Behandlungsergebnisse der Alternativen identisch sind. Dann reduziert sich das Entscheidungsproblem auf einen reinen Kostenvergleich. Aus medizinischer Sicht sind diese Evaluationsstudien nur in wenigen Fällen anwendbar, da die zu vergleichenden Therapiealternativen selten absolut gleiche Behandlungsergebnisse aufweisen.

Kosten-Nutzen-Analysen. Kosten-Nutzen-Analysen haben als Instrument der Entscheidungsfindung im Bereich der öffentlichen Investitionen eine lange Tradition. Sowohl die direkten als auch die indirekten Kosten und die direkten und indirekten Nutzenkomponenten werden bei einer Kosten-Nutzen-Analyse berücksichtigt, allerdings nur so weit, wie sie sich problemlos in Geldeinheiten bewerten lassen. Indirekte Kosten können dabei beispielsweise durch die Behandlung von Nebenwirkungen auftreten oder durch den Produktivitätsverlust des Patienten. Der Nutzen ist dabei in der Regel definiert als die Kosten, die durch eine Behandlung vermieden werden. Der direkte Nutzen ergibt sich folglich dabei durch die monetären Kosten, die durch die Gesundheitsleistung eingespart werden können. Der indirekte Nutzen ergibt sich durch die Verringerung von Krankheitstagen oder aber durch die Verlängerung der Lebensarbeitszeit. Vernachlässigt werden aber bei dieser Studienform die intangiblen Kosten, sie werden allenfalls in einer zusätzlichen Liste aufgeführt (Greiner et al. 1996).

Kosten-Effektivitäts-Analysen. Kosten-Wirksamkeits- bzw. Kosten-Effektivitäts-Analysen sollten dann als Studientyp verwendet werden, wenn die betrachteten Handlungsalternativen unterschiedlich wirksam sind, aber die gleiche Wirkungsdimension besitzen. Dies ist beispielsweise dann der Fall, wenn Maßnahmen aus verschiedenen medizinischen Bereichen in bezug auf eine Zielgröße verglichen werden sollen. Diese Zielgröße kann auch eine Nutzengröße sein, die sich einer monetären Quantifizierung entzieht.

Die ermittelten direkten und indirekten monetären Kosten bzw. Nutzen werden zu der nicht-monetären Wirkungsdimension in Beziehung gesetzt. Somit wird im ersten Schritt die medizinische Sichtweise des Therapieerfolgs (Verkleinerung des Tumors, Reduzierung von Blutfettwerten um x Prozent usw.) evaluiert. Dieser Erfolgsgröße sind dann im zweiten Schritt die Kosten der Maßnahme gegenüberzustellen. Anhand des sich daraus resultierenden Quotienten lassen sich verschiedene Behandlungsalternativen vergleichbar machen.

Kosten-Nutzwert-Analyse. Mit einer Kosten-Nutzwert-Analyse wird der Behandlungserfolg aus Sicht des Patienten den Kosten gegenübergestellt (Schulenburg 1993). Es wird davon ausgegangen, daß die medizinisch definierten Erfolgsgrößen den Patienten höchstens mittelbar von Interesse sind. Hauptzielkriterien sind die Lebensqualität und die Lebenserwartung und somit die monetäre Quantifizierung der intangiblen Kosten. Mit Hilfe des QALY-Konzepts (Quality Adjusted Life Years) können qualitätskorrigierte Lebenserwartungen gemessen werden (Schöffski u. Uber 1995). So wie die Lebensqualitätsmessung in der Psychiatrie einige Fallstricke aufweist (Katschnig et al. 1997), ist aber auch der QALY-Ansatz speziell für psychiatrische Fragestellungen kritisch beurteilt worden (Chisholm et al. 1997).

Kostenarten

Direkte Kosten. Aus der Perspektive des klinisch oder praktisch tätigen Arztes sind zunächst die Kosten offensichtlich, die sich aus der unmittelbaren Behandlung der Patienten ergeben. Diese sog. direkten Kosten sind v. a. jene, die den Krankenversicherungen, anderen Sozialleistungsträgern und öffentlichen Haushalten als direkte finanzielle Aufwendungen für Behandlung entstehen. Quantifizieren lassen sich diese im Falle von Krankenhäusern, Rehabilitationseinrichtungen, Tageskliniken und Heimen in aller Regel durch Pauschalen in Form sog. Tagespflegesätze. In die Pflegesätze gehen neben der Hotelleistung Aufwendungen für Diagnostik und Therapie ebenso ein wie Kosten für das medizinische, therapeutische, pflegerische und sonstige Personal. Im Bereich niedergelassener Ärzte, zum Teil auch der Institutionsambulanzen, können die Kosten gemäß den Gebührenordnungen einzelleistungsbezogen ermittelt werden, ebenso die Kosten der Neuroleptika und anderer Arzneien.

Weitere direkte Kosten ergeben sich z. B. durch die Notwendigkeit eines rechtlichen Betreuers, oder durch den juristischen und organisatorischen Aufwand im Rahmen einer Zwangsbehandlung. Der Ressourcenverbrauch durch sozialpsychiatrische Dienste, betreutes Wohnen, die Organisation von Angehörigengruppen, Patientenclubs oder anderen kompletären Einrichtungen zählt zu den direkten Kosten, wie auch die Behandlungskosten körperlicher Erkrankungen, die auf die psychiatrische Störung zurückzuführen sind (Unfälle, selbstverletzendes Verhalten), und mortalitätsbedingte Kosten. Alle diese letztgenannten Aspekte – durchweg Einzelfaktoren der direkten Kosten – sind schwer monetär zu quantifizieren (s. u.).

Indirekte Kosten. Die indirekten Kosten sind in Geld bewertete Ressourcenverluste durch Produktivitätsausfall: Der Erkrankte vermehrt nicht wie erwartet das Bruttosozialprodukt. Volkswirtschaftlich bleiben sog. Transferzahlungen (Renten, Steuern, Sozialhilfe usw.) in der ökonomischen Kostenbewertung unberücksichtigt. Bei derartigen Zahlungen aus dem Pool der sozialen Sicherungssysteme handelt es sich nicht um einen Ressourcenverzehr im engeren Sinne. Sie stellen zwar eine Belastung für die Gemeinschaft dar bzw. ein Einkommen für den Empfänger. Sie sind aber letztlich eine Umverteilung und stellen somit keinen Verlust oder Gewinn für die gesamte Volkswirtschaft dar (Hodgson u. Meiners 1982).

Bei einem derart ungünstig verlaufenden Krankheitsbild wie der Schizophrenie entstehen der Volkswirtschaft erhebliche Kosten durch Erwerbsunfähigkeit, Arbeitsunfähigkeit und Erwerbslosigkeit. Wenngleich die Bewertungsmethode für den Ressourcenverlust nicht unumstritten ist, wird von ökonomischer Seite überwiegend der „human-capital-approach" herangezogen (Greiner 1996). Es werden dabei die Verluste hochgerechnet, die sich dadurch ergeben, daß infolge der Schwere der Erkrankung die Arbeitskraft des schizophren Erkrankten brachliegt. Es wird aufgrund seiner Vorqualifikation, erreichter und perspektivisch absehbarer beruflicher Abschlüsse eine Annahme formuliert, was dieser Mensch für einen Marktpreis seiner Arbeitskraft erzielt hätte, wenn er nicht desaströs erkrankt wäre. Ergänzt werden zu dem Produktivitätsausfall durch den Erkrankten muß der eventuelle Produktivitätsausfall von Partnerpersonen, die zur Betreuung zu Hause bleiben und ihre Erwerbstätigkeit nicht oder nur eingeschränkt ausüben, um dem schizophren erkrankten Familienmitglied zur Seite zu stehen.

Intangible Kosten. Wenn die Erfassung der Leistung von betreuenden Angehörigen in rein zeitlicher Hinsicht trotz einiger Schwierigkeiten (wie anhand der Rechtsstreitigkeiten um „Minutenwerte" bei Begutachtungen im Rahmen des Pflegeversicherungsgesetzes ersichtlich) lösbar erscheint, ist ein anderer damit verbundener Auspekt problematischer. Wie soll man das persönliche Leid der Angehörigen und v. a. der Erkrankten in einer Kostenanalyse bewerten, wie den Verlust an Autonomie, die Mühen der Krankheitsbewältigung? Quantifizieren lassen sich diese sog. intangiblen Kosten mit Hilfe von Instrumenten zur Messung von Lebensqualität. Was diese Meßinstrumente aber nicht vermögen, ist die Transformation in monetäre Einheiten. Kritisch bewertete Lösungsansätze dazu bestehen u. a. in Form der Willingness to pay-Theorien (Donaldson 1993; Crown u. Lee 1997). Insgesamt verweist das Problem der intangiblen Kosten auf die Grenzen reiner Kostenanalysen. Darauf zu verweisen und trotz aller methodischer Schwierigkeiten die subjektive Perspektive der Patienten, den krankheitsbedingten Verlust an Lebensqualität als zentralen Faktor gesundheitsökonomischer Überlegungen zu betonen, ist unbedingte ärztliche Verantwortung.

Methodische Fragen

Das Problem der Einzelfallkosten

Im weiteren soll anhand von praktischen Beispielen dargestellt werden, wie schwierig auch die Erfassung der direkten Kosten der Erkrankung auch nur eines einzelnen Patienten ist. Ein Untersucher wäre mit einer kaum zu überblikkenden Vielzahl von Leistungsanbietern und Kostenträgern konfrontiert. Diese dürfen die relevanten Daten z. T. aus datenschutzrechtlichen oder administrativen Gründen nicht ohne weiteres zur Verfügung stellen. Häufig sind Daten ohne vorherigen erheblichen organisatorischen Aufwand nicht verfügbar. Problematisch zu erfassen sind v. a. Kosten in den fragmentierten komplementären psychiatrischen Versorgungssystemen. Wie soll man z. B. die anteiligen Kosten eines sozialpsychiatrischen Dienstes für einen einzelnen Patienten bestimmen? Bekannt sind die Gesamtkosten des Dienstes. Nicht ohne weiteres verfügbar wird die Zahl der Patienten sein, deren Diagnoseverteilung oder die Zahl der Kontakte. Keinesfalls wird man berufsgruppenbezogene Minutenwerte finden, was für eine exakte einzelfallbezogene Analyse erforderlich wäre. Außerhalb organisatorisch sehr aufwendiger Forschungssettings (Salize u. Rössler 1996) wird man also auf Näherungswerte zurückgreifen müssen. Ein anderes praktisches Beispiel für kaum abzuschätzende direkte Kosten ist der Ressourcenaufwand im Rahmen einer Zwangseinweisung. Angefangen bei den Sanitätern und Polizeibeamten über einen Ordnungsbeamten, einen Arzt bis zum Richter, rechtlichen Betreuer und Rechtsanwalt entstehen bei Stundensätzen zwischen ca. DM 50,– und DM 100,– erhebliche Kosten, deren exakte Recherche wahrscheinlich an unterschiedlichsten bürokratischen Klippen scheitern würde.

Um wegen dieser und anderer Schwierigkeiten – das Problem der monetären Bewertung z. B. der Angehörigenleistung wurde bereits dargestellt – sich einerseits nicht in endlosen Mikroanalysen zu verstricken, andererseits nicht in resignative Untätigkeit zu verfallen, wird man in empirischen Kostenstudien Schwerpunkte insbesondere hinsichtlich der Studienperspektive setzen müssen. Einzelne Kostenkomponenten werden unberücksichtigt bleiben müssen oder durch Näherungswerte beschrieben werden. Wissenschaftlich ist dies legitim, wenn auf diese Eingriffe hingewiesen wird und mögliche Limitierungen herausgearbeitet werden.

Das Problem der Patientenselektion

Will man Kostenstudien im Rahmen psychiatrischer Versorgungsplanung nutzen, interessieren mehr als Einzelfallkosten natürlich Gesamtkosten innerhalb einer Region, für gesundheitspolitische Fragen mithin auch die Kosten durch schizophrene Psychosen in Deutschland. Dazu müßten die Kosten einer repräsentativen Stichprobe hochgerechnet werden auf die Zahl schizophren Erkrankter in Deutschland. Empirische Daten über die Gesamtzahl der Erkrankten liegen nicht vor. Behelfsweise könnte man die – abhängig von der Weite des Schizophreniekonzeptes schwankenden – Prävalenzraten von 0,5–1,0% benutzen; entsprechend also ca. 400 000–800 000 Erkrankte (APA 1994). Weitaus schwieriger ist es, eine Patientengruppe zu untersuchen, die für die Gesamtheit aller Erkrankten in Deutschland repräsentativ ist. Rekrutiert man Patienten in Kliniken, wird man wahrscheinlich erheblich höhere Kostendaten finden als bei Rekrutierung von Patienten aus ambulanter Versorgung. Patienten, die dauerhaft in Heimstrukturen leben, müssen ebenso berücksichtigt werden wie obdachlose Kranke ohne psychiatrische Behandlung und Betreuung. Beispielhaft läßt sich gerade an dieser letzten Gruppe die Problematik einer repräsentativen Patientenauswahl aufzeigen: Zu erwarten sind bei psychiatrisch nicht behandelten und versorgten, nichtseßhaften Patienten direkte Kosten durch körperliche Erkrankungen als Folge der psychiatrischen Störung, zudem entstehen natürlich erhebliche indirekte Krankheitskosten. Da diese Patienten aber außerhalb der psychiatrischen Versorgungssysteme leben, würden sie auch in Kostenstudien nur schwer zu erfassen sein. Wählt man das Studiendesign so, daß man „vor Ort" diese Erkrankten aufsucht, gelangt man zwar zu Einzelfalldaten, hat aber immer noch keine Angaben, mit welcher Gewichtung diese Einzelfallkosten den Daten von stationär oder ambulant behandelten Patienten gegenüberstehen.

Durch Kostenerhebung bei Patienten in den unterschiedlichen Settings wird man die Breite der ressourcenverbrauchenden Versorgungsstrukturen besser abbilden können. Offen bleibt das Problem, mit welchen Häufigkeiten sich Patienten bundesweit auf einzelne Behandlungsstrukturen verteilen. Darüber liegen keine Daten vor.

Ein anderer denkbarer Weg zur Erhebung volkswirtschaftlicher Gesamtkosten wären Feldstudien in einem definierten psychiatrischen Versorgungsgebiet. Hierbei muß zum einen das Problem der lückenlosen Erfassung aller Kranken gelöst werden. Andererseits ist die Generalisierbarkeit regional erhobener Daten wegen der erheblichen Inhomogenität der Versorgungsstrukturen, der Leistungsdichte, dem Ressourcenverbrauch und den somit anfallenden Kosten eingeschränkt (Rössler u. Salize 1996).

Bisherige Kostenstudien

Empirische Daten zu den volkswirtschaftlichen Gesamtkosten durch schizophrene Psychosen liegen für Deutschland nicht vor. Gründe mögen in den angeführten erheblichen Schwierigkeiten der Datenerfassung liegen, zum Teil auch in dem gegenüber anderen Ländern verzögert einsetzenden Interesse an gesundheitsökonomischen Fragen. Analysiert man die vorliegenden Kostenstudien, muß zunächst in methodischer Hinsicht kritisch auf das in manchen Untersuchungen angewandte „Top-down-Design" hingewiesen werden. Dabei wird ausgehend von den nationalen Gesamtausgaben für das Gesundheitswesen auf

Tabelle 1. Ausgewählte Krankheitskostenstudien zu schizophrenen Psychosen

Studie	Jahr	Land	Kosten (Mio.)	Indirekte Kosten (%)
Fein 1958	1955	USA	1900 US-$	39
Andrews et al. 1985	1975	Australien, Wales	139 US-$	78
Rice et al. 1990	1985	USA	22900 US-$	40
Davies u. Drummond 1990	1987	Großbritannien	1606 £	80
Evers u. Ament 1995[a]	1989	Niederlande	518 US-$	?
Davies u. Drummond 1994	1990	Großbritannien	2097 £	81
Rice et al. 1990	1990	USA	32500 US-$	37
Wyatt et al. 1995	1991	USA	65180 US-$	71
Lund 1994[a]	1992	Dänemark	562 US-$	?

[a] Nur direkte Kosten.

Tabelle 2. Jährliche Kosten medikamentöser Behandlung (gemäß Roter Liste 1997) und finanziell äquivalente stationäre Behandlungszeiten

Medikament	Dosierungsbeispiel (mg)	Jährliche Kosten (DM)	Äquivalente Behandlungstage
Haloperidol	5	212,43	0,55
Flupentixol	5	291,64	0,75
Fluphenazin	4	295,94	0,88
Zotepin	150	338,79	0,88
Sulpirid	600	984,84	2,56
Perazin	300	1039,81	2,71
Clozapin	300	2585,51	6,72
Sertindol	16	4365,40	11,35
Risperidon	6	4707,19	12,25
Olanzapin	10	4889,24	12,72

den durch schizophrene Psychosen verursachten Anteil heruntergerechnet (Schulenburg 1996). Empirisch fundierter, v. a. mit der Möglichkeit der Analyse von einzelnen Kostenfaktoren, ist hingegen das zuvor beschriebene Design (sog. „Bottom-up-Methode"). Problematisch ist auch die Übertragung von Daten aus nicht vergleichbaren Gesundheitssystemen (z. B. USA und England) in einzelnen Studien (z. B. USA und England). Bei allen methodischen Problemen und divergenten absoluten Zahlen fällt auf, daß durchweg die indirekten Kosten höher sind als die direkten (Tabelle 1).

Krankheitskosten und Medikamentenkosten

In Tabelle 2 sind die jährlichen Behandlungskosten einiger älterer und neuerer Neuroleptika aufgelistet, jeweils basierend auf den Preisen der Roten Liste (BPI 1997) und – soweit verfügbar – den vom Hersteller empfohlenen Dosierungen.

Die Medikamentenkosten werden den Kosten stationärer Behandlung gegenübergestellt. Es ist die Dauer einer stationären Behandlung angegeben, die für die jeweiligen Medikamentenkosten zu finanzieren wäre (angenommen wird der durchschnittliche Pflegesatz nach Angaben der Deutschen Krankenhausgesellschaft 1996 von DM 384,33). Es wird deutlich, daß bereits eine kurze zweiwöchige stationäre Krisenintervention die Medikamentenkosten selbst für die teureren neuen Präparate um mehrere hundert DM übersteigt.

Potentiell birgt daher eine besser wirksame, nebenwirkungsärmere und complianceverbessernde medikamentöse Behandlung durch eine zu erhoffende Verringerung von stationärer Behandlungspflicht einen volkswirtschaftlichen Gewinn (Aitchison u. Kerwin 1997), zusätzlich zu den an anderer Stelle in diesem Buch herausgearbeiteten Änderungen der Lebensqualität der Patienten. Analysen hierzu (Kosteneffektivitäts- und Kosten-Nutzen-Studien) sind sicherlich auch Partikularinteressen wie denen der pharmazeutischen Industrie dienlich. Gewichtiger ist aber, daß man mit derartigen Studien eine sinnvollere Ressorcenverteilung auch aus gesamtgesellschaftlicher Perspektive würde begründen können.

Schlußbetrachtung

Schizophrenien sind vergleichsweise häufige, langwierige und hinsichtlich der direkten und indirekten Kosten teure Erkrankungen. In der gesundheitspolitischen Diskussion fehlt es an einer Gesamtbetrachtung. Es herrscht die Mentalität eines Verschiebebahnhofs der Kosten, was u. a. dadurch gefördert wird, daß allein schon für die direkten Erkrankungskosten unterschiedliche Soziallei stungsträger wie Krankenkassen, Rentenversicherungsträger, örtliche und überörtliche Sozialhilfe zuständig sind, die jeweils dann auch als Financiers unterschiedlicher ambulanter und teilstationärer, komplementärer und klinischer Betreuungsangebote auftreten. Die Diskussion entzündet sich in diesen verwirrenden Verhältnissen am vermeintlich Greifbaren, wie der Vergütung nach in Punktwerten gemessenen ärztlichen Einzelleistungen oder den medikamentösen Behandlungskosten. Letzteres um so mehr, als Psychopharmaka in der breiten Öffentlichkeit und Politik kritisch betrachtet werden. Die unter Fachleuten unstrittige Effektivität von Neuroleptika zur Akutbehandlung und Rückfallprophylaxe hat in der kritischen Öffentlichkeit kaum Beachtung gefunden.

Außer weiterer dahingehender Aufklärung braucht man für die gesundheitspolitische Diskussion um vermeintlich teurere Medikamente Argumente durch noch zu erstellende Kosten-Effektivitäts-Analysen, die u. a. als Zielparameter die Verringerung der stationären Behandlungsdauer und die Lebensqualität der Erkrankten untersuchen. Für die Diskussion bedarf es einer Versachlichung und eines überschauenden Bickes auf die Gesamtkostenstrukturen unseres Gesundheitswesens. Gute Medizin muß nicht teure Medizin sein, sie wäre auch nicht mehr bezahlbar. Es ist der Blick über den Tellerrand gefordert, nicht das Behüten des einzelnen Budgettopfes, aus dem etwas bezahlt wird, wo Regresse bei Überschreitung des Budgets drohen. Gefragt ist die Gesamtperspektive im Interesse der schizophren Erkrankten.

Literatur

Aitchison KJ, Kerwin KW (1997) Cost-effectiveness of clozapain. Br J Psychiatry 171:125–130

American Psychiatric Association (1994) Diagnostic and statistical manual of mental disorders, 4th edn. American Psychiatric Association, Washington, DC

Andrews G, Hall W, Goldstein H, Lapsley H, Bartels R (1985) The economic costs of schizophrenia. Arch Gen Psychiatry 42:537–543

BPI (1997) Rote Liste. Editio Cantor, Auendorf

Chisholm D, Healey A, Knapp (1997) QALYs and mental health care. Soc Psychiatry Psychiatric Epidemiol 32:68–75

Crown S, Lee A (1997) Health economics. Br J Psychiatry 171:191–193

Davies LM, Drummond MF (1990) The economic burden of schizophrenia. Psychiatric Bull 14:522–525

Davies LM, Drummond MF (1994) Economics and schizoprenia: the real cost. Br J Psychiatry 165:18–21

Donaldson C (1993) Theory and practice of willingness to pay healthcare. Discussion paper 01/93; Aberdeen: Health economics research unit, University of Aberdeen

Drummond MF, Stoddart GL, Torrance GW (1989) Methods for the economic evaluation of health care programs. Oxford University Press, Oxford

Evers SMAA, Ament JHA (1995) Costs of schizophrenia in the Netherlands. Schizophrenia Bull 21:141–153

Fein R (1958) Economics of mental illness. Basic Books, New York

Greiner W (1996) Die Messung indirekter Kosten in ökonomischen Evaluationsstudien am Beispiel krankheitsbedingter Produktivitätsverluste. Homo Oeconomicus XII (2):167–188

Greiner W, Uber A, Schulenburg JM (1996) Ökonomische Bewertung von Leistungen im Gesundheitswesen. In: Walter U, Paris W (Hrsg) Public health – Gesundheit im Mittelpunkt. Alfred, Meran (APIS Theorie, Bd 5, S 70–77)

Hodgson TA, Meiners MR (1982) Cost-of-illness methodology: A guide to current practices and procedures. Milbank Mem Fund Q Health Soc 60:429–462

Katschnig H, Freeman H, Sartorius N (1997) Quality of life in mental disorders. Wiley, Chichester

Konsensgruppe Gesundheitsökonomie (1996) Empfehlungen zur gesundheitsökonomischen Evalutation – Hannoveraner Konsens. Z Allgemeinmed 71:485–490

Lund PA (1994) Calculation of the costs of schizophrenia in Denmark. Paper presented at the ARCAP. Third workshop on costs and assessment in psychiatry. Venice, October 28–30

Rice DP, Kelman S, Miller LS, Dunmeyer S (1990) The economic costs of alcohol and drug abuse and mental illness 1985. National Institute of Mental Health, Rockville, MD, DHHS Publ. No. (ADM, pp 90–1694)

Rössler W, Salize HJ (1996) Die psychiatrische Versorgung chronisch psychisch Kranker – Daten, Fakten, Analysen. Nomos, Baden-Baden

Salize HJ, Rössler W (1996) The cost of comprehensive care of people with schizophrenia living in the community. A cost evaluation from a German catchment area. Br J Psychiatry 169:42–48

Schöffski O, Uber A (1995) Ansätze zur ökonomischen Bewertung von Leistungen psychiatrischer Versorgungssysteme. In: Hermer M, Pittrich W, Spöhring W, Trenckmann U (Hrsg) Evaluation der psychiatrischen Versorgung in der Bundesrepublik. Zur Qualitätssicherung im Gesundheitswesen. Leske & Budrich, Leverkusen, S 145–158
Schulenburg JM (Hrsg) (1993) Bedeutung von gesundheits- und pharmakoökonomischen Studien: Ein internationaler Vergleich. In: Ökonomie in der Medizin. Schattauer, Stuttgart, S 39–43
Schulenburg JM (1996) Gesundheitsökonomie – eine junge Disziplin mit großen Aufgaben. Versicherungsrundschau 48:397–409
Wyatt R, Henter I, Leary MC, Taylor E (1995) An economic evaluation in schizophrenia in 1991. Soc Psychiatry Psychiatric Epidemiol 30:196–205

DISKUSSION

Frage: Wie kann bei Kostenstudien die Repräsentativität gewährleistet werden?

Ergebnis der Diskussion: Die Repräsentativität der durch die Indexpatienten verursachten Kosten für die Gesamtheit der schizophrenen Erkrankten ist das methodische Grundproblem aller ökonomischen Studien in der Psychiatrie. Durch den Zugang über die vorzugsweise betreuenden Institutionen werden möglicherweise bestimmte schizophrene Patienten überhaupt nicht erfaßt, nämlich die Schizophrenen, die keine ärztliche oder institionelle Hilfe in Anspruch nehmen, sondern z. B. als Obdachlose leben. Durch ihre Erwerbslosigkeit werden jedoch auch Kosten verursacht.

**Teil III Unerwünschte Arzneimittel-
wirkungen, Kontraindikationen
und Wechselwirkungen**

Unerwünschte Arzneimittelwirkungen bei Neuroleptika:
I. Extrapyramidalmotorische Wirkungen bei klassischen und neuen Neuroleptika

B. Bandelow, R. Grohmann und E. Rüther

Neuroleptika stellen in den psychiatrischen Kliniken gemessen an der Verordnungshäufigkeit die bedeutsamste Psychopharmakagruppe dar. Die Vermeidung von Nebenwirkungen und damit die Verbesserung der Compliance sollte das oberste Ziel einer rationalen Neuroleptikaverordnung sein. In diesem Artikel sollen zunächst aktuelle Daten zu den schwerwiegenden Nebenwirkungen der Neuroleptika präsentiert werden. Weiterhin wird auf die Häufigkeit extrapyramidaler Nebenwirkungen bei den neu eingeführten „atypischen" Neuroleptika eingegangen. Breiter Raum wird auch der Frage eingeräumt, nach welchen Kriterien ein Neuroleptikum eigentlich mit dem Begriff „atypisch" bezeichnet werden kann und inwieweit die unerwünschten Wirkungen zur Definition der atypischen Neuroleptika beitragen.

Das AMSP-Projekt (Arzneimittelsicherheit in der Psychiatrie)

In der Regel werden die unerwünschten Arzneimittelwirkungen (UAW) im Rahmen kontrollierter Studien ermittelt. Die Fachinformationen der Medikamente basieren in der Regel auf diesen kontrollierten Studien. In diesen werden zwar häufige Nebenwirkungen sehr genau dokumentiert; wegen der geringen Fallzahlen werden allerdings Nebenwirkungen, deren Häufigkeit etwa 1:1000 oder 1:10 000 beträgt, kaum erfaßt. Es gibt weitere Gründe, warum die ausschließliche Ermittlung von Nebenwirkungshäufigkeiten durch kontrollierte Studien problematisch erscheint. In der Regel werden nur Patienten ohne Ausschlußkriterien (Kontraindikationen, bestimmter Altersbereich) in solche Studien aufgenommen. Auch werden die meisten Studien mit sog. Fixdosen durchgeführt, d. h. daß während der Studie keine Dosisvariation, bzw. nur innerhalb eines bestimmten Dosisbereichs, zugelassen wird. So werden unrealistische Angaben über Nebenwirkungshäufigkeiten gewonnen, da diese Dosisbereiche im klinischen Alltag oft überschritten werden.

Informationen über seltene Nebenwirkungen können allerdings auch durch Fallberichte in wissenschaftlichen Zeitschriften oder durch Meldungen an das Bundesinstitut für Arzneimittel (BfArM) erhalten werden. Da jedoch die Entscheidung zur Veröffentlichung oder Meldung einer Nebenwirkung subjektiven Faktoren unterliegt, können aus diesen Daten keine repräsentativen Häufigkeitsangaben erhoben werden.

Wegen dieser Einschränkungen wurde in den letzten Jahren das sog. AMÜP-Projekt (Arzneimittelüberwachung in der Psychiatrie) durchgeführt, das eine realitätsnahe Abschätzung der Nebenwirkungshäufigkeit erreichen sollte. Hier wurden auf methodisch anspruchsvolle Weise unerwünschte Wirkungen von Psychopharmaka an mehreren Universitätskliniken dokumentiert. Die Ergebnisse dieser großen Studie wurden kürzlich veröffentlicht (Grohmann et al. 1994). Ein Nachfolgeprojekt dieser Untersuchung ist die sog. AMSP-Studie (Arzneimittelsicherheit in der Psychiatrie; Grohmann et al., bisher unveröffentlichte Daten). Dieses Projekt dient dazu, die in der AMÜP-Studie gewonnenen Daten zu vervollständigen und v. a. durch Daten über neu eingeführte Psychopharmaka zu ergänzen. An dieser Studie sind 22 Krankenhäuser in Deutschland und in der Schweiz beteiligt. In den teilnehmenden Krankenhäusern fungieren Ärzte als „Drug Monitors". Sämtliche, bei stationären Patienten auftretenden schweren oder ungewöhnlichen Nebenwirkungen müssen in dem jeweiligen Krankenhaus dem „Drug Monitor" gemeldet werden. Berücksichtigt werden alle schwerwiegenden UAW, aber auch alle neuen oder unter der verabreichten Medikation ungewöhnlichen Ereignisse. Außerdem ist geplant, für alle neu zugelassenen Psychopharmaka alle zum Absetzen des Medikaments führenden UAW zu erfassen. Es finden Fallkonferenzen statt, bei denen Vertreter aller am Projekt beteiligten Krankenhäuser der jeweiligen Region anwesend sind, aber auch Repräsentanten des Bundesinstituts für Arzneimittel (BfArM), der Arzneimittelkommission der deutschen Ärzteschaft sowie der Arzneimittelhersteller. In diesen Fallkonferenzen werden die erfaßten UAW hinsichtlich ihres Schweregrades und des Zusammenhanges mit der verabreichten Medikation eingestuft. Alle erfaßten UAW werden an das BfArM, die Arzneimittelkommission sowie an den jeweiligen Hersteller gemeldet.

Häufigkeit der Anwendung

Im AMSP-Projekt wurden die Verordnungshäufigkeiten erfaßt, um die relativen Nebenwirkungsfrequenzen bestimmen zu können. Von allen erfaßten Psychopharmaka wurden die Neuroleptika mit Abstand am häufigsten angewendet (Tabelle 1). Drei Viertel aller in den Kliniken mit Psychopharmaka behandelten Patienten erhielten ein Neuroleptikum.

Unter den Neuroleptika wurde an erster Stelle Haloperidol, an zweiter Stelle Clozapin und am dritthäufigsten Perazin verordnet (Tabelle 2). Im Vordergrund der Verordnungen stehen also neben dem atypischen Neuroleptikum Clozapin v. a. klassische Neuroleptika. Obwohl das neue Antipsychotikum Risperidon bereits verfügbar war, wurde es im Beobachtungszeitraum 1995–1996 nur zu 3 bzw. 4,5% angewendet.

Aus diesen Verordnungshäufigkeiten können bereits Rückschlüsse über die Relevanz von EPMS bei der Auswahl des Neuroleptikums gezogen werden. Clozapin steht in der Verordnungshäufigkeit an zweiter Stelle, obwohl bei dem Me-

Tabelle 1. Häufigkeit der Anwendung von Psychopharmaka in psychiatrischen Kliniken im Jahre 1996 (% aller mit Psychopharmaka behandelten Patienten; AMSP-Studie, Grohmann et al., unveröffentlichte Daten)

Psychopharmaka	%
Neuroleptika	72,6
Antidepressiva	37,3
Benzodiazepine	23,4
Tranquilizer	22,5
Anti-Parkinson-Medikamente	18,7
Antiepileptika	13,5
Lithiumsalze	10,3
Hypnotika	9,6

Tabelle 2. Meistgebrauchte Neuroleptika (> 3%). (AMSP-Studie, Grohmann et al., unveröffentlichte Daten)

Neuroleptikum	1995 n = 2372 %	1996 n = 2628 %
Haloperidol	19,4	18,6
Clozapin	11,9	14,3
Perazin	11,0	9,0
Levomepromazin	7,1	5,6
Chlorprothixen	6,0	5,0
Melperon	5,3	5,2
Promethazin	4,6	4,8
Flupentixol	4,5	3,4
Pipamperon	4,1	3,4
Fluphenazin	3,2	3,7
Risperidon	3,0	4,5
Thioridazin	3,2	1,8
Prothipendyl	3,0	1,8

dikament eine u. U. tödlich verlaufende Agranulozytose auftreten kann und wöchentliche Blutbildkontrollen erfolgen müssen. Dennoch scheint für die Patienten und Ärzte der Vorteil des Clozapins, nämlich keine extrapyramidalen Symptome zu verursachen, so relevant zu sein, daß Clozapin neben Haloperidol und Perazin zu den drei meistgebrauchten Neuroleptika gehört. Andererseits kann auch aus den Zahlen geschlossen werden, daß die klassischen Neuroleptika weiterhin ihren Stellenwert besitzen. Die Verordnung des neu eingeführten Neuroleptikums Risperidon hat nicht in dem Maße zugenommen, das man erwartet hätte, wenn die Vermeidung extrapyramidaler Nebenwirkungen der wichtigste Aspekt bei der Wahl des Neuroleptikums gewesen wäre. Andere Gründe für die Zurückhaltung können natürlich Kostenfaktoren oder Festhalten an Gewohnheiten sein, zumal das Medikament auch nicht völlig EPMS-frei ist.

Tabelle 3. Häufigkeit der schwerwiegenden (klinisch bedeutsamen) UAW unter Neuroleptika (*NL*). *W* Wahrscheinlichkeit des Zusammenhangs mit dem NL angegebenen (*1* möglich; *2* wahrscheinlich; *3* sicher). Die ersten beiden Spalten enthalten Behandlungen, bei denen NL beteiligt waren, die letzte Spalte Behandlungen, bei denen nur Neuroleptika angeschuldigt worden waren. (AMSP-Studie, Grohmann et al., bisher unveröffentlichte Daten)

UAW nach Organsystemen	Alle UAW-Fälle mit Beteiligung von NL (W = 1–3) n = 325 %	Alle Patienten, Beteiligung von NL (W = 2/3) n = 226 %	Nur NL angeschuldigt (W = 1–3) n = 155 %
Extrapyramidale Störungen (EPMS)	14,8	17,3	22,6
Blutbildveränderungen	11,1	8,4	15,5
Neurologische UAW (ohne EPMS), z. B. Anfälle	15,7	17,7	11,0
Herz-Kreislauf-UAW, z. B. Kollaps	11,7	8,4	10,3
Psychische Störungen, z. B. Delir, Verwirrtheit	16,9	20,4	9,0
Hautveränderungen	6,8	6,2	8,4
Leberwerterhöhung	6,8	6,6	5,2
Veränderungen der Körpertempertur	1,5	0,9	3,2
Störungen Nieren- und Harntrakt	4,6	4,0	2,6
Andere psychische Störungen, z. B. Sedierung	2,5	2,7	2,6
Gastrointestinale Störungen	1,8	2,2	1,9
Störungen Hormone, Stoffwechsel, Elektrolyte	1,2	0,9	1,9
Veränderungen des Körpergewichts	0,6	0,9	1,3
Allergische Reaktionen (nicht Haut)	0,6	0,4	0,6
Störung der Sexualfunktion	0,3	0,4	0,6
Störungen des Atemtraktes	0,3	0,4	0

Häufigkeit der unerwünschten Arzneimittelwirkungen

Die Tabelle 3 enthält die unter den Neuroleptika aufgetretenen schwerwiegenden unerwünschten Arzneimittelwirkungen. Hier ist zu beachten, daß in der AMSP-Studie nur diejenigen extrapyramidalmotorischen Störungen (EPMS) der Neuroleptika erhoben werden, die als besonders schwer oder komplikationsreich eingestuft werden. Beispiele hierfür sind ein Parkinsonoid, das zu Pflegebedürftigkeit führt, eine Akathisie, die zu Depression oder gar zu Suizidalität führt, eine dyskinetisch bedingte Kieferluxation oder andere bedeutsame Ereignisse.

In Tabelle 3 wird die Wahrscheinlichkeit des Zusammenhangs mit dem betreffenden Medikament angegeben (1 = möglich, 2 = wahrscheinlich, 3 = sicher). Hier wird ein methodisches Problem bei der realitätsnahen Beurteilung von Behandlungsverläufen in der AMSP-Studie deutlich: Da in der Regel mehrere Psychopharmaka kombiniert werden, die z. T. ähnliche Nebenwirkungen haben, ist

Tabelle 4. Schwerwiegende EPMS (1993–1996); W = 1–3; n = 45). (AMSP-Studie, Grohmann et al., bisher unveröffentlichte Daten)

EPMS	n
Parkinsonoid (mind. III nach Höhn u. Jahr)	12
Pisa-Syndrom	8
Komplizierte Frühdyskinesien[a]	8
Akathisie (1 × mit Depressivität/Suizidalität)	4
Atypische Dykinesie	3
Malignes Neuroleptikasyndrom	2
Spätdyskinesien	2
Rabbit-Syndrom	2

[a] Komplizierte Frühdyskinesien: 1 × Kieferluxation, 1 × Dysphonie, 2 × Frühdyskinesie mit Atemnot, 1 × Sturz durch Frühdyskinesie, 1 × Frühdiskinesie nach 75 mg Promazin, 1 × Frühkinesie mit Folge der NL-Noncompliance.

es sehr oft nicht zu entscheiden, auf welches der Medikamente die Nebenwirkung zurückzuführen ist oder ob es sich um eine additive Verstärkung handelt. In Tabelle 3 werden die UAW-Häufigkeiten daher nicht nur für die Kombinationsbehandlungen aufgeführt, sondern auch getrennt für die Fälle, in denen ein Neuroleptikum allein angeschuldigt wurde.

Aus Tabelle 3 wird deutlich, daß komplizierte extrapyramidale Nebenwirkungen nicht die einzigen schwerwiegenden UAW der Neuroleptika sind, sondern von Blutbildveränderungen (z. B. unter Clozapinbehandlung) und „anderen neurologischen UAW" gefolgt werden. Die Gruppe der „anderen neurologischen UAW" (ohne EPMS) faßt eine Reihe von Nebenwirkungen zusammen, von denen Grand-mal-Anfälle mit 49% den größten Anteil ausmachen. Werden auch die Kombinationsbehandlungen erfaßt, sind pharmakogene Delirien sogar die häufigsten UAW. Die Delirien wurden in der Hälfte der Fälle auf eine Kombination zurückgeführt. Ein anticholinerges Delir kann z. B. durch die Kombination niedrigpotenter Neuroleptika mit Antiparkinsonmitteln oder Antidepressiva entstehen. Auch Krampfanfälle ereigneten sich überwiegend unter Kombinationsbehandlungen; die „neurologischen UAW (ohne EPMS)" wurden daher nur in 39% auf ein einziges Medikament zurückgeführt. EPMS wurden dagegen in 80% der Fälle mit einem bestimmten Medikament in Verbindung gebracht.

Die schwerwiegenden extrapyramidalen Nebenwirkungen, die gemeldet wurden, sind in der Tabelle 4 im einzelnen aufgeführt. Das schwere Parkinsonoid (mind. Grad III nach Höhn u. Jahr) steht mit 12 Fällen (27%) an erster Stelle der EPMS. Auch maligne Neuroleptikasyndrome werden hier aufgeführt.

Aus diesen Angaben wird deutlich, daß bei der Suche nach besseren Neuroleptika nicht nur die Reduktion von EPMS im Vordergrund stehen, sondern auch die Vermeidung von epileptischen Anfällen, Delirien, Herz-Kreislauf-

Nebenwirkungen, Blutbildveränderungen und anderen Störungen Ziel der Forschung sein sollte.

Oft wird warnend auf die Problematik von Kombinationen verschiedener Psychopharmaka hingewiesen. Dennoch zeigt die Praxis, daß weiterhin nicht selten zwei, drei oder mehr Psychopharmaka kombiniert werden. Zumindestens sollten bei unvermeidbaren Kombinationen die Wechselwirkungen beachtet werden.

EPMS unter neuen Neuroleptika

Auch die neu eingeführten Neuroleptika Risperidon und Olanzapin verursachen im Gegensatz zu Clozapin EPMS, die jedoch statistisch signifikant seltener auftreten als bei Vergleichssubstanzen wie z. B. Haloperidol. Das kürzlich eingeführte Sertindol zeigte in Hinblick auf EPMS weder klinisch noch statistisch einen Unterschied zu Placebo, und die Häufigkeit der EPMS war nicht dosisabhängig (Zimbroff et al. 1997). Die Tabelle 5 enthält, nach Dosen geordnet, die Häufigkeit der EPMS unter neuen Neuroleptika. Bei denen in der Tabelle 5 aufgeführten Literaturstellen handelt es sich um Arbeiten, die prozentuale Angaben über die Häufigkeit von EPMS enthalten. Die Veröffentlichungen, die lediglich Angaben über die Punktwerte auf bestimmten EPMS-Skalen, wie z. B. der Simpson-Angus-Skala, enthalten, können für die Fragestellung nicht verwertet werden. Alle in der Tabelle 5 aufgeführten Studien verglichen das jeweilige Medikament mit Haloperidol und fanden ausnahmslos signifikant niedrigere EPMS-Frequenzen als bei dem Referenzpräparat. Auf diesen Vergleich soll hier jedoch nicht eingegangen werden. Da die verschiedenen extrapyramidalen Nebenwirkungen in den aufgeführten Studien auf unterschiedliche Weise zusammengefaßt wurden, ist ein direkter Vergleich der genannten drei Substanzen Olanzapin, Risperidon und Sertindol schwer möglich. Auch können z. Z. die Äquivalenzdosen dieser Medikamente noch nicht sicher geschätzt werden. Insgesamt kann man sagen, daß bei allen drei Substanzen EPMS in nicht zu vernachlässigendem Maße auftreten. Die Häufigkeit der Nebenwirkungen ist bei Olanzapin und Risperidon dosisabhängig. Bei Sertindol traten gerade in der höchsten Dosisgruppe von 24 mg trendmäßig weniger EPMS auf als unter 12 mg. Bei diesem Medikament scheint also zumindest nach den bisher vorliegenden Daten keine dosisabhängige Zunahme der EPMS vorzuliegen.

Solange allerdings keine direkten Vergleiche dieser neuen Medikamente vorliegen, kann noch nicht ausgesagt werden, ob zwischen diesen Substanzen signifikante Unterschiede bezüglich der EPMS-Häufigkeit bestehen. In den Vergleichsuntersuchungen der neuen Neuroleptika wurde als Referenzpräparat fast immer Haloperidol verwendet; eine Substanz, die zwar eine sehr gute antipsychotische Wirkung hat, aber andererseits für eine hohe EPMS-Frequenz bekannt ist. Es existieren noch keine Studien, die die neuen Neuroleptika mit klassischen mittelpotenten Neuroleptika vergleichen. So traten z. B. in der AMÜP-Studie un-

Tabelle 5. Häufigkeit extrapyramidaler Nebenwirkungen unter Risperidon, Olanzapin und Sertindol in %. Insgesamt treten unter diesen Substanzen EPMS signifikant seltener auf als unter Haloperidol. Bei Sertindol ergab sich kein signifikanter Unterschied zu Placebo (*k. A.* keine Angaben)

Autoren	Medikament	Dosis mg	n	EPMS total %	Parkin- sonoid %	Tremor %	Früh- dyskinesie %	Akathi- sie %
Marder u. Meibach 1994	Risperidon	2	63	7,9	k. A.	k. A.	k. A.	k. A.
		6	64	10,9	k. A.	k. A.	k. A.	k. A.
		10	65	12,3	k. A.	k. A.	k. A.	k. A.
		16	64	25,0	k. A.	k. A.	k. A.	k. A.
Češková u. Švestka 1993	Risperidon	2,5–9,5	31	k. A.	77,4	16,1	9,6	32,2
Tollefson et al.	Olanzapin	5–20	1306	k. A.	14,2	16,5	2,8	5,1
Beasley et al. 1996	Olanzapin	5 ± 2,5	65	k. A.	k. A.	0	0	4,6
		10 ± 2,5	64	k. A.	k. A.	4,7	0	6,3
		15 ± 2,5	64	k. A.	k. A.	5,8	0	7,2
Zimbroff et al. 1997	Sertindol	12	76	k. A.	4	8	2	12
		20	68	k. A.	3	0	0	3
		24	72	k. A.	3	4	1	10

ter Perazin nur 14,4% EPMS auf, während bei Haloperidol 56% gemeldet wurden (Grohmann u. Rüther 1994). Hier muß allerdings berücksichtigt werden, daß die hochpotenten Neuroleptika in der Regel bei schwerer kranken Patienten eingesetzt werden als die mittelpotenten. Dennoch stehen Vergleichsuntersuchungen aus, bei denen die neuen Neuroleptika mit mittelpotenten Substanzen verglichen werden. Möglicherweise würde sich dann der Vorteil der neuen Substanzen relativieren.

Beim Vergleich der klassischen mit den neuen Neuroleptika sollten auch die Nicht-EPMS-Nebenwirkungen beachtet werden, die im Beitrag von Stevens et al. (S. 187) beschrieben werden.

Was ist ein atypisches Neuroleptikum?

Viele Hersteller beanspruchen für ein neues Neuroleptikum den Begriff „atypisch", da er werbewirksam erscheint. Über die Kriterien, nach denen ein Neuroleptikum als atypisch eingestuft werden sollte, herrscht jedoch keine Einigkeit (Tabelle 6).

Vielfach werden präklinische Daten herangezogen, um ein Neuroleptikum als atypisch zu bezeichnen. Wenn ein Neuroleptikum ein ähnliches Rezeptorbindungsprofil wie Clozapin hat, werden daraus atypische Eigenschaften abgeleitet. So wird das $5\text{-HT}_2/D_2$-Verhältnis häufig angeführt, um ein Neuroleptikum als atypisch zu kennzeichnen. Der 5-HT_2-Antagonismus wird nicht nur mit einer niedrigen EPMS-Frequenz, sondern auch mit einer besseren Wirkung bei Minussyndromen oder bei Therapieresistenz verbunden. In den letzten Jahren wurden ausschließlich neue Substanzen entwickelt, die ein ausgeprägtes $5\text{-HT}_2/D_2$-Verhältnis haben. Die Rolle des 5-HT_2-Rezeptors wird jedoch von manchen Autoren kritisch gesehen (z. B. Kapur et al. 1995). Bringt man die Neuroleptika nach ihrem $5\text{-HT}_2/D_2$-Verhältnis in eine Reihenfolge, so erscheinen nicht nur sog. „atypische" Neuroleptika in dieser Liste, wie z. B. Risperidon, Zotepin und Clozapin, sondern auch „klassische" Neuroleptika, wie Chlorprothixen, Pipamperon und Clopenthixol (Leysen et al. 1993).

Auch andere Rezeptorbindungseigenschaften wurden mit Atypizität in Verbindung gebracht. Da sich Clozapin hinsichtlich seiner Rezeptoraffinität zu den Dopaminrezeptorsubtypen von den klassischen Neuroleptika unterscheidet, wurden atypische Eigenschaften auch bei Substanzen vermutet, die vergleichsweise stärkere Affinitäten zu den D_1-, D_3- oder D_4-Rezeptoren als zu den D_2-Rezeptoren haben. Bisherige Daten sprechen aber nicht dafür, daß eine stärkere D_1-, D_3- oder D_4-Affinität atypische Neuroleptika von klassischen grundlegend unterscheidet (Bandelow u. Rüther 1997; Roth et al. 1995).

Solange die Beziehungen zwischen den Rezeptorbindungsaffinitäten und der klinischen Wirkung noch nicht genau bekannt sind, sollte der Begriff „atypisch" in diesem Zusammenhang mit Vorsicht verwendet werden. Zu beachten ist auch, daß die Angaben zu den Rezeptorbindungsaffinitäten in den verschiedenen Ver-

Tabelle 6. Mögliche Kriterien für die Einordnung eines Neuroleptikums als „atypisch"

Kriterium	Trifft zu für...
Nebenwirkungen	
Keine EPMS	Clozapin
Nicht mehr EPMS als Placebo in Doppelblindstudien	Clozapin, Quetiapin, Sertindol
Weniger EPMS als klassische NL (z. B. Haloperidol) in Doppelblindstudien	Amisulprid, Clozapin, Olanzapin, Quetiapin, Risperidon, Sertindol, Zotepin
Klinische Wirkung	
Bessere Wirkung bei Minussymptomatik als z. B. Haloperidol in Doppelblindstudien	Clozapin, Olanzapin, Risperidon, Sertindol
Bessere Wirkung als Referenzsubstanz bei Non-Response auf z. B. Haloperidol (Doppelblindstudien)	Clozapin
Tierversuche	
Blockiert das Apomorphin-induzierte Kletterverhalten, löst aber kaum Katalepsie aus	Clozapin, Olanzapin, Quetiapin, Risperidon, Sertindol, Sulpirid
Biochemie	
Niedriges Verhältnis K_i 5-HT_2/D_2	Chlorprothixen, Clopenthixol, Clothiapin, Clozapin, Risperidon, Sertindol, Olanzapin, Pipamperon, Quetiapin, Zotepin
Selektive Erhöhung des Dopamin-Turnover	Clozapin, Sulpirid
Selektive A_{10}-Blockade	Clozapin, Sertindol (Olanzapin)
Selektive Erhöhung der Fos-like immunoreactivity	Clozapin, Risperidon, Sertindol

öffentlichungen stark schwanken und auch deutliche Diskrepanzen zwischen den In-vivo- und den In-vitro-Versuchen bestehen.

Auch andere präklinische Daten, wie Ergebnisse der Tierverhaltentests, elektrophysiologische Daten oder Immunreaktivitätsuntersuchungen, wurden herangezogen, um ein Neuroleptikum als atypisch zu charakterisieren. Da aber noch nicht hinreichend bekannt ist, inwieweit diese präklinischen Eigenschaften sich bei der Verwendung am Patienten auswirken, sollten sie allenfalls als Screeningmethoden für potentielle Antipsychotika angewendet werden, nicht aber um ihre klinischen Eigenschaften zu beschreiben.

Wesentlicher für die Einstufung als „atypisch" sind letztendlich die klinischen Eigenschaften der Neuroleptika. Eine sehr strenge Definition für „atypisch" wäre die komplette EPMS-Freiheit. Dieses Kriterium erfüllte bisher nur Clozapin. Die neuen Substanzen Sertindol und Quetiapin (letzteres z. Z. in Deutschland

Tabelle 7. Einteilung der Neuroleptika nach EPMS-Häufigkeit

Typische Neuroleptika	Weniger EPMS als typische Neuroleptika
Hochpotente Neuroleptika	
Benperidol, Bromperidol, Clopenthixol, Flupentixol, Fluphenazin, Fluspirilen, Haloperidol, Moperon, Perphenazin, Pimozid, Pipothiazin, Trifluoperazin, Trifluperidol, Zuclopenthixol	Olanzapin, Risperidon, Sertindol
Mittelpotente Neuroleptika	
Chlorpromazin, Clothiapin, Melperon, Perazin, Periciazin, Thioridazin	Clozapin, Quetiapin, Zotepin
Niedrigpotente Neuroleptika	
Chlorprothixen, Levomepromazin, Pipamperon, Promazin, Promethazin, Prothipendyl, Triflupromazin	Amisulprid

noch nicht zugelassen) unterschieden sich im Hinblick auf die EPMS-Frequenz in Vergleichsstudien nicht von Placebo. Eine andere Möglichkeit wäre, Substanzen als atypisch zu bezeichnen, wenn sie in mehreren klinischen Studien signifikant weniger EPMS als klassische Referenzsubstanzen verursachen. Dieses Kriterium wird nicht nur von Clozapin, Risperidon, Olanzapin, Sertindol und Quetiapin erfüllt, sondern auch von „klassischen" Neuroleptika wie Zotepin und Amisulprid.

Zusätzliche Kriterien, die zur Charakterisierung als „atypisch" herangezogen werden, sind eine ausgeprägte Wirkung auf die Minussymptomatik oder eine Besserung anderweitig therapieresistenter Patienten (Nonresponse). Hierzu muß kritisch angemerkt werden, daß auch bei Clozapin die Datenlage bei Behandlung von Minussyndromen und Nonresponse noch nicht ausreichend ist. Auch für die neueren Substanzen fehlen ausreichende Studien. Die bestehenden Studien zeigen nur marginale Differenzen zu klassischen Neuroleptika wie Haloperidol. Die Studien zur Nonresponse sind kaum vergleichbar, da die Kriterien zur Definition von Nonresponse von Studie zu Studie divergieren.

Daher erscheint als konsequent, z. Z. ein Neuroleptikum als atypisch zu bezeichnen, wenn aufgrund mehrerer Doppelblindvergleiche nachgewiesen ist, daß diese Substanz im Vergleich zu Referenzsubstanzen aus der Reihe der klassischen Neuroleptika weniger extrapyramidalmotorische Nebenwirkungen verursacht. In Tabelle 7 wurden die Neuroleptika nach diesem Kriterium eingeteilt, wobei sicherlich zwischen den einzelnen Substanzen noch Unterschiede in Hinblick auf die EPMS-Häufigkeit bestehen.

Schlußfolgerungen

Drei Viertel aller in Kliniken mit Psychopharmaka behandelten Patienten erhalten ein Neuroleptikum – ein Hinweis darauf, wie bedeutsam Verbesserungen der neuroleptischen Behandlung für die gesamte psychiatrische Therapie sind. Eine Erhebung der schwerwiegenden unerwünschten Arzneimittelwirkungen ergab, daß neben den extrapyramidalmotorischen Wirkungen noch andere schwerwiegende Nebenwirkungen auftreten können, die nicht vergessen und bei der Weiterentwicklung neuroleptischer Medikamente berücksichtigt werden sollten. Die Einführung der neuen Neuroleptika hat zu entscheidenden Verbesserungen in der Schizophreniebehandlung geführt. Vor allem auf dem Gebiet der extrapyramidalmotorischen Nebenwirkungen konnten Verbesserungen erzielt werden. Aber auch die neuen Neuroleptika verursachen z. T. in nicht zu vernachlässigendem Maße EPMS, wenn auch in geringerer Häufigkeit als die alten Substanzen.

Der Begriff „atypisch" für ein Neuroleptikum sollte dann verwendet werden, wenn das Medikament entweder überhaupt keine EPMS (bzw. nicht häufiger als Placebo) oder aber in mehreren Vergleichsuntersuchungen signifikant weniger EPMS als klassische Referenzsubstanzen verursacht.

Literatur

Bandelow B, Rüther E (1997) Antipsychotische Behandlung: jüngste Weiterentwicklungen und pharmakologischen Grundlagen. Psychopharmakotherapie 4(1):6–17

Beasley CM, Tollefson G, Tran P, Satterlee W, Sanger T, Hamilton S (1996) Olanzapine versus placebo and haloperidol. Acute phase results of the North American double-blind olanzapine trial. Neuropsychopharmacology 14(2):111–123

Češková E, Švestka J (1993) Double-blind comparison of risperidone and haloperidol in schizophrenic and schizoaffective psychoses. Pharmacopsychiatry 26(4):121–124

Grohmann R, Rüther E (1994) Neuroleptika. In: Grohmann R, Rüther E, Schmidt LG (Hrsg) Unerwünschte Wirkungen von Psychopharmaka. Springer, Berlin Heidelberg New York Tokyo, S 42–133

Grohmann R, Rüther E, Schmidt LG (1994) Unerwünschte Wirkungen von Psychopharmaka – Ergebnisse der AMÜP-Studie. Springer, Berlin Heidelberg New York Tokyo

Kapur S, Remington G, Zipursky RB, Wilson AA, Houle S (1995) The D2 dopamine receptor occupancy of risperidone and its relationship to extrapyramidal symptoms: A PET study. Life Sci 57(10):Pl103–107

Leysen JE, Janssen PM, Schotte A, Luyten WH, Megens AA (1993) Interaction of antipsychotic drugs with neurotransmitter receptor sites in vitro and in vivo in relation to pharmacological and clinical effects: role of 5-HT2 receptors. Psychopharmacology Berl 112(1 Suppl):S40–54

Marder SR, Meibach RC (1994) Risperidone in the treatment of schizophrenia. Am J Psychiatry 151(6):825–835

Roth BL, Tandra S, Burgess LH, Sibley DR, Meltzer HY (1995) D4 dopamine receptor binding affinity does not distinguish between typical and atypical antipsychotic drugs. Psychopharmacology Berl 120(3):365–368

Tollefson GD, Beasley CM, Tran PV et al. (1997) Olanzapine vs. haloperidol in the treatment of schizophrenia and schizoaffective and schizophreniform disorders: results of an international collaborative trial. Am J Psychiat 154(4):457–465

Zimbroff DL, Kane JM, Tamminga CA et al. (1997) Controlled, dose-response study of sertindole and haloperidol in the treatment of schizophrenia. Am J Psychiatr 154:782–791

DISKUSSION

Frage: Wird dem Schreibtest nach Haase zur Ermittlung der „neuroleptischen Schwelle" noch ein Stellenwert gegeben?

Ergebnis der Diskussion: Die Dosierung nach der neuroleptischen Schwelle sollte der Vergangenheit angehören. Sie würde wahrscheinlich dazu führen, daß einige Patienten ohne Not zu hoch dosiert werden würden. Zwar gibt es bei klassischen Neuroleptika eine gewisse Korrelation zwischen der Schriftverkleinerung und der antipsychotischen Wirkung. Es gibt aber enorm viele Ausnahmen. Auch bei klassischen Neuroleptika, z. B. bei Perazin (Taxilan), gibt es oft schon eine Therapieresponse, bevor die neuroleptische Schwelle erreicht wurde. Die Dosierung nach der neuroleptischen Schwelle würde ja auch voraussetzen, daß keine Antiparkinsonmittel gegeben werden.

Frage: Beruht die hohe Auftretenswahrscheinlichkeit von EPS unter klassischen Neuroleptika teilweise darauf, daß man früher bzw. auch noch heute zu hoch dosiert hat?

Ergebnis der Diskussion: Der Trend geht zu niedrigeren Dosierungen. Einige Untersuchungen fanden keine zusätzliche Besserung durch hohe Neuroleptikadosen. In einer Studie von McEvoy (McEvoy et al. 1982) wurde eine Gruppe von Patienten mit der „neuroleptischen Schwellendosis" (3,4 mg/d), eine andere mit einer 2- bis 10fach höheren Dosis (11,6 mg/d) behandelt. Die hohe Dosis führte nicht zu einer besseren Wirkung, jedoch zu mehr EPS. Eine Studie fand, daß 10 mg Haloperidol/Tag genauso wirksam waren wie 30 oder 80 mg (Rifkin et al. 1991). In einer anderen Studie waren sogar 4 mg/d ebenso wirksam wie 10 oder 40 mg. Aus der Praxis weiß man aber, daß die durchschnittliche Tagesdosis bei 16 mg liegt (Schmidt et al. 1983) und manchmal klinische Besserungen auch noch bei Steigerung auf sehr viel höhere Dosen (z. B. auf 80 mg/Tag) (Lehmann u. Lienert 1984) oder gar auf 300 mg (Petit et al. 1987) auftreten. Es fragt sich allerdings, ob in den Untersuchungen, die keine Unterschiede zwischen hohen und niedrigen Dosierungen fanden, die Teststärke groß genug war, um einen evtl. vorhandenen Unterschied zu entdecken. Bei Rifkin et al. wurden nur 87, bei Stone et al. sogar nur 24 Patienten untersucht.

In der klinischen Praxis ist zu beachten, daß sich die volle antipsychotische Wirkung der Neuroleptika manchmal erst nach einigen Tagen entwickelt. Oft wird anfänglich eine sehr hohe Dosis gegeben, um die akute Symptomatik zu kontrollieren. Später wird diese Dosis manchmal nicht wieder herabgesetzt. Man sollte nach 1 bis 2 Wochen generell einen Reduktionsversuch unternehmen.

Frage: Wenn neue Neuroleptika untersucht werden, werden sie praktisch immer mit hochpotenten Neuroleptika verglichen. Würden sich ebenfalls große Unterschiede in der EPS-Häufigkeit ergeben, wenn man z. B. ein mittepotentes Neuroleptikum wie Perazin (Taxilan) mit den neuen Substanzen vergleichen würde?

Ergebnis der Diskussion: Man sollte in der Tat einmal atypische Neuroleptika wie Sertindol (Serdolect) oder Risperidon (Risperdal) mit einem mittelpotenten Neuroleptikum wie Perazin (Taxilan) vergleichen. Im direkten Vergleich mit einem hochpotenten Medikament wie Haloperidol (Haldol) war die Perazintherapie mit erheblich weniger EPS verbunden (Schmidt et al. 1982).

Literatur

Lehmann E, Lienert A (1984) Differential improvements from haloperidol in two types of schizophrenics. Psychopharmacology 84:96–97

McEvoy JP, Wilson WH, Ban TA, Brannen JO, Berney S (1982) Bromperidol maintenance in schizophrenia. Pharmacopsychiatria 15(3):95–96

Petit P, Blayac JP, Castelnau D, Billet J, Puech R, Pouget R (1987) Utilisation de très fortes posologies d'halopéridol dans le traitement des épisodes psychotiques aigus. L'encéphale 13(3):127–130

Rifkin A, Doddi S, Karajgi B, Borenstein M, Wachspress M (1991) Dosage of haloperidol for schizophrenia. Arch Gen Psychiatry 48(2):166–170

Schmidt LG, Niemeyer R, Müller-Oerlinghausen B (1983) Drug prescribing pattern of a psychiatric university hospital in Germany. Pharmacopsychiatry 16:35–42

Schmidt LG, Schüssler G, Kappes CV, Müller-Oerlinghausen B (1982) Vergleich einer höher dosierten Haloperidol-Therapie mit einer Perazin-Standard-Therapie bei akut schizophrenen Patienten. Nervenarzt 53(9):530–536

Unerwünschte Arzneimittelwirkungen bei Neuroleptika: II. Andere unerwünschte Arzneimittelwirkungen

I. Stevens, A. Batra und H. J. Gaertner*

Einleitung

Neben den die Motorik betreffenden unerwünschten Arzneimittelwirkungen (UAW) sind es vor allen Dingen kardiovaskuläre UAW, die den Einsatz der Neuroleptika limitieren. Dabei ist die Blutdrucksenkung, vermittelt über die Blockade zentraler α-Rezeptoren, häufiger ein Problem als die kardialen Reizleitungsstörungen (Membraneffekte), die meist nur beim vorgeschädigten Herzen eine Rolle spielen.

Weiter werden bei den mittel- und niedrigpotenten Neuroleptika genannt:

- Anticholinerge Effekte (Tachykardie, Mundtrockenheit, Auslösung eines Glaukomanfalls, Obstipation, Störungen beim Wasserlassen und – zentral antimuskarinerg – das pharmakogene Delir)
- Unerwünscht starke Sedierung (zentrale Histaminrezeptoren)
- Senkung der Krampfschwelle (Membraneffekte)
- (Meist) passagere Störungen der Leberfunktion (zelltoxisch mit Anstieg von GOT, GPT, γ-GT und die Stauungssymptomatik mit Anstieg der alkalischen Phosphatase, sehr selten des Bilirubin)
- Verschlechterung einer venösen Insuffizienz (Blockade peripherer α-Rezeptoren)
- Prolaktinanstiege (Blockade von D_2-Rezeptoren infundibulär)
- Antiemetische Effekte (Blockade von D_2-Rezeptoren in der Area postrema), die unerwünscht sind, wenn sie z. B. eine Diagnostik irreführen
- Phototoxische Effekte, Photosensibilisierung
- Störung der Sexualfunktionen (durch periphere Effekte auf α-Rezeptoren und Serotoninrezeptoren)

Dieser Beitrag besteht aus zwei Teilen. Zuerst wird die Inzidenz von Veränderungen des Blutbildes und der Leberwerte anhand von bereits vorliegenden Daten unserer Klinik erörtert. Sie wurden aus insgesamt 14586 stationären Behandlungen in der Klinik für Psychiatrie und Psychotherapie in Tübingen gewonnen. Die Ergebnisse werden hier erstmalig dargestellt. Verglichen werden Störungen des Blutbildes und der Leberfunktionen zwischen Clozapin und ver-

* Wir danken Frau Wolf, Herrn Gundermann, Herrn Gekeler und Frau Springler für die Hilfe bei der Datenaufbereitung und Eingabe.

schiedenen „klassischen" Neuroleptika. Der zweite Teil befaßt sich mit einem Überblick zu UAW-Nennungen bei sog. atypischen Neuroleptika aus publizierten Studien.

Methoden

In Tübingen wurden über 12 Jahre lang bei sämtlichen Patienten alle verabreichten Medikamente täglich in Dosis und Darreichungsform erfaßt; gleichzeitig wurden alle erhobenen, d. h. auffällige und normale Laborparameter wie z. B. Blutbild und Leberenzyme dokumentiert. Leberwerte und Blutbild wurden 14tägig erhoben, wenn ein Patienten Medikamente bekam. Bei dieser Regelung wird der Fehler vermieden, daß bevorzugt Risikopatienten überwacht werden, was die Aussage verzerren würde.

Für die Auswertung dieser vor 15 Jahren begonnenen Erhebung, die im Erhebungszeitraum mehrmals in der Struktur modifiziert wurde, entwickelte der Autor A. Batra in Kenntnis der Fehlschläge anderer Programmierer in dreimonatiger Arbeit ein anwenderfreundliches Programm zur Datenentschlüsselung. Mittels des Programms (Batra et al. 1997) ist es möglich geworden, alle Patienten mit bestimmten Merkmalen (z. B. Alter, einem bestimmten Medikament, dessen Dosierung und Behandlungsdauer und/oder mit erhöhten Laborwerten) stufenweise abzurufen, um so UAW-Inzidenzen zu ermitteln.

Die Medikamente waren bereits so verschlüsselt, daß bei der Suche nach Neuroleptika, die z. B. die Leberenzyme erhöhen, Komedikationen mit Präparaten, die ebenfalls die Leberenzyme erhöhen können, ausgeschlossen werden konnten. „Monotherapien" sind also z. B. so definiert, daß neben den Psychopharmaka andere Substanzen mit potentiell leberschädigender Wirkung nicht gegeben werden durften, wenn die Erhöhung der Leberwerte ermittelt wurde. So wurde auch bei der Auswertung der hämatologischen Parameter verfahren.

Nach diesem groben „Screening" wurden bei den Patienten mit pathologischen Werten die Krankenblätter gesichtet und dann die Fälle eliminiert, bei denen eine Leberenzymerhöhung oder eine Blutbildschädigung eindeutig auf ein anderes Ergebnis, also etwa eine Hepatitis etc. zurückzuführen war. Natürlich ist ein Problem der Alkoholkonsum. Daten von Patienten auf den Stationen für Abhängige wurden nicht miteinbezogen. Trotzdem dürften die Leberenzymwerte weniger durch die Komedikation als durch mißbräuchliche Einnahme von Medikamenten und Alkohol nach oben verfälscht sein. Dieses ist aufgrund der Angaben in den Krankenblättern nicht immer eindeutig auszuschließen. Andererseits entsprechen die Auswertebedingungen der klinischen Praxis und dem Behandlungsalltag und sind aussagekräftiger als die Inzidenzen, die bei einem selektionierten Patientengut, wie etwa in Studien, erhoben werden.

Es wurden die folgenden Grenzwerte festgelegt: Gesamtleukozytenzahlen $< 4000/mm^3$, $< 3000/mm^3$ und $< 2500/mm^3$. Die Inzidenzen von Leukopenien sind in tabellarischer Form dargestellt (Tabellen 1 und 2).

Tabelle 1. Leukopenie. Leukopenie < 4000/mm³ bei allen Patienten mit und ohne Clozapin

n	Clozapin 1280	Kein Clozapin 13306	n 14586	
Leukopenie	83 (6,5%)	624 (4,7%)	707	p < 0,01
Keine Leukopenie	1197 (93,5%)	12682 (95,3%)	13879	$\chi^2 = 7,7$

Tabelle 2. Leukopenie. Leukopenie-Inzidenz bei unterschiedlichen Grenzwerten für die Leukozytenzahl im peripheren Blut

n	Clozapin 1280	Haloperidol 2667	Perazin 2399	Alle übrigen 8240	χ^2-Test
< 4000/mm³	83 (6,5%)	133 (5,05)	150 (6,3%)	341 (4,1%)	p < 0,0001
< 3000/mm³	9 (0,7%)	14 (0,5%)	18 (0,8%)	54 (0,7%)	n.s.
< 2500/mm³	4 (0,3%)	6 (0,2%)	5 (0,2%)	16 (0,2%)	n.s.

Leberenzymanstiege sind selten von klinischer Relevanz und kein so gravierendes Problem wie die potentiellen Blutbildschäden; dafür sind sie umso häufiger.

In der Tübinger Klinik gilt, daß bei Enzymerhöhungen von GOT und GPT über das 3fache und alkalischer Phosphatase über das 2fache der Norm entweder das Neuroleptikum abzusetzen und durch eines aus einer anderen Substanzklasse zu ersetzen ist (meist Butyrophenon statt Phenothiazin). Falls dieses Vorgehen aufgrund der psychiatrischen Störung oder aus anderen klinischen Gründen ein sehr hohes Risiko darstellt, wird weiterbehandelt. Die Parameter müssen dann täglich oder alle 2 Tage kontrolliert werden.

Die Erhöhung der oben genannten Leberenzyme über die 1fache, 2fache und 3fache Norm sind den Tabellen 3–5 zu entnehmen.

Ergebnisse

Leukopenie

Betrachtet man das Unterschreiten des Normalwertes, finden sich signifikant mehr Leukopenien unter Clozapin als unter allen anderen Behandlungsgruppen. Dies ist im Einklang mit der Erwartung. Bei so hoch angesetztem Grenzwert ist die klinische Relevanz zweifelhaft.

Signifikante Unterschiede zwischen den einzelnen Neuroleptika zeigen sich bei globaler Testung nur bei der Bedingung < 4000/mm³. Erst bei Grenzwerten unter 3000/mm³ schreibt der Hersteller für Clozapin Absetzen der Medikation vor. Teilweise ist dieses nicht erfolgt, teilweise finden sich bereits im ersten Blutbild Leukozytenwerte < 3000/mm³. Die Inzidenz der Leukopenien nimmt bei allen (Medikamenten-)Gruppen mit Veränderung der Schwellenwerte gleich stark ab.

Tabelle 3. GOT-Anstiege (Gesamtstichprobe: 14 586)

% von 14 586	Clozapin 1280 (8%)	Haloperidol 2667 (18%)	Perazin 2399 (16%)	Perphenazin 917 (6%)	χ^2-Test
Monotherapie	608	1057	919	423	
GOT > 15	241 (40%)	320 (30%)	245 (27%)	77 (18%)	p < 0,0001
GOT > 30	62 (10%)	96 (9%)	60 (7%)	19 (4%)	p < 0,005
GOT > 45	19 (3%)	16 (2%)	14 (2%)	6 (1%)	n.s.

Tabelle 4. GPT-Anstiege (Gesamtstichprobe: 14 586)

% von 14 586	Clozapin 1280 (8%)	Haloperidol 2667 (18%)	Perazin 2399 (16%)	Perphenazin 917 (6%)	χ^2-Test
Monotherapie	608	1057	919	423	
GPT > 17	382 (63%)	474 (45%)	430 (47%)	175 (41%)	p < 0,0001
GPT > 34	206 (34%)	212 (20%)	220 (24%)	64 (15%)	p < 0,0001
GPT > 51	93 (15%)	24 (2%)	71 (8%)	18 (4%)	p < 0,0001

Tabelle 5. AP-Anstiege (Gesamtstichprobe: 14 586, χ^2-Test für unverbundene Stichproben)

% von 14 586	Clozapin 1280 (8%)	Haloperidol 2667 (18%)	Perazin 2399 (16%)	Perphenazin 917 (6%)	χ^2-Test
Monotherapie	608	1057	919	423	
AP > 180	164 (27%)	240 (23%)	130 (14%)	68 (16%)	p < 0,0001
AP > 360	6 (1%)	21 (2%)	4 (0,4%)	2 (0,5%).	p < 0,005
AP > 540	1 (0,2%)	7 (0,7%)	1 (0,1%)	0 (0%)	n.s.

Leberenzymanstiege

In den Tabellen 3–5 erkennt man die Erhöhungen der Leberenzyme, wobei in der ersten Zeile tatsächlich alle Erhöhungen erfaßt sind, die die Normwerte unserer Labors (GOT (ASAT) < 18 U/L, GPT (ALAT) Männer < 22 U/L, Frauen < 17 U/L, alkalische Phophatase – 180 U/L) überschreiten. Dies ist ein Ereignis, das sehr häufig ist. Die klinische Relevanz wird klarer, wenn die Erhöhungen über die 2- und 3fache Norm berücksichtigt werden.

Diskussion

Verminderungen der Leukozytenzahl im Blut stellen für den Patienten insbesondere bei der Clozapinbehandlung, aber auch unter Perazin und bei verschiedenen Antidepressiva (Mianserin) ein gefährliches Risiko dar. Nimmt man jede Normabweichung (< 4000/mm³), so sind Leukopenien bei Clozapin signifikant häufiger als unter den anderen Behandlungsbedingungen: In Tabelle 2 sieht man die Zahlen bei unterschiedlichen Grenzwerten. Nur die erste Zeile zeigt das Leukopenie-Risiko, das bei Clozapin und Perazin größer erscheint (Test nur global!). Die weiteren Zahlen spiegeln das Absetzverhalten der behandelnden Ärzte wider *oder* die Benignität der Leukopenie. Clozapin und Perazin wird unserer Erfahrung nach früher wegen einer Leukopenie abgesetzt als bei einer gleich stark ausgeprägten Leukopenie unter einem anderen Neuroleptikum.

Es zeigt sich im Einklang mit der AMÜP-Studie (Grohmann et al. 1994), daß wir unter Clozapin nicht häufiger *schwere* (Gesamtleukozyten < 2500/mm^3) Leukopenien sehen als unter der gemischten Gruppe aller „anderen Psychopharmaka" oder unter Haloperidol und Perazin. Der Verzerrungseffekt durch die Anwendungsbedingungen von Clozapin ist zu berücksichtigen. Die Clozapin-Patienten waren im Mittel etwas jünger und diagnostisch überwiegend schizophrene Patienten. Bei den Clozapin-Patienten mit Leukopenien ist die mittlere Behandlungsdauer (90 Tage) länger als bei solchen ohne Leukopenie (60 Tage). Eine Agranulozytose wurde unter Clozapin gesehen und eine unter Perazin (< 500 Granulozyten/mm^3). Beide Patienten überstanden das Ereignis nach Absetzen der Medikation ohne Komplikationen.

In 3 Einzelfällen wurde mit Clozapin auch bei Leukozytenzahlen unter 3000/mm^3 weiterbehandelt. Bei 2 Fällen normalisierten sich die um 2500/mm^3 liegenden Leukozytenzahlen spontan (d. h. ohne Absetzen von Clozapin), die Neutrophilenzahlen bei diesen beiden Patienten lagen immer über 1500/mm^3. In einem weiteren Fall wurde erst abgesetzt, nachdem die Zahl der Neurophilen von zunächst 510/mm^3 (Gesamtleukozyten 3500/mm^3) auf 360 Zellen/mm^3 abgefallen war, bei steigender(!) Gesamtleukozytenzahl (4000/mm^3). Eine Normalisierung des Blutbildes erfolgte ohne eine Stimulierung des Knochenmarks durch Wachstumfaktoren in 14 Tagen. Die Weiterbehandlung geschah hier zunächst, weil der Patient darauf bestand und andere Möglichkeiten der Psychosebehandlung ablehnte. Das Vorgehen kann keinesfalls empfohlen werden.

Die Dosierung der Präparate war vergleichbar; ermittelt wurden die Chlorpromazin-Äquivalente. Es sind außerdem bei den hier aufgeführten Psychopharmaka ohnehin kaum *dosisabhängige* knochenmarkschädigende Einflüsse zu erwarten, anders als beim Carbamazepin.

Eine Dosisabhängigkeit ist zumindest partiell für die lebertoxischen Eigenschaften der Substanzen anzunehmen. Rechtzeitiges Absetzen der betreffenden Medikation führt zur Vermeidung stärkerer Abweichungen bei den meisten Betroffenen. Die GPT-Erhöhung ist häufiger als die Anstiege der GOT. Bei Anstiegen der AP wurde rascher reagiert, Anstiege über den dreifachen Normwert werden selten beobachtet. Bilirubinanstiege wurden nicht gefunden. Auch bei drohender Cholestase ist rechtzeitiges Absetzen effektiv. Signifikante Präparateffekte sind nicht vorhanden. Der erwartete Unterschied mit selteneren Anstiegen der Leberwerte unter Butyrophenonen zeigt sich nicht. Denkbar wäre eine Verzerrung des Bildes, wenn man unterstellt, daß Patienten mit bekannten Enzymanstiegen oder Lebererkrankungen in der Vorgeschichte in erster Linie mit Butyrophenonen behandelt wurden.

UAW-Nennungen bei atypischen Neuroleptika

Für die neuen, atypischen Neuroleptika werden, soweit bereits aus der Literatur bekannt, UAW-Nennungen aufgeführt und ein Vergleich zu Haloperidol und Clozapin in Tabelle 6 vorgestellt. Es handelt sich um Olanzapin (Zyprexa), Sertindol (Serdolect), Ziprasidon, Quetiapin (Seroquel) und Risperidon (Risperdal). Clozapin und Haloperidol werden der Anschaulichkeit wegen wiederholt, obgleich die Daten schon häufig dargestellt wurden (Stevens u. Gaertner 1994).

Olanzapin ähnelt chemisch und von seiten der vielfältigen Rezeptorblockaden dem Clozapin (Richelson 1996). Unter höheren initialen Dosen, wie sie bei der Behandlung akuter Psychosen in den ersten Tagen oft benötigt werden, wird sich das UAW-Profil noch präzisieren. Dies gilt für alle neuen Neuroleptika. Überraschenderweise zeichnen sich bisher beim Patienten die aus der Tierpharmakologie und aus In-vitro-Daten zu erwartenden anticholinergen Begleiteffekte kaum ab. In großen Studien hebt sich Olanzapin vom Haloperidol besonders durch häufigere Appetitsteigerung und Mundtrockenheit (Tollefson et al. 1997) und durch dosisabhängige Sedierung ab (Tollefson u. Sanger 1997). Auch beim Sertindol wird eine bevorzugte Blockade mesolimbischer vs. nigro-striataler D_2-Rezeptoren für günstigeres UAW-Profil oder bessere Wirkung auf sog. „Negativsymptomatik" reklamiert. Hierfür sprechen Hinweise aus Tierexperimenten (Skarsfeldt u. Perregaard 1990). Unter Behandlung mit *Sertindol* kann eine Verlängerung der QT_{C2}-Zeit auftreten (van Kammen 1995), ein Phänomen, das aber auch bei klassischen Neuroleptika wie Haloperidol und Risperidon bekannt ist und bei Nicht-Psychopharmaka wie z. B. Antihistaminika gleichwohl beachtet werden muß. Wenn das QT_{C2}-Intervall 520 msc. überschreitet, sollte die Behandlung mit Sertindol nicht fortgeführt werden. Die Effekte der Medikation auf Sexualstörungen sind beim Sertindol besonders gut untersucht. Hervorzuheben ist hier die erhaltene Libido und Orgasmusfähigkeit bei erheblich vermindertem Ejakulationsvolumen. Diese Nebenwirkung wird bei entsprechender vorbereitender Aufklärung der Patienten evtl. besser toleriert als die unter anderen Neuroleptika auftretenden sexuellen Dysfunktionen.

Beim *Risperidon* hat sich die anfängliche Hoffnung auf deutlich weniger EPMS und weniger Akathisie nicht in vollem Umfang erfüllt (Casey 1996). Die klinischen Daten sind für anspruchsvolle mathematische Verfahren, die eine direkte Wirkung auf Negativsymptome belegen sollen (anstelle des Umwegs über weniger EPMS), noch zu schütter (Tollefson u. Sanger 1997). Neue Untersuchungen weisen darauf hin, daß Haloperidol im Dosisbereich von 4 mg (Erhaltungsdosierung für chronische Patienten) dem Risperidon sogar bezüglich EPMS überlegen sein könnte. Beim Risperidon sind bisher seltene andere gravierende Nebenwirkungen (wie beim Clozapin die Agranulozytose) nicht beobachtet worden. Einzelfallbeschreibungen über das Auftreten von Zwangssymptomen (Heimberg u. Yearian 1996), malignem neuroleptischem Syndrom, Wasservergiftung, brennenden Parästhesien und Störungen der Blick-Sakkaden (Sweeney et al. 1997) sind Abbild der zunehmenden Erfahrung im Umgang mit dem Präparat.

Tabelle 6. Rezeptoraffinitäten der atypischen Neuroleptika im Vergleich zu Haloperidol (Goldstein 1995) (gemessene oder aus IC50 geschätzte Ki-Werte; +++ <50 nM; ++ <500 nM; + <5000 nM; − <10000 nM). (Nach Beasley 1997; Borison u. Miller 1996; Casey 1996a; Dunn u. Fitton 1996; Umbricht u. Kane 1995)

	Haloperidol	Clozapin	Olanzapin	Sertindol	Ziprasidon	Quetiapin	Risperidon
Chemie	Butyrophenon	Dibenzo-diazepin	Thienobenzo-diazepin	Phenylpiperi-dinylindol	Piperazinyl-benzisothiazol-deriva	Dibenzo-Thiazepin	Benzisooxazol-derivat
P.-Dynamik							
D1	+	++	−++	+++	+++	+	+
D2	+++	++	+++	+++	+++	++	+++
D3	−	++	++	+++	+++	+	++
D4	−	+++	+++	+++	+++	−	+++
5-HT2A	++	+++	+++	+++	+++	++	+++
5-HT1A	−	++−	−	+	+++	+	++
alpha 1	+++	+++	+++	+++	+++	+++	+++
alpha 2	++	++	++	++	+	++	+++
Histamin	+	+++	+++	+	++	+++	+++
musc.	+	+++	+++	+	−	−	−
Acetylcholin	Starker Sigma-Rezeptor-antagonist			β-Rezeptor-Blocker, anhaltende Blockade von 5HT2, beim Tier 3 Tage	5HT2C und 5HT1D-Agonist: geringe Rück-aufnahme-hemmung von Noradr. u. Serotonin		
Kinetik							
Metabolit(e)	Unwirksam reduced Hal., (HWZ ca. 12 h)	Unwirksam	Unwirksam, z. B. 10-N-Glucuronid	Unwirksam??	Zahlreich, inaktiv	Ein Metabolit mit geringer Wirkung	Wirksam 6-OH-Risp.

Tabelle 6 (Fortsetzung)

	Haloperidol	Clozapin	Olanzapin	Sertindol	Ziprasidon	Quetiapin	Risperidon
Abbau durch:							
CYP 1A2		+	+	+			+
CYP 2D6	+		+?				−
CYP 3A4		+	+	72		3–6	3
HWZ (h)	12–36	16	33–50		4		(24: Metab.)
Wichtige Interaktionen (NL-Spiegel: </>)	Rauchen (<)	Rauchen (<<) Fluvoxamin (>), Carbama-zepin (<)	Rauchen (<<) Fluvoxamin?, Carbama-zepin (<) Fluoxetin (>)				Rauchen (<) Phenothiazine, SSRI, TZA, β-Blocker (>)
Verzögerte Metabolisierung		Leberinsuff. Alter	Leberinsuff. Alter (52 h)	Leberinsuff. im Alter normal	Leberinsuff.	Weder bei Leber- noch Niereninsuff.	(Leberinsuff.) Niereninsuff. Alter
UAW							
Sedierung Benommenheit	(+)	++	+	(+)	+	+	+
Schlafstörung	(+)	−	(+)	+	+ ev. Erregtheit Unruhe	+ Erregung	+ Erregtheit, Angstzustände
Kopfschmerz	−	−	+	33%	+	+	17%
Orthostase	+	+++	++	++	++	++	+++
Verlängerung der QT-Zeit	+	+	−	+	+ Tachykardie +	+ Tachykardie (+)	+ Tachykardie +
Anticholinerge Wirkung	(+)	+++ Speichelfluß	++	+	−	(+)	(+) Speichelfluß

Leberwerte	Transienter Anstieg der Leberwerte, meist ohne klinische Bedeutung, häufig Rückbildung unter der Medikation						
Gewichtszunahme	(+)	+++	++	+		+	+
Zerebrale Anfälle	+	+	?		+	?	+
Endokrine UAW			Hyponatriämie (1,0 mg/d)			Abfall von T4, T3, TSH-Anstieg	STH, T3 und Cortisol unverändert
Prolactinanstieg	Anhaltend mit klin. Korrelat	Reversibel ohne klin. Korrelat	Reversibel ohne klin. Korrelat	Reversibel ohne klin. Korrelat	Reversibel ohne klin. Korrelat	Signif. Abfall der PRL-Spiegel nach 6 Wochen	Anhaltend mit klin. Korrelat
Erektile Dysfunktion	+		0,7% (n = 2500)	−			+
Störung von: Orgasmus und Ejakulation	+	+	0,2% (n = 2500)	−			+
Libidoverlust	+ Priapismus	+	0,9% (n = 2500)	− Vermindertes Ejakulat	+		+ Priapismus
Hauterscheinungen	+	+	Ultikaria, allergische Reaktionen	Schwellung der Nasenschleimhaut		+	Rhinitis
Leukopenie	+	Agranulozytosen bei 0,01 bis 2%	+				

Risperidon weist eine Ähnlichkeit zum Sertindol bezüglich des Rezeptorprofils bei fehlenden antimuskarinergen, geringen antihistaminischen und starken α-1- und 5-HT$_2$-blockierenden Eigenschaften auf. Die starke antagonistische Wirkung am D$_2$-Dopaminrezeptor korreliert eng mit dem auch bei klassischen Neuroleptika üblichen unerwünschten und anhaltenden Anstieg der Prolaktinsekretion, die beim Risperidon im Gegensatz zu allen anderen atypischen Neuroleptika anhaltend beobachtet wird (Marder u. Meibach 1994).

Quetiapin unterscheidet sich von Risperidon, Sertindol und Ziprasidon bezüglich des Profils nichtmotorischer UAW nur wenig. Als häufig werden angegeben: Müdigkeit und Benommenheit zu Beginn der Behandlung, gelegentlich Anstieg der Leberenzyme, Mundtrockenheit, Verstopfung und Tachykardie, aber wohl keine Kopfschmerzen. EEG-Kontrollen unter Quetiapin-Therapie zeigten bei den Patienten keine Neigung zum Auftreten paroxysmaler Dysrhythmien (Wetzel et al. 1995). Es ist noch offen, ob die neuen atypischen Neuroleptika *ohne anticholinerge* Wirkung sich durch besonders gute Wirkung auf kognitive Defizite bei Langzeitbehandlung und Rezidivprophylaxe auszeichnen; erste Hinweise finden sich in der Untersuchung von Stip zugunsten des Quetiapin (Stip et al. 1996).

Das *Ziprasidon* weist ebenfalls eine sehr breite Rezeptorwirkung auf. Unerwünschte Ereignisse unter Studienbedingungen mit wahrscheinlichem Zusammenhang zur Medikation sind Sexualstörungen, hier Verminderung von Libido und Orgasmusfähigkeit. Ein Ereignis im Rahmen einer Studie, bei dem nach einem Rauchexzeß ein Grand-mal-Anfall nach Synkope auftrat, ist gleichwohl erwähnenswert. Zwei plötzliche ungeklärte Todesfälle im Rahmen von multizentrischen Doppelblindstudien standen eher nicht in Zusammenhang mit der Studienmedikation. Wegen der (allerdings geringen) α-1-blockierenden Wirkung besteht das Risiko der Hypotonie und Sedierung. Bei Überdosierung wird vor Tachyarrhythmien gewarnt. Wie bei Risperidon und Sertindol gibt es auch beim Ziprasidon praktisch keine Wirkungen auf die muskarinischen Acetylcholin-Rezeptoren; damit entfallen die typischen relativen Kontraindikationen für anticholinerg wirkende Substanzen (wie bei Olanzapin und Clozapin).

Literatur

Batra A, Stevens I, Gaertner HJ (1997) Leukopenia and clozapine (in prep)
Beasley CM (1997) Safety of Olanzapine. J Clin Psychiatry 15/2:19–21
Borison RL, Arvanitis LA, Miller BG, US Seroquel Study Group (1996) ICI 204,636, an Atypical Antipsychotic: Efficacy and Saftety in a Multicenter, Placebo-Controlled Trial in Patients with Schizophrenia. J Clin Psychopharmacol 16:158–169
Casey DE (1996) „Seroquel" (Quetiapine): Preclinical and Clinical Findings of a New Atypical Antipsychotic. Exp Opin Invest Drugs 5/8:939–957
Casey DE (1996a) Side Effect Profiles of New Antipsychotic Agents. J Clin Psychiatry 57/11:40–45
Dunn CJ, Fitton A (1996) Sertindole. New Drug Profile. CNS Drugs 5:224–230

Grohmann R, Rüther E, Schmidt LG (Hrsg) (1994) Unerwünschte Wirkungen von Psychopharmaka. Ergebnisse der AMÜP-Studie. Springer, Berlin Heidelberg New York Tokyo

Goldstein JM (1995) Praeclinical Tests That Predict Clozapine-Like Atypical Antipsychotic Actions. Int Acad Biomed Drug Res 10:95–101

Heimberg C, Yearian AS (1996) Risperidone-Associated Burning Paraesthesia. J Clin Psychopharmacol 16:446–448

Kammen van DP, McEvoy JP, Targum SD, Kardatzke D, Sebree TB, Sertindole Study Group (1995) A randomized, controlled, dose-ranging trial of sertindole in patients with schizophrenia. Psychopharmacology 124:168–175

Marder SR, Meibach RC (1994) Risperidone in the Treatment of Schizophrenia. Am J Psychiat 151:825–835

Richelson (1996) Preclinical Pharmacology of Neuroleptics: Focus on New Generation Compounds. J Clin Psychiat 57/11:4–11

Skarsfeldt T, Perreghaard J (1990) Sertindole, a New Neuroleptic with Extreme Selectivity on A10 versus A9 Dopamine Neurones in the Rat. Eur J Pharmacol 182:613–614

Stevens I, Gaertner HJ (1994) Umgang mit unerwünschten Arzneimittelwirkungen (UAW). In: Naber D, Müller-Spahn F (Hrsg) Clozapin-Pharmakologie und Klinik eines atypischen Neuroleptikums. Springer, Berlin Heidelberg New York Tokyo, S 59–74

Stip E, Lussier I, Babai M, Fabian JL, Link C (1996) Seroquel and Cognitive Improvement in Patients with Schizophrenia. Biol Psychiat 40:434–435

Sweeney JA, Bauer KS, Keshavan MS, Haas GL, Schooler NR, Kroboth PD (1997) Adverse Effects of Risperidone on Eye Movement Acitivity: A Comparison of Risperidone and Haloperidol in Antipsychotic-Naive Schizophrenic Patients. Neuropsychopharmacology 16:217–228

Tollefson GD, Beasley CM, Tran PV et al. (1997) Olanzapine Versus Haloperidol in the Treatment of Schizophrenia and Schizoaffective and Schizophreniform Disorders: Results of an International Collaborative Trial. Am J Psychiatry 145:457–465

Tollefson GD, Sanger TM (1997) Negative Symptoms: A Path Analytic Approach to a Double-Blind, Placebo- and Haloperidol-Controlled Clinical Trial With Olanzapine. Am J Psychiatry 154:466–474

Umbricht D, Kane JM (1995) Risperidone: Efficacy and Safety. Schizophr Bull 21:593–606

Wetzel H, Szegedi A, Hain C, Wiesner J, Schlegel S, Benkert O (1995) Seroquel (ICI 204 636), a Putative „Atypical" Antipsychotic, in Schizphrenia with Positive Symptomatology: Results of an Open Clinical Trial and Changes of Neuroendocrinological and EEG Parameters. Psychopharmacology 119 (2):231–238

DISKUSSION

Frage: Gibt es bei den neuen atypischen Neuroleptika maligne Neuroleptikasyndrome?

Ergebnis der Diskussion: Es wurden einige Fälle unter Clozapinmonotherapie berichtet, die allerdings fraglich sind (Chatterton et al. 1996; Dalkilic u. Grosch 1997). Unter Risperidon sind mehrere Fälle von malignen Neuroleptikasyndromen bekannt geworden (Gleason u. Conigliaro 1997; Meterissian 1996).

Literatur

Chatterton R, Cardy S, Schramm TM (1996) Neuroleptic malignant syndrome and clozapine monotherapy. Aust N Z J Psychiatry 30(5):692–693

Dalkilic A, Grosch WN (1997) Neuroleptic malignant syndrome following initiation of clozapine therapy [letter]. Am J Psychiatry 154(6):881–882

Gleason PP, Conigliaro RL (1997) Neuroleptic malignant syndrome with risperidone. Pharmacotherapy 17(3):617–621

Meterissian GB (1996) Risperidone-induced neuroleptic malignant syndrome: a case report and review. Can J Psychiatry 41(1):52–54

Therapie von Risikopatienten mit Neuroleptika

R. STEINBERG

Neuroleptika (NL) sind die Mittel der Wahl in der Behandlung schizophrener Psychosen; auch psychotische Syndrome bei affektiven Erkrankungen oder in der Folge anderer Krankheiten können mit NL in der Regel gut beeinflußt werden. Fast fünf Jahrzehnte pharmakologischer Erfahrung mit den klassischen NL und drei Jahrzehnte mit dem atypischen NL Clozapin haben Behandlungsregeln etabliert, die für den überwiegenden Teil der Therapien sichere und dem Patienten nutzbringende Wege aufzeigen. Die erheblichen Nebenwirkungsraten der klassischen NL, das Problem der Nonresponder und die unbefriedigende Beeinflußbarkeit der Negativsymptome chronifizierter Schizophrenien haben erhebliche Anstrengungen stimuliert, wirksamere, vor allem nebenwirkungsärmere Pharmaka zu entwickeln, die weitgehend das Rezeptorbindungsprofil des Clozapins zu imitieren oder zu modifizieren versuchen. Clozapin und die neueren Atypika haben unsere Vorstellungen über die pathophysiologischen Mechanismen der Schizophrenie von der reinen Dopaminhypothese weg zu einer Störung im Regelkreis glutamaterger, serotonerger, adrenerger und cholinerger zusammen mit dopaminergen Mechanismen erweitert.

Gerade die Vielfalt der durch die atypischen NL beeinflußten Systeme macht aber die Wahrscheinlichkeit von Nebenwirkungen bei bestimmten Erkrankungen, v. a. auch die Interaktion mit anderen Medikationen nicht unwahrscheinlicher, eher sogar bunter als beispielsweise die Anwendung der Butyrophenone, die weitgehend selektiv als Dopaminantagonisten wirken und dadurch gerade auch bei Risikopatienten eine sehr hohe therapeutische Breite besitzen (Bandelow u. Rüther 1997). Über das Komorbiditätsrisiko schizophrener Patienten hinsichtlich medizinisch-somatischer Erkrankungen ist überraschend wenig systematisch geforscht worden, obwohl gerade hier zusätzliche, über das eigentliche psychopharmakologische Medikationsrisiko hinausgehende Risiken entstehen (Jeste et al. 1996). Die wechselnde Symptomatik und die diagnostische Unzugänglichkeit, mangelnde Einsichtsfähigkeit, aber auch eine höhere Schmerzschwelle (Dworkin 1994; Patt et al. 1994) tragen mit dazu bei, daß zusätzliche organische Erkrankungen ungenügend oder recht spät diagnostiziert werden (Koranyi 1979; Sheline 1990). Physische Beschwerden werden bei Schizophrenen nicht selten als psychosomatische Anteile der Erkrankung aufgefaßt, wobei Psychiater anfälliger als andere Ärzte erscheinen. Sie diagnostizieren nur 50% der Begleiterkrankung richtig, Nichtpsychiater in einem allgemeinmedizinischen Setting etwa $^{2}/_{3}$ (Koran et al. 1989).

Systematischeres Wissen über Komorbiditäten und deren Risiken ist sicherlich auch durch den Umstand erschwert, daß jegliche Komorbidität in der Regel den Ausschluß von Pharmakastudien bedeutet, sich somit weit über die Einführungsphase einer neuen Substanz hinaus das Wissen auf nicht naturalistische, sondern sehr selektierte Patientengruppen stützt. In der Gerontopsychiatrie haben aber beispielsweise 92% der Patienten zumindest eine physische Erkrankung, kardiovaskuläre Erkrankungen findet man in 34%, neurologische Erkrankungen in 22%, urogenitale und gastrointestinale Syndrome jeweils in 17% (Sheline 1990). Ob bei psychiatrischen Patienten ein erhöhtes kardiovaskuläres Erkrankungsrisiko besteht, wird allerdings kontrovers diskutiert (Baldwin 1979; Tsuang et al. 1983; Harris 1988). Gleiches gilt für das Krebsrisiko (Gulbinat et al. 1992). Daß eine erhöhte Inzidenz für die Entwicklung eines Diabetes II vorliegt, kann mit einer Einwirkung der NL auf die Glucosetoleranz, somit einem Sekundäreffekt erklärt werden (Mukherjee et al. 1989). Die Inzidenz für Infektionen, Ulzera, Abdominalerkrankungen, Asthma, M. Parkinson und Epilepsie scheint jedoch nicht erhöht zu sein (Baldwin 1979; Tsuang et al. 1983; Harris 1988). Allebeck et al. (1985) zeigten, daß die Inzidenz für rheumatoide Arthritiden bei Schizophrenien allerdings nur die Hälfte der Inzidenz der Durchschnittsbevölkerung sowie der Inzidenz bei affektiven Psychosen und Neurosen beträgt. Eine plausible Erklärung ist nicht bekannt. Allerdings scheinen Patienten mit affektiven Psychosen oder Alzheimer-Erkrankungen kränker zu sein als Schizophrene, wobei letztere im Durchschnitt eine Erkrankung im Gegensatz zu 1,4 Erkrankungen in der ersten Gruppe aufweisen (Lacro u. Jeste 1994).

Eine psychiatrische Risikopopulation, die in der Konsiliar- und Liaisonpsychiatrie angetroffen wird, erwächst aus den Patienten, die sekundär zu schweren körperlichen Erkrankungen psychotische Syndrome entwickeln. In Tabelle 1 sind die hauptsächlichen Gruppen und jeweils einige charakteristische Erkrankungen aufgeführt, die in nicht geringer Prozentzahl von psychotischen Symptomen begleitet sind. Beim Hyperkortisolismus finden sich ausgeprägte paranoide Syndrome (Besser et al. 1972) ebenso wie beim M. Addison (Popkin u. McKenzie 1980). Gleiches gilt für Hyper- und Hypothyreoidismus. Die toxische Calciumpsychose infolge eines Hyperparathyreoidismus hat im Englischen folgenden Merkreim: „Stones, bones, abdominal groans and psychic moans", was auf die zum Teil psychotische Ausgestaltung hinweist (Agras u. Oliveau 1964). Die perniziöse Anämie in Folge eines B_{12}-Mangels kann sich ebenso wie die anderen aufgeführten Erkrankungen zunächst durch zentralnervöse Symptome zeigen. Der systemische Lupus erythematodes fällt in bis zu 85% der Fälle durch psychiatrische Symptome bis hin zu Delir, Depression oder Psychose auf (Hall et al. 1981). Die Periarteriitis nodosa kann zu psychiatrischen Symptomen, z. B. visuellen Halluzinationen führen (Ford u. Siekert 1965). Die unter den Rubriken neurologische Erkrankungen, Infektionen, Substanzmißbrauch und Abhängigkeit aufgeführten Erkrankungen bedürfen keiner weiteren Ausführung.

Risikopatienten finden sich unter den Allergikern, da wie auf fast alle Pharmakaklassen auch auch eine Reihe von neuroleptisch wirkenden Substanzen all-

Tabelle 1. Somatische Krankheiten mit psychotischen Syndromen

Endokrinopathien 　Hypercortisolismus (Cushing-Syndrom) 　Hypocortisolismus (M. Addison) 　Hyper- oder Hypothyreoidismus 　Hyperparathyreoidismus	**Neurologische Erkrankungen** 　Chorea Huntington 　Hirntumor 　Insult 　Schädel-Hirn-Trauma 　Enzephalitis 　Multiple Sklerose 　Demenz
Stoffwechselkrankheiten 　B_{12}-Mangel 　Hyponatriämie 　Hepatische Enzephalopathie 　Urämie 　Porphyrie (akut, wechselnd) 　M. Wilson	**Infektionen** 　HIV 　Syphilis (teritiär) 　Enzephalitis 　ZNS-Pilze
Entzündliche Erkrankungen 　Systemischer Lupus erythematodes 　ZNS-Vaskulitis	**Substanz-Mißbrauch/Abhängigkeit** 　Alkohol 　Amphetamine 　Cocain 　Halluzinogene 　Cannabis

ergische Reaktionen auftreten und beschrieben wurden. Arzneimittelexantheme sind v. a. bei Phenotiazinen gehäuft beschrieben. Die allergisch-toxische Suppression des weißen Blutbildes durch manche Pharmaka, v. a. aber durch das atypische NL Clozapin hat die Suche nach neuen Atypika genauso stimuliert wie die geringe extrapyramidal-motorische Nebenwirkungsrate dieser Substanzklassen. Inwieweit neue Atypika hier eindeutig risikoärmer sind, wird erst die weitere Akkumulation von Behandlungsfällen, somit die Zeit zeigen. Gleiches gilt für das Risiko des malignen neuroleptischen Syndroms, das mit sofortigem Absetzen des Neuroleptikums und der Gabe von Dopaminagonisten in der Regel ohne bleibende Komplikationen zurückgeht. Eine sichere Aussage, daß die neuen Atypika in dieses dopaminerge System der zentralen Temperaturregulation aufgrund ihrer anderen Rezeptoraffinitäten nicht so lebensbedrohlich eingreifen, ist derzeit ebenfalls nicht möglich.

Obwohl eine Schwangerschaft per definitionem keine Krankheit ist, bestehen aufgrund teratogener Wirkungen vieler Medikamente, z. B. auch von NL, strenge Kontraindikationen im ersten Trimenon. Dies betrifft weniger die Butyrophenone, sondern vornehmlich die Phenothiazine, obwohl zwei sehr große Studien einen eindeutigen Zusammenhang nicht feststellen konnten (Rumeau-Rouquette et al. 1977; Slown et al. 1977). Kontraindikationen bestehen auch für Carbamazepin und Lithium, nicht dagegen für die Elektrokrampftherapie. Im letzten Trimenon erhöht sich unter NL die Gefahr für extrapyramidale Syndrome beim Neugeborenen, ebenso in der Stillzeit (Adler u. Griffith 1990). Der generelle Aus-

Tabelle 2. Medikamentös bedingte psychotische Syndrome. (Vieweg et al. 1995)

Anticholinergica
  Belladonna-Präparate
	Stereoide
	  Corticosteroide
	  Androgene Steroide

Antihistaminika
  H_1-Blocker, z. B. Diphenhydramin
  H_2-Blocker, z. B. Cimetidin
	Anticonvulsiva

Antiarrhythmika
  Lidokain
  Tocainid
  Mexiletin
  Quinidin
	Virostatika
	  Acyclovir
	  Vidarabin
	  Interferon
	  Zidovudine (AZT)
	  Podophyllin

Zytostatika
  Asparaginase
  Methotrexat
  Vincristin
  Cytarabin
  5-Fluorouracil
  Ifosfamid
	Sonstige
	  Disulfiram
	  Sympathomimetika
	Stimulantien
	  Amphetamine
	  Methysergid

schluß von Schwangeren und stillenden Müttern aus den Untersuchungen über die neuen atypischen NL läßt derzeit eine sichere Meinungsbildung nicht zu. Eine Reihe von Medikamenten hat zentralnervöse Nebenwirkungen, die sekundär psychotische Syndrome hervorrufen können, bei remittierten Psychosen möglicherweise auch die Wahrscheinlichkeit des Wiederauftretens psychotischer Symptome erhöhen. Das Risiko anticholinerg induzierter Verwirrtheitspsychosen, amnestischer Syndrome oder Delirien steigt mit Kombinationen anticholinerg wirkender Substanzen an, wobei die Kombination von trizyklischen Antidepressiva und NL, aber beispielsweise auch die Kombinationen mit anticholinergen miktionshemmenden Urologika häufiger klinische Bilder produzieren. Die deutlich geringeren anticholinergen Wirkungen der atypischen NL, auch der nichtzyklischen Antidepressiva scheint die Häufigkeit derartiger Syndrome zu vermindern. Psychotische Syndrome werden bei der Anwendung der in Tabelle 2 aufgeführten Präparate gesehen, wobei die zugrunde liegenden Mechanismen im einzelnen nicht klar sind. Neben gezieltem Absetzen ist die Anwendung von Butyrophenonen bis auf weiteres sicherer als der Einsatz neuerer Atypika.

Interaktionen zwischen NL und anderen Medikamenten sind umfangreich beschrieben. Tabelle 3 enthält häufiger auftretende Wechselwirkungen zwischen NL und verschiedenen Substanzgruppen in alphabetischer Reihenfolge sowie den hauptsächlichen klinischen Effekt. Es kommt sowohl zu gegenseitigen Abschwächungen wie gegenseitigen Verstärkungen mit entsprechend ungünstigen, mindestens aber zu berücksichtigenden Nebeneffekten. Berücksichtigt werden muß die bis zu 50%ige Reduktion einiger NL bei den als Phasenprophylaktika eingesetzten Carbamazepinen und den oralen Kontrazeptiva wegen der Gefahr

Tabelle 3. Neuroleptika-Medikamenten-Interaktionen. (Vieweg et al. 1995)

Medikamenten-Interaktionen mit Neuroleptika (NL)	Klinischer Effekt
Antacida	Verlangsamen NL-Absorption
Barbiturate	Potenzieren Sedierung
Bromocriptin	Antagonisiert NL
Carbamazepin	Beschleunigt NL-Metabolismus
Clonidin	NL reduzieren antihypertensiven Effekt
Guanethidin	NL verstärken hypotensiven Effekt
Hydralazin	NL verstärken hypotensiven Effekt
Insulin	NL erhöhen Blutzucker (leicht)
Isofluran Anesthetika	Erhebliche additive hypotensive Wirkung
Minoxidil	NL verstärken hypotensiven Effekt
Orale Kontrazeptiva	Verstärken NL-Metabolismus
Phenytoin	Senkt NL-Plasma-Konzentration; Phenytoin-Konzentration kann steigen
Phenylbutazon	Steigert NL-Metabolismus
Rifampicin	Steigert NL-Metabolismus

des Wiederauftretens psychotischer Symptome. Plasmaspiegelbestimmungen sind im Zweifel wichtig.

Von erheblicher Relevanz sind die Wechselwirkungen zwischen Antihypertensiva und NL. Tabelle 4 enthält häufigere Interaktionen zwischen einzelnen Substanzen, den angenommenen pathophysiologischen Mechanismus, den klinischen Effekt und seine Wertigkeit. McCarrick et al. (1986) fanden die Prävalenz für Hochdruckerkrankungen bei organischen Psychosyndromen bei 13,5%, bei Psychosen bei 7%. Mit zunehmendem Alter dürfte sich die Prävalenz deutlich erhöhen. Propanolol antagonisiert Beta$_1$- und Beta$_2$-Rezeptoren. In klinischen Studien wurde eine bedeutende Verlangsamung des Neuroleptikametabolismus gefunden. Der Mechanismus ist nicht klar, ebensowenig für Pindolol.

Die antihypertensive Wirkung von Clonidin kann durch Phenothiazine, Clozapin, aber auch Haloperidol verringert werden. Chlorpromazin und Haloperidol i.m. können bei gleichzeitiger Clonidin-Medikation jedoch auch hypotensive Krisen auslösen; gleiches gilt für die Komedikation bei Methyldopa. Ebenso zeigen die ACE-Hemmer Captopril und Enalapril mit Chlorpromazin und Clozapin hypotensive Effekte bis hin zur orthostatischen Synkope. Die Interaktion der Calziumantagonisten Nicardipin mit Phenothiazin, aber auch Clozapin und Risperidon besteht in der Verlangsamung des Metabolismus der NL durch Inhibition der CYP 450 2D6. Das atypische NL Risperidon zeigt auch eine ausgeprägte alpha-adrenerge Wirkung, die im Einzelfall mit erheblicher Hypotension verbunden sein kann. Auch Diltiazem kann zu Hypotensionen führen.

Der postganglionäre Sympathikusinhibitor Guanethidin kann durch einige Neuroleptika antagonisiert werden, was zu einer Umkehrung des antihypertensiven Effektes führen kann. Prazosin kann in Verbindung mit Chlorpromazin und

Tabelle 4. Antihypertensiva-Neuroleptika-Interaktionen. (Markowitz et al. 1995)

Antihypertensiva	Antipsychotika	Mechanismus	Effekt	klinische Bedeutung
Beta-Blocker				
Propanolol	Chlorpromazin, Thioridazin	Inhibition des NL-Metabolismus	Erhöhte Plasmak. der NL	Ja
Pindolol	Thioridazine	Inhibition des NL-Metabolismus	Erhöhte Plasmak. der NL	Ja
Zentral wirkende adrenerge Inhibitoren				
Clonidin	Phenothiazine, Haloperidol, Clozapin	Hemmen Aktivität von Clonidin wegen Alpha-Antagonismus	Geringere hypotensive Wirkung von Clonidin	Unklar
	Chlorpromazin, Haloperidol i.m.	Unbekannt	Schwere Hypotension	Ja
	Fluphenazin-Decanoat	Unbekannt	Delirium	Unklar
Methyldopa	Chlorpromazin,	Additiver pharmakodynamischer Effekt	Hypotension	Ja
	Haloperidol	Additiver pharmakodynamischer Effekt	Hypotension	Ja
ACE-Hemmer				
Captopril	Chlorpromazin	Additiver pharmakodynamischer Effekt	Hypotension/Synkope	Ja
Enalapril	Clozapin	Additiver pharmakodynamischer Effekt	Hypotension/Synkope	Ja

Calciumantagonisten				
Nicardipin	Perphenazin, Fluphe-nazin, Thioridazin,	Verlangsamt den Metabolismus der NL durch Inhibition des CYP 450 2D6 zu erwarten	Bisher keine Berichte, aber erhöhter Plasmaspiegel der NL	Unklar Clozapin,
Risperidon				
Diltiazem, andere	Fluspirilen, Pimozid alle, besonders Chlorpromazine, Thioridazin	Mögliche additive calciumblockierende Wirkung	Mögliche Beeinträchtigung von kardialen bzw. Sexualfunktionen	Unklar
		Additiver pharmakodynamischer Effekt	Hypotensive Krise möglich	Unklar
Postganglionäre Sympathikus-Blocker				
Guanethidin	Chlorpromazin, Haloperidol Thiothixene	Blockieren Guanethidin-Reuptake in präsynaptische Neurone	Umkehrung des antihypertensiven Effektes	Ja
Alpha-adrenerge Antagonisten				
Prazosin, andere	alle, bes. Chlorprom., Thioridazine	Additiver pharmakodynamischer Effekt möglich	Hypotension	Unklar

Tabelle 5. Die Pharmakokinetik von NL beeinflussende Faktoren. (Ereshefsky 1996)

Alter
   Ältere Patienten haben eine größere Varianz der Clearance, sehr alte Patienten zeigen in der Regel eine erhebliche Einschränkung

Genetik
   Polymorphismus der Cytochrom P_{450} Isozyme CYP 2D6 und CYP 2C19
   Große Variabilität der CYP 3A
   Ethnische Unterschiede im Metabolismus

Substanzmißbrauch
   Raucher haben eine erhöhte Stoffwechselrate der CYP 1A2
   Alkoholabusus führt zu erhöhter oder verminderter Stoffwechselrate in Abhängigkeit von Trinkmenge, Leberbeeinträchtigung und Ernährungszustand

Krankheiten
   Verminderter Blutfluß in der Leber, z. B. bei Rechtsherzinsuffizienz mit Stauung
   Leberzirrhose vermindert die Clearance

Enzym-Induktion
   Carbamazepin, Phenytoin, Ethambutol, Barbiturate

Clearance-Inhibitoren
   z. B.: SSRI, trizyklische AD, Cimethidin, Betablocker, Isoniazid, Methylphenidat, Erythromycin, Triazolo-BZD, Chloramphenicol, Ciprofloxazin, Ketoconazol und andere

Änderungen in der Protein-Bindung
   Streß
   Hyoalbuminämie (Mangelernährung, Leberschaden)
   Nierenerkrankung

Thioridazin in seiner hypotensiven Wirkung verstärkt werden. Markowitz et al. (1995) sehen für keine Substanzklasse eine absolute Kontraindikation zur Kombination, eine aufmerksame Beobachtung ist jedoch dringend erforderlich. Im Falle von Intraktionen sollte auf Diuretika ausgewichen werden.

Die Pharmakokinetik der klassischen und der atypischen NL zeigt deutliche interpersonelle Unterschiede, wobei vor allem die Untergruppierung der Cytochrom-Peroxidas-450-Proteine in Zukunft klare Zusammenhänge erwarten läßt. Tabelle 5 listet bedeutende Einflußfaktoren auf die Pharmakokinetik auf. Mit zunehmendem Alter wird die Gesamtclearance, bestehend vornehmlich aus hepatischen und renalen Anteilen, in sehr unterschiedlichem Ausmaß eingeschränkt; in hohem Alter ist sie jedoch in der Regel deutlich verlangsamt. Den Polymorphismus der CYP 2D6 und CYP 2C19 und die große Variabilität der CYP 3A gilt es ebenso zu berücksichtigen wie mögliche ethnische Differenzen, zum Beispiel zwischen Asiaten und kaukasischen Rassen. Die Stoffwechselraten der Raucher sind z. T. um über 50% erhöht; auch Alkohol kann die Clearance beschleunigen, bei fortgeschrittener Leberzirrhose beziehungsweise Mangelernährung sinkt sie allerdings. Rechtsherzinsuffizienz mit Stauung vermindert den hepatischen Blutfluß und kann damit die Clearance-Rate senken. Enzyminduktoren wie Carbamazepin, Phenytoin, Barbiturate oder das Tuberkulostati-

Tabelle 6. Elimination atypischer NL. (Ereshefsky 1996)

Medikament	Renale Aus-scheidung	CYP 1A2	CYP 2C	CYP 2D6	CYP 3A	Andere Stoff-wechselwege
Clozapin	–	++ (2C9/10)	+/–	+/–	++	CYP 2E1, FMO
Risperidon	–	–	–	++	–	
9-OH-Risperidon	++	–	–	–	–	Konjugation
Sertindol	–	–	–	++	++	Aussch. im Stuhl
Olanzapin	–	++ (2C19)	+/–	+	–	FMO Glucuroni-dierung

++ hauptsächlicher Abbau; + Abbau; +/– möglicher Abbau; – keine Abbau; *FMO* Flavin-enthaltendes Monooxygenase System; *CYP* Cytochrom-P450-System.

kum Ethambutol beschleunigen die Clearance, eine Reihe von Medikamenten, darunter trizyklische Antidepressiva, selektive Serotonin-Reuptake-Inhibitoren, Betablocker, Cimethidin u. a. verlangsamen sie. Veränderte Proteinbindungs-raten z. B. bei Nierenerkrankungen oder leberbedingter Hypoalbuminämie können die freie Plasmakonzentration der Wirksubstanzen erheblich beeinträchti-gen.

Tabelle 6 gibt die hauptsächlichen Stoffwechselwege der atypischen NL wie-der. Clozapin, Sertindol und Olanzapin werden nicht über die Niere ausgeschie-den, von Risperidon nur der wirksame erste Metabolit. Aus diesen Ergebnissen ist eine Verwendung der genannten Atypika bei renaler Dekompensation ableit-bar mit einer Einschränkung für Risperidon. Clozapin wird wie Olanzapin über die CYP 1A2 verstoffwechselt, was bei starken Rauchern über eine Enzyminduk-tion zu deutlich verminderten Plasmakonzentrationen führen kann. Gleiches gilt für die meisten klassischen NL. Risperidon und Sertindol werden über die CYP 2D6 abgebaut. Dieses Enzym zeigt einen erheblichen Polymorphismus mit gro-ßen interindividuellen Unterschieden zwischen sehr langsamen und sehr schnel-len Metabolisierern. Olanzapin wird von diesem Enzym relativ gering abgebaut, der Hauptweg geht über das Flavin-enthaltende Monooxygenase-System und die Glucuronidierung.

Aufgrund des hohen Polymorphismus von CYP 2D6 können etwa 10% der Patienten Plasmahalbwertzeiten bis zu 200 Stunden erreichen, was etwa 30–50% der Clearance-Rate der Durchschnittsbevölkerung entspricht. Die Plasmakon-zentrationen können daher erheblich ansteigen, was eine gute klinische Betreu-ung erforderlich macht (s. Ereshefsky 1996).

Tabelle 7 faßt die pharmakokinetischen Veränderungen unter den Gesichts-punkten Alter, Nieren- und Lebererkrankungen sowie ethnische Zugehörigkeit zusammen. Clozapin und Risperidon sollten im Alter in deutlich geringerer Do-sierung gegeben werden, ebenso Olanzapin, bei dem altersabhängige pharmako-dynamische Veränderungen angenommen werden. Sertindol und Quetiapin zei-

Tabelle 7. Pharmakokinetik atypischer NL bei Risikogruppen. (Ereshefsky 1996)

Medikament	Ältere P.	Nieren-P.	Leber-P.	Ethnische Gr.
Clozapin	−−	+/−	−	Frauen −
Risperidon	−−	−	−	Asiaten − (?) CYP 2D6 Polymorph.
Olanzapin	− Pharmaco- dyn. Veränd.	+/− (vorl.)	+/−	Frauen − Asiaten − (?)
Sertindol	+/−	+/−	− (50%)	Frauen − CYP 2D6 Polymorph.
Quetiapin	+/−	+/−	(−)	?

−− stark vermindert; − vermindert; +/− unverändert.

gen bisher keine wesentlichen altersabhängigen Clearance-Änderungen, bei Sertindol allerdings gesteigerte pharmakodynamische Wirkungen. Die Ausscheidung über die Niere ist bei den neuen Atypika insgesamt geringer als bei den klassischen Neuroleptika. Im wesentlichen bleibt sie auch bei Risikogruppen unverändert, nur für Risperidon besteht ein Einfluß durch Nierenerkrankungen. Leberinsuffizienzen vermindern die Clearanceraten eher. Frauen brauchen wegen einer genetisch bedingten geringeren enzymatischen Clearance geringere Dosen, gleiches gilt für Asiaten im Vergleich mit Kaukasiern.

Gegenüber den klassischen NL sind die extrapyramidalmotorischen Nebenwirkungen durch die Atypika erheblich gesunken. Die Minussymptomatik ist besser beeinflußbar, wodurch sich insgesamt die Non-Response-Raten senken lassen. Bei den antiadrenergen Wirkungen mit Hypotension ist der Vorteil noch nicht gänzlich zu sehen, aber eine geringere allergisch-toxische Wirkung auf das blutbildende System ist im Vergleich der neuen Atypika mit Clozapin, aber auch mit Phenothiazinen anzunehmen. Auch scheint die Abnahme der Clearanceleistung im Vergleich mit den klassischen NL bei Risikopatienten geringer zu sein. Auf die klassischen NL gänzlich zu verzichten erscheint allerdings noch nicht angezeigt, da Depotformen fehlen und auch das breitgefächerte Rezeptorbindungsprofil der Atypika unter Risikoumständen eher zu unvorhergesehenen Komplikationen führen kann als zum Beispiel der Einsatz von Butyrophenonen. Risikobewußtsein und sehr sorgfältige klinische Beobachtung im Einzelfall wird auch bei neuen und vielleicht insgesamt besseren Medikamenten immer die Grundlage der Arzneimittelsicherheit bleiben.

Literatur

Adler LE, Griffith JM (1991) Concurrent medical illness in the schizophrenic patient. Schizophr Res 4:91–107
Agras S, Oliveau DC (1964) Primary hyperthyroidism and psychosis. Can Med Assoc J 91:1366–1367

Allebeck R, Rodvall Y, Wisedt B (1985) Incidence of rheumatoid arthritis among patiens with schizophrenia, affective psychosis, and neurosis. Acta Psychiatr Scand 71:615–619

Appleton WS (1991) The Fifth Psychoactive Drug Usage Guide. Physicians Postgraduate Press, Memphis, TN

Baldwin JA (1979) Schizophrenia and physical disease. Psychol Med 9:611–618

Bandelow B, Rüther E (1997) Antipsychotische Behandlung. Psychopharmakotherapie 14:6–17

Bernstein JG (1992) Drug interactions. In: Cassern NH (ed) Massachusetts General Hospital Handbook of General Hospital Psychiatry. Mosby Year Book, St Louis, pp 571–611

Besser GM, Edwards CRW (1972) Cushing's syndrome. Clin Endocrinol Metab 1:451–489

Blustern JE (1976) Further observations on brain tumors presenting as functional psychiatric disturbances. Psych J Univ Ottawa 6:21–26

Brambilla F, Guastalla A, Guerrini A, Riggi F, Rovere C, Zanoboni A, Zanoboni-Muciaccia W (1976) Glucose-insulin metabolism in chronic schizophrenia. Dis Nerv Syst 37:98–103

Cadieux RJ (1993) Geriatric psychopharmacology. A primary care challenge. Postgrad Med 93:281–301

Cassern NH (1992) Massachusetts General Hospital Handbook of General Hospital Psychiatry. Mosby Year Book, St Louis

Cassern NH, Hacket TP (1992) The setting of intensive care. In: Cassern NH (ed) Massachusetts General Hospital Handbook of General Hospital Psychiatry. Mosby Year Book, St Louis, pp 373–398

Delay J, Deniker P, Harl J (1952) Utilization therapeutique psychiatrique d'une Phenothiazine d'action centrale elective (4560 RP). Ann Med Psychol 110:112–117

Delay J, Deniker P (1968) Drug-induced extrapyramidal disorders. In: Vinken PJ, Bruyn GW (eds) Handbook of clinical neurology, vol 6. North Holland, Amsterdam

Dworkin RH (1994) Pain insensitivity in schizophrenia: A neglected phenomenon and some implications. Schizophr Bull 20:235–248

Eaton WW, Hayward C, Ram R (1992) Schizophrenia and rheumatoid arthritis: A review. Schizophr Res 6:181–192

Edge SC, Markowitz JS, Devane CL (1997) Clozapine drug-drug interactions: A review of the literature

Ereshefsky L (1996) Pharmacokinetics and drug interactions: Update of new antipsychotics. J Clin Psychiatry 57:12–25

Ford RG, Siekert RG (1965) Central nervous system manifestations of periarteritis nodosa. Neurology 15:114–122

Gulbinat W, Dupont A, Jablensky A, Jensen OM, Marsella A, Nakane Y, Satorius N (1992) Cancer incidence of schizophrenic patients: Results of record linkage studies in three countries. Br J Psychiatry 161:75–83

Hall RCW, Stickney SK, Gardner ER (1981) Psychiatric symptoms in patients with systemic lupus erythematosus. Psychosomatic 22:15–24

Harris AE (1988) Physical disease and schizophrenia. Schizophr Bull 14:85–96

Isuang MT, Perkins K, Simpson JC (1983) Physical diseases in schizophrenia and affective disorder. J Clin Psychiatry 44:42–46

Jeste DV, Gladsjo JA, Lindamer LA, Lacro JP (1996) Medical comorbidity in schizophrenia. Schizophr Bull 22:413–430

Koran LM, Sox HC, Marton KI et al. (1989) Medical evaluation of psychiatric patients. Arch Gen Psychiatry 46:733–740

Koranyi EK (1979) Morbidity and rate of unidagnosed physical illnesses in a psychiatric clinical population. Arch Gen Psychiatry 36:414–419

Lacro JP, Jeste DV (1994) Physical comorbidity and polypharmacy in older psychiatric patients. Biol Psychiatry 36:146–152

Markowitz JS, Well G, Carson WH (1995) Interactions between antipsychotic and antihypertensive drugs. Ann Pharmacother 29:603–609

McCarrick AK, Manderscheid RW, Bertolucci DE, Goldmann H, Tessler RC (1986) Chronic medical problems in the chronically mentally ill. Hosp Commun Psychiatry 37:289–291

McKee HA, D'Arcy PF, Wilson PJK (1986) Diabetes and schizophrenia – A preliminary study. J Clin Hosp Pharmacy 11:297–299

McKenna RC, Bailey L, Haake J, Desal PN, Prasad BR (1994) Clozapine and Chemotherapy. Hosp Commun Psychiatry 45:831

Mukherjee S, Roth SD, Sandyk R, Schnur DB (1989) Persistent tardive dyskinesia and neuroleptic effects on glucose tolerance. Psychiatry Res 29:17–27

Patt RB, Proper G, Reddy S (1994) The neuroleptics as adjuvant analgesics. J Pain Symptom Manag 9:446–453

Pearlman CA (1986) Neuroleptic malignant syndrome: A review of the literature. J Clin Psychopharmacol 6:257–273

Popkin MK, MacKenzie TB (1980) Psychiatric presentations of endocrine dysfunction, in psychiatric presentations of medical illness. In: Hall RCW (ed) Somatopsychic disorders. Spectrum, New York

Rumeau-Rouquette C et al. (1977) Possible teratogenic effect of phenothiazines in humans beings. Teratology 15:57–64

Sheline YI (1990) High prevalence of physical illness in a geriatric psychiatric inpatient population. Gen Hosp Psychiatry 12:396–400

Slone D et al. (1977) Antenatal exposure to the phenothiazines in relation to congenital malformations, perinatal mortality rate, birth weight, and intelligency quotient score. Am J Obstet Gynecol 128:486–488

Surman OW (1992) The surgical patient. In: Cassern NH (ed) Massachusetts General Hospital Handbook of General Hospital Psychiatry. Mosby Year Book, St Louis, pp 69–89

Surman OW (1992) Hemodialysis and renal transplantation. In: Cassern NH (ed) Massachusetts General Hospital Handbook of General Hospital Psychiatry. Mosby Year Book, St Louis, pp 401–430

Tsuang MT, Perkins K, Simpson JC (1983) Physical diseases in schizophrenia and affective disorder. J Clin Psychiatry 44:42–46

Vieweg V, Pandurangi A, Levenson J, Silverman J (1995) Medical disorders in the schizophrenic patient. Int J Psychiatry Med 25:137–172

Wilt JL, Minnema AM, Johnson RF, Rosenblum AM (1993) Torsade de pointes associated with the use of intravenous haloperidol. Ann Intern Med 119:391–394

DISKUSSION

Frage: Welche Neuroleptika kann man in der Schwangerschaft einsetzen?

Ergebnis der Diskussion: Zu den Phenothiazinen gibt es Arbeiten von Ananth zu Mißbildungen bzw. Nebenwirkungen, nach denen zwar empfohlen wird, die Phenotihiazine in der Schwangerschaft nur bei absoluter Notwendigkeit einzusetzen, aber andererseits die Sicherheit der Anwendung betont wird (Ananth 1975, 1976). Auch bei dem Butyrophenon Haloperidol kann man keinen Zusammenhang zwischen der Behandlung in der Schwangerschaft und Mißbildung herstellen (Bandelow et al. 1991). Auch über Promethazin, das als Antiemetikum in der Schwangerschaft gegeben wurde, liegen große Erfahrungen vor.

Literatur

Ananth J (1975) Congenital malformations with psychopharmacologic agents. Compr Psychiatry 16(5):437–445
Ananth J (1976) Side effects on fetus and infant of psychotropic drug use during pregnancy. In Pharmacopsychiatry 11(4):246–260
Bandelow B, Müller P, Rüther E (1991) 30 Jahre Erfahrung mit Haloperidol. Fortschr Neurol Psychiat 8:297–321

Sachverzeichnis

Springer
und
Umwelt

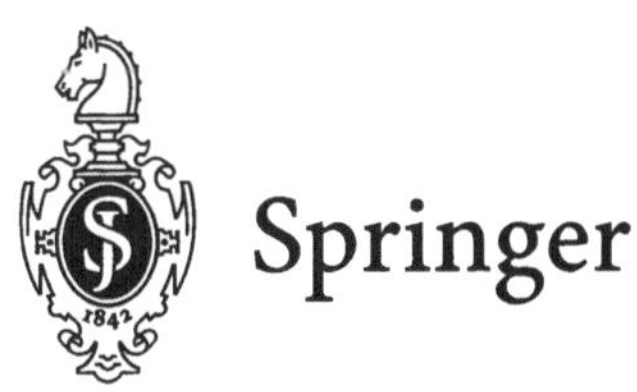